TERAPIA GENICA

Mauro Giacca

TERAPIA GENICA

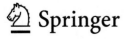 Springer

MAURO GIACCA
Centro Internazionale di Ingegneria Genetica
e Biotecnologia
(ICGEB)
Trieste

ISBN 978-88-470-1988-1   ISBN 978-88-470-1989-8 (eBook)

DOI 10.1007/978-88-470-1989-8

© Springer-Verlag Italia 2011

9 8 7 6 5 4 3 2 1   2011 2012 2013 2014

Layout copertina: Simona Colombo, Milano

Impaginazione: Graphostudio, Milano

Springer-Verlag Italia S.r.l., Via Decembrio 28, I-20137 Milano
Springer fa parte di Springer Science+Business Media (www.springer.com)

A Serena, Massimo e Giovanna,
senza cui nulla sarebbe possibile.

M.G.

Prefazione

Mi sono affacciato al mondo della terapia genica all'inizio degli anni '90, affascinato dall'immenso potenziale che l'utilizzo dei geni offriva alla medicina, alla ricerca di nuove metodologie per risolvere problemi terapeutici insolubili. Fin da allora ho vissuto in maniera stretta i successi e gli insuccessi di questa disciplina, cercando in particolare di contribuire con il lavoro del mio laboratorio allo sviluppo di soluzioni terapeutiche innovative per le malattie cardiovascolari. Nel corso di questi anni, ho avuto modo di parlare in molteplici occasioni in Italia e in giro per il mondo sulla terapia genica, a livello sia accademico sia divulgativo, e ho costantemente notato che il campo è di grande interesse per scienziati di tutte le discipline. Cosa più affascinante, di fatto, della possibilità di affrontare e curare le malattie utilizzando l'informazione genetica stessa o modulandone direttamente l'espressione?

Nonostante quest'interesse diffuso, tuttavia, un libro che fosse in qualche modo comprensivo dell'intera disciplina della terapia genica non esisteva, limitandosi la maggior parte delle opere pubblicate a descrivere in maniera troppo tecnica settori specialistici, rappresentando quindi dei manuali per gli addetti ai lavori, o a presentare l'argomento in maniera troppo divulgativa e superficiale. Da queste considerazioni è nata l'idea di scrivere un volume che avesse l'ambizione di essere una sorta di libro di testo, tale da coprire l'intero campo della terapia genica, ma che allo stesso tempo utilizzasse un linguaggio semplice dal punto di vista tecnico, in modo da poter essere letto e consultato dallo studente di dottorato, dal ricercatore formato e attratto dalla disciplina, o dal clinico che cerca di comprendere i principi di base su cui le metodologie del trasferimento genico o la scelta degli acidi nucleici terapeutici si basano. Dal momento che il libro si rivolge sia a ricercatori di base sia a medici clinici, ho inserito quante più descrizioni possibili, al fine di soddisfare le rispettive necessità di approfondimento. Ad esempio, il lettore clinico può trovare difficile comprendere il razionale della costruzione dei vettori retrovirali senza conoscere la biologia del ciclo replicativo dei retrovirus, mentre il ricercatore di base può ignorare le esigenze cliniche del paziente con scompenso cardiaco e come queste si correlino con la fisiopatologia di questa malattia. In entrambi i casi, il libro fornisce le rilevanti informazioni.

Il volume si apre fornendo una visione ampia del campo della terapia genica e dei suoi sviluppi storici (Capitolo 1), per poi proseguire con la descrizione accurata degli strumenti della terapia genica, ovvero gli acidi nucleici con funzione terapeutica (Capitolo 2) e le modalità con cui essi possono essere somministrati ai pazienti (Capitolo 3). Il lungo Capitolo 4 riporta un'estesa descrizione delle condizioni cliniche che la terapia genica ha finora affrontato, descrivendo i successi e le delusioni ottenute in oltre 20 anni di sperimentazione. A questo proposito, mi preme sottolineare che il libro intende essere un vero libro di "terapia" genica, considerando soltanto quelle condizioni in cui la sperimentazione è effettivamente arrivata al paziente, e trascurando la grande mole di studi biofisici, chimici o di biologia molecolare che si sono limitati alla ricerca di laboratorio o alla sperimentazione sugli animali. Infine, i molteplici problemi sociali ed etici connessi all'uso dei geni ed alla potenziale modificazione dell'informazione genetica umana sono trattati nel Capitolo 5. Oltre a discutere delle problematiche connesse alla sicurezza delle sperimentazioni sui pazienti, questo capitolo affronta i problemi relativi sia al trasferimento genico nelle cellule germinali, nell'utero, sia alla possibilità di utilizzare la terapia genica per condizioni non propriamente mediche, quali il doping genetico o la cosmesi.

Il contenuto del volume ha già costituito la base per una serie di corsi accademici che ho avuto modo di tenere, negli ultimi anni, presso la Scuola Normale di Pisa, l'Università di Trieste e alcune Università in altri Paesi. Questi corsi sono stati frequentati da studenti dei corsi magistrali in biologia o biotecnologie mediche, studenti del corso di medicina negli ultimi anni di studio, medici specializzandi in diversi settori della medicina interna o delle discipline specialistiche, nonché studenti di dottorato e ricercatori in vari campi della moderna ricerca biomedica.

Curare le malattie umane utilizzando l'informazione genetica rappresenta una delle sfide più difficili e allo stesso tempo più stimolanti della scienza, e gli ostacoli tecnologici da superare rimangono ancora molti. Tuttavia, sono fermamente convinto che, quando questi saranno definitivamente superati, la terapia genica offrirà una vasta e precedentemente insperata gamma di soluzioni a malattie che oggi necessitano disperatamente dello sviluppo di terapie innovative.

Trieste, febbraio 2011   *Mauro Giacca*

Ringraziamenti

I miei più sinceri ringraziamenti ad Oscar Burrone, Serena Zacchigna, Lorena Zentilin e Miguel Mano per la lettura critica del testo e a Suzanne Kerbavcic per il suo prezioso aiuto. Molti ringraziamenti anche a tutti gli altri membri del mio laboratorio presso l'International Centre for Genetic Engineering and Biotechnology di Trieste per aver contribuito a mantenere un ambiente scientifico e intellettuale molto stimolante durante questi anni.

Mauro Giacca

Indice

Abbreviazioni

6-OHDA	6-idrossidopamina
αMHC	catena pesante dell'α-miosina
AADC	decarbossilasi degli L-amminoacidi aromatici
AAT	α1-antitripsina
AAV	virus adeno-associato
AC	adenilato ciclasi
ACS	sindrome coronarica acuta
ACV	aciclovir
AD	morbo di Alzheimer
AIDS	sindrome da immunodeficienza acquisita
AFP	α-fetoproteina
ALS	sclerosi laterale amiotrofica
ALV	virus della leucosi aviaria
Ang1	angiopoietina 1
AMD	degenerazione maculare legata all'età
ApoB	apolipoproteina B
ApoE	apolipoproteina E
APC	cellula presentante l'antigene
APP	proteina precursore dell'amiloide
ART	artemina
ASO	oligonucleotide antisenso
β-AR	recettore β-adrenergico
β-ARK	chinasi del recettore β-adrenergico
BDNF	*brain-derived neurotrophic factor*
BFV	spumavirus bovino
BIV	virus dell'immunodeficienza bovina
BLV	virus della leucemia bovina
BMD	distrofia muscolare di Becker
BMT	trapianto di midollo osseo
BNA	*bridged nucleic acid*

CABG	*bypass* aorto-coronarico
CAD	malattia coronarica
CAEV	virus dell'artrite encefalite delle capre
CaMKII	*Ca^{2+}/calmodulin-dependent kinase II*
CAR	recettore dei coxsackievirus/adenovirus
CCV	vescicola rivestita di clatrina
CD	citosina deaminasi
CDK	chinasi ciclina-dipendente
CDR	*complementarity-determining region*
CEA	antigene carcino-embrionario
CF	fibrosi cistica
CGD	malattia granulomatosa cronica
CLL	leucemia linfatica cronica
CLN2	ceroido-lipofuscinosi neuronale
CNTF	*ciliary neurotrophic factor*
CML	leucemia mieloide cronica
CMV	citomegalovirus
CNTF	*ciliary neurotrophic factor*
CNV	neovascolarizzazione della coroide
CT-1	cardiotrofina-1
CTA	*cancer-testis antigen*
CTE	*constitutive export element*
CTL	linfocita T citotossico
DBP	stimulazione cerebrale profonda
DC	cellula dendritica
DEAE-D	dietil-aminoetildestrano
DES	*stent* ad eluzione di farmaco
DGC	complesso di glicoproteine legate alla distrofina
DHFR	diidrofolato reduttasi
DLB	demenza con corpi di Lewis
DMAEMA	2-(dimetil-amino)-etil metacrilato
DMD	distrofia muscolare di Duchenne
EBV	virus di Epstein-Barr
EEAT2	*excitatory amino acid transporter 2*
EEC	accoppiamento eccitazione-contrazione
EF	frazione di eiezione
EFV	spumavirus equino
EGF	*epidermal growth factor*
EGFR	recettore dell'*epidermal growth factor*
EIAV	virus dell'anemia infettiva equina
ENA	*ethylene-bridged nucleic acid*

EPO	eritropoietina
ER	reticolo endoplasmico
ERAD	degradazione delle proteine associata al reticolo endoplasmico
ERV	retrovirus endogeno
ES	embrionale staminale
ESE	*exon sequence enhancer*
FasL	ligando del recettore Fas
FeLV	virus della leucemia felina
FFV	spumavirus felino
FGF	*fibroblast growth factor*
FGFR	recettore del *fibroblast growth factor*
FH	ipercolesterolemia familiare
FIV	virus dell'immunodeficienza felina
GAD	decarbossilasi dell'acido glutammico
GAG	glicosaminoglicani
GaLV	virus della leucemia del gibbone
GCV	ganciclovir
GDNF	*glial cell line-derived neurotrophic factor*
GFP	proteina fluorescente verde
GGF	*glial growth factor*
GPCR	recettore accoppiato a proteina G
GRK2	chinasi 2 dei recettori accoppiati a proteina G
GST	glutatione S-trasferasi
GvHD	*graft-versus-host disease*
GvL	*graft-versus-leukemia*
GvT	*graft-versus-tumor*
HAART	*highly active antiretroviral therapy*
HAT	istone acetiltrasferasi
HD	morbo di Huntington
HFV	spumavirus umano
HGF	*hepatocyte growth factor*
HGFR	*hepatocyte growth factor receptor*
HHV	herpesvirus umano
HIV	virus dell'immunodeficienza umana
HPV	papillomavirus umano
HSC	cellula staminale ematopoietica
HSPGs	proteoglicani contenenti eparan-solfato
HSV	virus dell'herpes simplex
HSV-TK	timidino chinasi del virus dell'herpes simplex
HTLV	virus T-linfotropico umano

HVJ	*hemoagglutinating virus of Japan*
IAP	inibitore dell'apoptosi
IFN	interferone
IGF	*insulin-like growth factor*
IL-6	interleuchina-6
IN	integrasi
IRES	internal ribosomal entry site
ITR	ripetizioni terminali invertite
L-DOPA	L-3,4-diidrossifenilalanina
LamR	recettore della laminina
LATs	trascritti associati alla latenza
LCA	amaurosi congenita di Leber
LDL	lipoproteine a bassa densità
LGMD	distrofia muscolare dei cingoli
LICLN	ceroido-lipofuscinosi neuronale
LIF	*leukemia inhibitory factor*
LMO2	*LIM domain only 2*
LNA	*locked nucleic acid*
LSDs	malattia lisosomale
LTR	ripetizioni terminali lunghe
M6PR/IGFIIr	recettore del mannosio-6-fosfato/IGF-II
MA	proteina della matrice
MAO	monoamino ossidasi
ManR	recettore del mannosio
MCK	creatin chinasi muscolare
MD	distrofia miotonica
MDGF	*megakaryocyte growth and development factor*
MHC	sistema maggiore di istocompatibilità
miRNA	microRNA
MLP	*major late promoter*
Mo-MLV	virus della leucemia murina di Moloney
Mo-MSV	virus del sarcoma murino di Moloney
MLV	virus della leucemia murina
MMA	metil metacrilato
MMP	metalloproteasi della matrice extracellulare
MMTV	virus del tumore mammario del topo
MPS	mucopolisaccaridosi
MPTP	1-metil-4-fenil-1,2,3,6-tetraidropiridina
MSC	cellule mesenchimali staminali
MVB	corpi multivescicolari

MVM	*minute virus of mice*
NCL	ceroido-lipofuscinosi neuronale
NCX	scambiatore Na^+/Ca^{2+}
NeuGC	acido N-glicolil neuramminico
NGF	*nerve growth factor*
NIPA	poli(N-isopropilacrilammide)
NLS	segnale di localizzazione nucleare
NK	*natural killer*
NO	ossido nitrico
NSCLC	carcinoma del polmone non a piccole cellule
NT	neurotrofina
NTN	neurturina
OIR	retinopatia indotta dall'ossigeno
OTC	ornitina transcarbamilasi
PAD	arteriopatia periferica
PAGA	acido poli[α-(4-aminobutil)-L-glicolico
PBS	*primer binding site*
PCI	*percutaneous coronary intervention*
PD	morbo di Parkinson
PDE	fosfodiesterasi
PDGF	*platelet-derived growth factor*
PEDF	*pigment epithelium-derived factor*
PEG	glicole polietilenico
PEI	polietilenimina
PIC	complesso di pre-integrazione
PLB	fosfolambano
PlGF	*placental growth factor*
PMO	morfolino
PNA	acido nucleico peptidico
Pol	polimerasi
POMC	pro-opiomelanocortina
PPT	tratto polipurinico
PSP	persefina
PTA	angioplastica percutanea transluminale
PTCA	angioplastica coronarica percutanea transluminale
PTGS	silenziamento genico post-trascrizionale
RBS	sito di legame per Rep
RCA	adenovirus competente per la replicazione
RCL	lentivirus competente per la replicazione

RCR	retrovirus competente per la replicazione
REV	virus della reticuloendoteliosi
RISC	*RNA-induced silencing complex*
RNAi	interferenza ad RNA
ROP	retinopatia del prematuro
RP	retinite pigmentosa
RPE	epitelio pigmentato della retina
RRE	*Rev responsive element*
RSV	virus del sarcoma di Rous
RT	trascrittasi inversa
SA	sito accettore di *splicing* (sito di *splicing* al 3')
SAP	*sphingolipid activator protein*
scAAV	*self complementary* AAV
SCF	*stem cell factor*
scFv	*single chain variable fragment*
SCID	sindrome da immunodeficienza severa combinata
SD	sito donatore di *splicing* (sito di *splicing* al 5')
SF	*scatter factor*
SFV	spumavirus della scimmia
shRNA	*short hairpin RNA*
siRNA	*short interfering RNA*
SIN	auto-inattivante
SIV	virus dell'immunodeficienza della scimmia
SMA	atrofia muscolare spinale
SMC	cellula muscolare liscia
SOD	superossido dismutasi
SSV	virus del sarcoma della scimmia
TAA	antigene associato ai tumori
TAR	*transactivation response element*
TCR	recettore delle cellule T
TetR	repressore della tetraciclina
TFO	oligonucleotide formante una tripla elica
TGF-β	*transforming growth factor-β*
TGN	*trans-Golgi network*
TK	timidino chinasi
TIL	linfociti infiltranti i tumori
TLR	recettore *Toll-like*
TPO	trombopoietina
TSA	antigene specifico dei tumori
TNF	*tumor necrosis factor*
TRS	*terminal resolution site*

USP	*ultraspiracle*
UTR	regione non tradotta
VEGF	*vascular endothelial growth factor*
VEGFR	recettore del *vascular endothelial growth factor*
VSV	virus della stomatite vescicolare
VSV-G	proteina G del virus della stomatite vescicolare
VZV	virus della varicella-zoster
vWF	fattore di von Willebrandt
XIAP	*X-linked inhibitor of apoptosis*

CAPITOLO 1

Introduzione alla terapia genica

Geni come farmaci

L'idea di poter utilizzare "i geni" come "farmaci" per la terapia delle malattie nasce verso la fine degli anni '70 negli Stati Uniti. È la logica conseguenza da un lato del progressivo aumento delle conoscenze sul funzionamento dei geni umani e sugli effetti delle loro mutazioni, e dall'altro dello sviluppo di metodi sempre più efficaci per il trasferimento del DNA all'interno nelle cellule, frutto dell'esplosione delle tecnologie dell'ingegneria genetica.

Le prime applicazioni originariamente intraviste per la terapia genica miravano alla correzione dei difetti dei pazienti affetti da malattie ereditarie monogeniche con ereditarietà recessiva. Queste malattie sono dovute alla mutazione di un singolo gene e si trasmettono, quindi, seguendo le leggi di Mendel; il termine *recessivo* indica che il fenotipo patologico si manifesta soltanto se entrambe le copie del gene interessato sono mutate. Esempi di tali malattie sono la fibrosi cistica, le distrofie muscolari, le malattie da accumulo lisosomale, l'emofilia e molte centinaia di altre. In queste malattie, la presenza di una copia normale del gene interessato è sufficiente per garantire uno stato di normalità: è questo, ad esempio, il caso dei genitori dei bambini con fibrosi cistica, o delle madri dei bambini maschi con distrofia muscolare o emofilia, due caratteri codificati dal cromosoma X. Nei pazienti affetti, quindi, l'inserzione di una copia normale del gene mediante terapia genica dovrebbe poter ripristinare la funzione mancante e quindi di curare la malattia.

Questi iniziali obiettivi della terapia genica illustrano una delle principali caratteristiche di questa modalità terapeutica, ovvero quella di basarsi su tecniche che consentano il trasferimento di copie aggiuntive di geni, e non direttamente sulla correzione delle mutazioni. Quest'ultima applicazione richiederebbe la sostituzione del segmento di DNA genomico che porta la mutazione con uno contenente la sequenza corretta, inserito nella cellula dall'esterno, sfruttando i meccanismi cellulari della ricombinazione omologa. Questa tecnica di fatto viene correntemente utilizzata nelle cellule embrionali staminali per la generazione di animali geneticamente modificati. Tuttavia, che un DNA esogeno inserito nella cellula vada a sostituire una sequenza omologa di DNA genomico è un evento molto improbabile, che si verifica con una frequenza pari a circa l'uno per mille rispetto all'inserimento del DNA in posizioni casuali del genoma, un'evenienza che già di per sé è poco frequente. Ne consegue che la ricombinazione omologa può essere esclusivamente utilizzata in laboratorio, dove le poche cellule in cui l'evento di ricombinazione sia effettivamente avvenuto possono essere selezionate. Questa limitazione ne previene, al momento, un reale utilizzo terapeutico nei pazienti.

Nel 1980 una prima sperimentazione clinica di trasferimento genico fu praticata da un genetista ematologo statunitense, Martin Cline, in modo surrettizio, su due bambini talassemici, senza peraltro ottenere alcun effetto terapeutico. Questa sperimentazione fu aspramente criticata dal punto di vista scientifico ed etico, in quanto non basata su presupposti sperimentali solidi. Inoltre, per aggirare un divieto delle autorità competenti degli Stati Uniti, la sperimentazione fu eseguita su un paziente in Israele e uno Italia, paesi in cui al tempo non esisteva una normativa specifica nel settore.

La prima sperimentazione di terapia genica scientificamente ed eticamente fondata fu approvata negli Stati Uniti nell'ottobre del 1988 e iniziò nei primi mesi del 1989 a Bethesda, vicino a Washington. Si trattava in realtà di una sperimentazione di marcatura genetica, senza vero scopo terapeutico. Venne compiuta dall'oncologo Steven Rosenberg, ed aveva come obiettivo quello di marcare geneticamente *ex vivo* alcune cellule prelevate dai pazienti, in modo da poter seguire il loro destino una volta re-iniettate negli stessi. Si trattava dei linfociti T prelevati dai tumori *(tumor infiltrating lymphocytes*, TIL) di 5 pazienti con melanoma in fase terminale; la trasduzione di queste cellule *ex vivo* con un vettore retrovirale in grado di trasferire un gene marcatore aveva quindi lo scopo di renderle distinguibili una volta reinfuse. Dei TIL contenenti il provirus furono effettivamente trovati, in tutti i pazienti trattati, nel sangue periferico 3 settimane dopo l'infusione e nelle biopsie tumorali per almeno 2 mesi, dimostrando così sia l'efficacia del trasferimento genico *ex vivo* sia le proprietà dei TIL di mantenere la capacità di riconoscere ed infiltrare i tumori anche dopo essere stati coltivati ed espansi in laboratorio.

Nel 1990, sempre a Bethesda, fu anche eseguita la prima sperimentazione di terapia genica con finalità terapeutiche vere e proprie. Fu condotta da Michael Blease e French Anderson in 2 bambini affetti da deficit di adenosina deaminasi (ADA), un difetto ereditario che porta a una grave forma di immunodeficienza primitiva. Anche in questa sperimentazione il trasferimento genico venne praticato *ex vivo*, sui linfociti T prelevati dal sangue periferico dei pazienti ed espansi in laboratorio; le cellule trasdotte furono quindi reinfuse nei pazienti. Il gene che codifica per l'ADA era stato veicolato all'interno dei linfociti mediante un vettore retrovirale. Nonostante l'apparente miglioramento dello stato di salute dei pazienti, la reale efficacia di questa prima sperimentazione rimase controversa, in quanto i pazienti trattati avevano continuato anche ad assumere l'enzima ADA sotto forma di proteina ricombinante.

Già in queste prime fasi di sviluppo della terapia genica, la comunità scientifica aveva intuito che le medesime tecnologie che servivano a trasferire geni le cui mutazioni erano responsabili delle malattie ereditarie monogeniche potevano in realtà essere utilizzate anche per trasferire geni responsabili di altre funzioni, per modificare o modulare gli aspetti più vari delle attività delle cellule. Inoltre, si era anche compreso che non necessariamente gli acidi nucleici utilizzati dalla terapia genica dovevano codificare una proteina, ma potevano essere costituiti da qualsiasi frammento di DNA o RNA con funzione regolatoria. Questa accezione allargata della terapia genica ha consentito il suo enorme sviluppo, soprattutto dovuto alle innovative potenzialità terapeutiche che questa tecnologia offre per affrontare malattie molto diffuse nella popolazione e spesso non curabili con le terapie tradizionali. A questo proposito va infatti ricordato che, nonostante il numero delle malattie note che presentano ereditarietà di tipo mendeliano e fenotipo recessivo sia di alcune migliaia (consultabili *on line* sul sito web della banca dati OMIM (*http://www.ncbi.nlm.nih.gov/omim*), esse rappresentano meno del 30% del totale delle malattie ereditarie monogeniche; ben più importante, queste malattie complessivamente colpiscono meno del 2% degli individui della popolazione generale. Nei Paesi industrializzati, infatti, le maggiori cause di mortalità e morbilità sono dovute alle malattie cardiovascolari, ai tumori, alle malattie degenerative del sistema nervoso centrale. La possibilità di affrontare queste malattie con la terapia genica ha quindi decretato, nella prima metà degli anni '90, il grande interesse scientifico ed economico che ha portato allo sviluppo di questa disciplina.

Parallelamente all'allargamento delle possibilità terapeutiche della terapia genica, a partire dalla fine degli anni '90 si è cominciato a prendere coscienza dell'esistenza di serie difficoltà tecniche e concettuali che rendevano (e rendono tuttora) problematica l'applicazione clinica su vasta scala di questa modalità terapeutica. L'entusiasmo iniziale è stato prima stemperato da una serie di problemi tecnici legati prevalentemente all'efficienza del trasferimento genico, uno dei principali ostacoli al successo terapeutico, ed è poi stato sostituito da un diffuso scetticismo, soprattutto a causa di alcuni eventi avversi accaduti in un paio di sperimentazioni cliniche. In particolare, nel 1999 a Filadelfia, un paziente con deficit di ornitina-transcarbamilasi è morto nel corso di una sperimentazione che faceva uso di un vettore adenovirale iniettato nel fegato; più recentemente, alcuni bambini con una forma severa di immunodeficienza combinata, apparentemente guariti grazie all'utilizzo di in vettore retrovirale nelle cellule ematopoietiche staminali, hanno poi sviluppato una rara forma di leucemia in due sperimentazioni, una a Parigi e l'altra a Londra. Questi episodi hanno dimostrato in maniera eclatante quante siano ancora le difficoltà da superare prima che la terapia genica diventi di larga diffusione e quanto l'esito delle sperimentazioni possa talvolta essere imprevedibile, malgrado la cautela e il rispetto delle normative etiche con cui esse vengono oggi eseguite.

Nonostante queste difficoltà, la terapia genica è progredita in altri settori. In particolare, negli ultimi 5 anni è salita alla ribalta l'efficacia dei vettori virali basati sul virus adeno-associato (AAV), che hanno portato, nel 2008, al successo terapeutico in una forma di cecità congenita, l'amaurosi congenita di Leber,

e che stanno offrendo molte speranze nelle sperimentazioni per il morbo di
Parkinson e il morbo di Alzheimer.

Nel valutare nel loro complesso i risultati oggettivamente conseguiti dalla
terapia genica dal 1989 a oggi, superficialmente può sembrare che il progresso sia
stato lento. A tuttora, la terapia genica rimane una disciplina molto giovane, con
obiettivi e strumenti di azione non convenzionali ed estremamente innovativi,
tali quindi da richiedere ulteriori tempi di sviluppo, molto più lunghi di quelli
dei farmaci convenzionali. Tuttavia, per molte malattie, la terapia genica continua di fatto a rappresentare l'unica speranza possibile di guarigione. A questo
proposito, è bene ricordare che sono ormai passati molti anni dalla clonazione
dei geni responsabili di diverse patologie ereditarie umane, senza che questa
informazione abbia di fatto generato alcun vantaggio in termini di terapie convenzionali per i pazienti (ad esempio, il gene per la fibrosi cistica è stato clonato
nel 1987, quello dei fattori IX e VIII della coagulazione, responsabili dell'emofilia A e B, rispettivamente, nel 1982 e 1984). Nonostante sia necessario molto
tempo perché l'informazione genetica si possa tradurre in un'opportunità terapeutica, questo non deve scoraggiare l'impegno costante a generare miglioramenti spesso piccoli ma incrementali, che alla fine si tradurranno nella guarigione o in un miglioramento significativo delle condizioni dei pazienti. Analoghe
situazioni di fatto sono già state vissute da altre modalità terapeutiche innovative. Ad esempio, la chemioterapia antineoplastica fu originariamente proposta nei
bambini con leucemia linfatica acuta già negli anni '60, ma sono stati necessari
altri 40 anni perché la percentuale di guarigione salisse dal 5-10%, come era
all'origine, all'80-90% di adesso. Analogamente, il primo trapianto di midollo
osseo per la terapia delle neoplasie ematologiche risale al 1957 ma il primo successo fu riportato soltanto nel 1970, e ci sono voluti molti anni per trasformare
il trapianto di midollo nella modalità terapeutica che conosciamo oggi, efficace
in una vasta serie di malattie ematologiche quali le aplasie midollari, le immunodeficienze e varie malattie neoplastiche del sangue.

Terapia genica: una visione d'insieme

Lo sviluppo di qualsiasi approccio di terapia genica richiede un'accurata valutazione di una serie di parametri, che includono l'individuazione di una patologia che
realisticamente possa trarre vantaggio dal trasferimento genico, la scelta del gene
terapeutico adeguato, la scelta di segnali regolativi da associare ad esso nel caso
debba essere espresso *in vivo*, l'utilizzo di un sistema di trasferimento genico
appropriato e la scelta della via di somministrazione e della posologia adeguate.

Scelta del gene terapeutico

Come accennato sopra, oggi a disposizione della terapia genica esiste un vasto
spettro di potenziali geni terapeutici, intendendo con questo termine sequenze di

acidi nucleici (DNA o RNA) di diversa lunghezza o composizione chimica. Queste sequenze comprendono geni veri e propri, che codificano proteine (o i rispettivi cDNA) e una estesa serie di piccoli acidi nucleici non codificanti, tra cui: oligonucleotidi di DNA modificato chimicamente, solitamente utilizzati con funzione antisenso; ribozimi e siRNA, in grado di riconoscere un RNA bersaglio e determinarne la distruzione; RNA con funzione di *decoy*, in grado di legare una proteina patologica e sottrarla alla sua funzione; e, infine, RNA con funzione di aptameri, ovvero in grado di legarsi ad altre macromolecole in virtù della propria conformazione tridimensionale. La scelta del gene terapeutico appropriato per la patologia che si intende trattare è ovviamente decisiva per il successo di qualsiasi protocollo di terapia genica; le proprietà dei diversi acidi nucleici per la terapia genica sono presentate e discusse nel Capitolo 2 sugli Acidi nucleici con funzione terapeutica.

Modalità di somministrazione dei geni terapeutici

In generale, la terapia genica può essere eseguita con due tipi di approccio terapeutico, rappresentati dal trasferimento di acidi nucleici *ex vivo* o *in vivo*. Nella terapia genica *ex vivo*, le cellule del paziente sono isolate e coltivate in laboratorio. Durante questo periodo, il gene terapeutico è trasferito nelle cellule che sono infine reinserite nello stesso paziente da cui erano state prelevate. Il vantaggio di questo approccio è rappresentato dalla ridotta probabilità di indurre una risposta immune contro il vettore necessario per veicolare il gene. Tuttavia, la procedura è più laboriosa e costosa del trasferimento diretto *in vivo*, anche perché va personalizzata per ogni paziente. Lo spettro dei tipi cellulari che possono essere mantenuti ed espansi *ex vivo* si è allargato negli ultimi anni, e comprende, oltre ai linfociti e alle cellule staminali ematopoietiche, anche una serie di cellule con fenotipo staminale e con capacità di dare origine a tipi cellulari diversi, tra cui le cellule dell'epidermide, i precursori delle cellule endoteliali dei vasi, i progenitori delle cellule muscolari, gli epatociti. La possibilità di trasferimento genico in queste cellule offre importanti possibilità terapeutiche in cui la terapia genica si affianca alla terapia cellulare, e comprende il trattamento di alcune malattie ereditarie (ad esempio, le distrofie muscolari, alcune malattie ereditarie del fegato) o degenerative (ad esempio, il morbo di Parkinson o l'infarto del miocardio).

Nella terapia genica *in vivo*, il gene terapeutico è invece inserito direttamente nelle cellule del paziente all'interno dell'organismo. In linea di principio, questo approccio è più semplice e una volta ottimizzato, può essere applicato a un numero illimitato di pazienti che presentino la stessa patologia. Vanno tuttavia tenute presenti le seguenti considerazioni. 1) *in vivo* molti tessuti sono difficili da raggiungere o da trasdurre in maniera quantitativamente significativa. Ad esempio, è difficile pensare a una terapia genica estesa nel tessuto nervoso, nella cartilagine, nel tessuto connettivo; in questi casi, la terapia genica è necessariamente limitata alla somministrazione del gene terapeutico in distretti specifici (ad esempio, nelle articolazioni, o in regioni localizzate del cervello). 2) è difficile evitare di trasferire il gene terapeutico in tipi cellulari diversi dalla cellula bersaglio, dove la sua espressione potrebbe essere dannosa o comunque non desiderata. 3) il vettore per il trasferimento del gene terapeutico, quando somministrato direttamente *in vivo*, è soggetto alla possibilità di inattivazione (da parte del complemento, come nel caso dei vettori oncoretrovirali, o da parte di anticorpi specifici neutralizzanti) e comunque stimola una risposta immunitaria del paziente (vedi anche sotto). 4) la maggior parte delle cellule del nostro organismo (tra cui le cellule del muscolo, del cervello, dell'endotelio vascolare, del fegato) sono in uno stato di quiescenza replicativa. Questo limita l'applicazione di vettori, quali i vettori oncoretrovirali, che necessitano che la cellula bersaglio sia in fase di attiva replicazione.

Sistemi di trasferimento genico

Probabilmente il fattore fondamentale che determina il successo di ogni approccio di terapia genica è l'efficienza con cui gli acidi nucleici con funzione terapeutica vengono effettivamente internalizzati dalle cellule bersaglio. La membrana plasmatica idrofobica delle cellule di mammifero rappresenta una barriera difficilmente superabile da grandi molecole anioniche quali il DNA e l'RNA. Salvo poche eccezioni, quindi, gli acidi nucleici nudi sono in grado di penetrare nelle cellule con scarsa efficienza. Il trasferimento genico può però essere stimolato utilizzando una serie di metodi fisici (ad esempio, l'elettroporazione o l'iniezione del DNA ad alta pressione) o chimici (tipicamente utilizzando lipidi o polimeri cationici), oppure modificando l'informazione genetica di alcuni virus e utilizzando le particelle virali come vettori. Nel caso del DNA nudo o dell'utilizzo di metodi non virali, il processo di trasferimento genico prende il nome generico di *trasfezione*; quando vengono invece utilizzati virus modificati si parla di *trasduzione*. Almeno quattro diverse famiglie di virus sono attualmente considerate nelle sperimentazioni cliniche: quelle basate sui retrovirus (oncoretrovirus e lentivirus), gli adenovirus, il virus adeno-associato (AAV) e gli herpesvirus. I principali metodi di trasferimento genico saranno descritti nel Capitolo 3 sulle Metodologie per il trasferimento genico.

Targeting cellulare

Nella terapia genica *in vivo*, sarebbe importante che il gene terapeutico venisse internalizzato esclusivamente dal tipo cellulare desiderato. Questa esigenza di fatto riprende quella delineata dallo scienziato e medico tedesco Paul Ehrlich, vincitore del premio Nobel per la Fisiologia e Medicina nel 1908, che con il concetto di "pallottola magica" (*magic bullet*) voleva indicare un farmaco ideale in grado di essere iniettato e capace di agire in maniera selettiva su uno specifico bersaglio (nel caso di Ehrlich, si trattava soprattutto di colpire un determinato microrganismo).

Attualmente, siamo purtroppo ancora distanti dall'avere raggiunto l'obiettivo di generare sistemi altamente selettivi per veicolazione dei geni. Possono però essere utilizzati proteine o anticorpi monoclonali - questi ultimi di fatto incarnano in chiave moderna il concetto di *magic bullet* di Ehrlich - che riconoscono determinati recettori cellulari, come ad esempio, il recettore c-ErbB2 per la terapia genica del carcinoma mammario, o il recettore per le asialoglicoproteine, per la terapia genica delle malattie epatiche. L'incorporazione di siffatti ligandi specifici nei complessi di lipidi cationici/DNA (nel caso della trasfezione con sistemi non virali) o la loro coniugazione sulla superficie dei vettori virali (nel caso della trasduzione con vettori virali) puo' consentire l'indirizzamento specifico del gene terapeutico in una determinata cellula bersaglio. Alternativamente, il capside dei vettori virali stessi può essere modificato in modo da contenere regioni corrispondenti ai ligandi desiderati, un obiettivo variamente perseguito sia nel caso dei vettori adenovirali che di quelli AAV. A questo proposito, è importante tuttavia sottolineare che l'efficienza di queste strategie è ancora molto modesta, soprattutto perché le procedure di *targeting* che prevedono la modificazione delle particelle virali solitamente si associano a una drastica perdita dell'infettività dei vettori.

Un'altra maniera per ottenere *targeting* cellulare, quando si voglia esprimere un gene soltanto in un determinato tessuto, è quello di agire a livello trascrizionale, ovvero utilizzando dei promotori attivi soltanto nelle cellule desiderate. Indipendentemente dalle cellule in cui il gene terapeutico sarà in grado di entrare, esso verrà trascritto soltanto nel tipo cellulare in cui il promotore che ne dirige l'espressione è attivo.

Persistenza del gene terapeutico

Un parametro molto importante da considerare nell'allestimento di una sperimentazione di terapia genica è ovviamente legato alla persistenza del trasferimento genico. Questa è prevalentemente legata alle caratteristiche dell'acido nucleico terapeutico e alle modalità di trasferimento genico. Nel caso il gene terapeutico sia un piccolo RNA o DNA regolatorio (oligonucleotidi antisenso, aptameri, ribozimi, siRNA) diventa fondamentale che esso venga veicolato *in vivo* con la massima efficienza possibile (ad esempio, complessando l'acido nucleico con lipidi o polimeri cationici), che esso sia protetto il più a lungo possibile dalla degradazione e che non venga rapidamente eliminato dalla circolazione da parte del fegato, del rene o del sistema reticolo-endoteliale.

Nel caso dei vettori virali, quelli basati sugli oncoretrovirus e sui lentivirus integrano il proprio genoma a quello della cellula infettata e quindi danno luogo a una trasduzione permanente. Sono quindi i vettori di scelta per la terapia delle malattie ereditarie monogeniche o per il trasferimento genico in popolazioni di cellule staminali, che successivamente vanno incontro a espansione *in vitro* o *in vivo*. In diversi tipi cellulari, tuttavia, l'espressione genica a partire dai vettori retrovirali nel tempo va incontro a progressiva riduzione. Questo, ad esempio, è il caso delle cellule della serie mieloide, nelle quali l'espressione dei vettori onco-retrovirali integrati nei precursori staminali CD34+ tende progressivamente a spegnersi nel corso del differenziamento mieloide, a meno che essa non sia controllata direttamente da promotori fisiologicamente attivi nel granulocita maturo e nel macrofago.

Anche i vettori AAV danno origine a una trasduzione permanente perché, pur non integrandosi nel genoma della cellula trasdotta, hanno tuttavia la caratteristica di trasdurre cellule post-mitotiche a lunghissima sopravvivenza, quali i neuroni, i cardiomiociti, le fibre muscolari e i fotorecettori della retina, in cui persistono per lunghi periodi di tempo in forma episomale.

Al contrario, i vettori adenovirali danno origine a una trasduzione transiente: non sono in grado di integrarsi nel genoma della cellula ospite, e, nella maggior parte dei casi, il sistema immunitario, attivato dall'infezione, nell'arco di un paio di settimane determina la distruzione delle cellule infettate. Questi vettori, quindi, possono essere indicati per applicazioni in cui la trasduzione permanente non sia richiesta, quali le vaccinazioni o la terapia genica dei tumori.

Espressione del gene terapeutico

Quando il gene terapeutico deve essere espresso all'interno della cellula bersaglio, come nel caso dei geni che codificano proteine o shRNA, un problema importante è quello di ottenere livelli di espressione elevati, persistenti e, possibilmente, tessuto-specifici. In alcune situazioni, è peraltro indispensabile che l'espressione del gene terapeutico si verifichi in maniera il più possibile simile a quella fisiologica. Un esempio di questo requisito è rappresentato dalla terapia genica delle talassemie, in cui la sintesi delle catene globiniche deve avvenire nell'eritroblasto in maniera bilanciata, pena la precipitazione delle catene in eccesso e la successiva morte della cellula. Dal momento che le sequenze dei promotori che controllano l'espressione dei geni endogeni molto spesso non sono conosciute completamente, o sono troppo estese per essere clonate all'interno dei vettori, è importante identificare promotori tessuto-specifici abbastanza corti da essere utilizzabili e sufficientemente potenti.

Ovviamente, la situazione della terapia genica dei tumori è diversa. Nel caso ci si indirizzi al trasferimento nelle cellule tumorali di geni che inducano una risposta immunitaria vigorosa, non è importante che tutte le cellule siano raggiunte dal trattamento, né che il trasferimento genico sia permanente. In questo caso, sono molto appropriati i vettori adenovirali, in grado di esprimere grandi quantità di proteina immunogenica o immunostimolatoria. Gli approcci possibili sono a somministrazione diretta del vettore virale nel tumore mediante iniezione intratumorale, o il trasferimento genico nelle cellule del tumore coltivate *in vitro* (o in linee cellulari tumorali allogeniche irradiate), seguiti dalla somministrazione delle cellule al paziente.

Risposta immunitaria alla terapia genica

Uno dei problemi della terapia genica, che spesso rischia di inficiare la sua efficienza, è legato alla risposta immunitaria suscitata dalla metodologia di trasferimento genico o dal gene terapeutico stesso. Questo, ad esempio, è il caso dei vettori virali quando vengano utilizzati *in vivo*: la pre-esistenza nel paziente di anticorpi contro il vettore (un evento comune, considerando che sia l'immunità contro adenovirus sia quella contro AAV sono molto diffuse nella popolazione generale) può inattivare la trasduzione; oppure il capside virale, sempre nel caso di AAV o di adenovirus, può stimolare una risposta immunitaria che preclude la risomministrazione dello stesso vettore; o ancora, nel caso il vettore continui ad esprimere proteine virali all'interno della cellula, il sistema immunitario può riconoscere la cellula trasdotta ed eliminarla tramite le funzioni dei suoi linfociti T citossici. Questo è, ad esempio, il caso dei vettori adenovirali di prima generazione.

Esiste anche la possibilità che il sistema immunitario riconosca come estraneo il gene terapeutico: questo può accadere nelle malattie ereditarie in cui il difetto genetico causi l'assenza di una proteina: quando la produzione di questa viene ripristinata mediante terapia genica, essa verrà riconosciuta come estranea, e susciterà quindi la comparsa sia di anticorpi che ne possono bloccare la funzione, sia di linfociti citotossici che possono determinare l'eliminazione delle cellule trasdotte.

Letture consigliate

Couzin-Frankel J (2009) Genetics. The promise of a cure: 20 years and counting. Science 324:1504-1507

Ledley FD (1995) Nonviral gene therapy: the promise of genes as pharmaceutical products. Hum Gene Ther 6:1129-1144

Miller DA (1992) Human gene therapy comes of age. Nature 357:455-460

Pearson H (2009) Human genetics: One gene, twenty years. Nature 460:164-169

Ross G, Erickson R, Knorr D et al (2003) Progress and problems with the use of viral vectors for gene therapy. Nat Rev Genet 4:346-358

Zaldumbide A, Hoeben RC (2007) How not to be seen: immune-evasion strategies in gene therapy. Gene Ther 15:239-246

CAPITOLO 2

Acidi nucleici con funzione terapeutica

Questo capitolo descrive in maniera analitica i diversi tipi di molecole di cui la terapia genica fa uso. Queste possono essere schematicamente divise in due categorie: 1) sequenze di DNA che contengono l'informazione per sintetizzare proteine, le quali possono svolgere funzioni diverse; 2) acidi nucleici (DNA o RNA) con funzione regolatoria, utilizzabili come piccole molecole di sintesi o, nel caso degli RNA, esprimibili all'interno delle cellule dopo il trasferimento dei relativi geni. La Tabella 2.1 riporta un elenco dei diversi acidi nucleici con possibile funzione terapeutica.

Geni codificanti proteine

Il concetto di terapia genica nasce con l'idea di supplire a una funzione cellulare mancante mediante l'introduzione di una copia normale del gene alterato. In realtà, nelle cellule umane, la dimensione media dei geni codificanti proteine è di circa 27 kb; essi sono quindi troppo lunghi per essere facilmente inseriti nella maggior parte dei vettori utilizzati per il trasferimento genico. Per questo motivo, la terapia genica è in realtà basata, nella maggior parte dei casi, sul trasferimento dei cDNA dei geni (ovvero delle copie di DNA a doppio filamento derivate dagli mRNA trascritti dai geni; dimensione media: ~2.5 kb) o, piuttosto, soltanto dalla porzione codificante dei cDNA (ovvero, dalla sequenza che contiene l'informazione tradotta; dimensione media: ~1.5 kb – 500 codoni).

Dal punto di vista genetico, il trasferimento di un cDNA e, ancor più, della sua sola porzione codificante, ha delle proprietà sostanzialmente diverse dal trasferimento del gene corrispettivo. Sia il cDNA sia la sua porzione codificante devono essere trascritti a partire da un promotore che solitamente è diverso da quello fisiologico, in quanto questo è generalmente troppo esteso per essere facilmente utilizzato. Inoltre, la sola porzione codificante dei cDNA manca degli elementi regolatori che controllano l'espressione genica a livello post-trascrizionale, in quanto questi sono solitamente compresi negli introni o nelle regioni non tradotte (*untranslated region*, UTR) al 3' e al 5' degli mRNA, regioni che regolano la

Tabella 2.1. Acidi nucleici con funzione terapeutica

Sequenze di DNA che codificano proteine	Proteine che sostituiscono proteine cellulari assenti o mutate Proteine che modulano funzioni cellulari Fattori di crescita e citochine che vengono secreti Proteine che regolano la sopravvivenza cellulare o l'apoptosi Antigeni per la vaccinazione Anticorpi e anticorpi intracellulari Subunità del *T-cell receptor* (TCR)	
Acidi nucleici non codificanti	Oligonucleotidi e oligonucleotidi modificati	Oligonucleotidi fosforotioati Oligonucleotidi modificati nella posizione 2' del ribosio *Locked nucleic acid* (LNA) e *ethylene-bridged nucleic acid* (ENA) Morfolino (PMO) *Peptide nucleic acid* (PNA)
	RNA e DNA catalitici	Ribozimi e DNAzimi
	Piccoli RNA regolatori	siRNA e shRNA, microRNA
	Lunghi RNA antisenso	
	Decoy	
	Aptameri	

stabilità, il trasporto, la localizzazione subcellulare e l'efficienza di traduzione degli mRNA cellulari. D'altra parte, in diverse situazioni, i livelli ai quali le proteine sono prodotte non sono particolarmente importanti, e non è quindi richiesto uno stretto controllo sulla regolazione dell'espressione dei rispettivi geni. Ad esempio, questo è il caso delle proteine che sostituiscono funzioni cellulari mancanti nelle malattie ereditarie del metabolismo, o degli antigeni per la vaccinazione anti-tumorale, o degli anticorpi secreti. In questi casi, il trasferimento del DNA che codifica per queste proteine sotto il controllo di un promotore forte (come, ad esempio, il promotore dei geni immediati-precoci di adenovirus) è appropriato.

Le proteine codificate dai geni terapeutici possono avere proprietà svariate, andando a vicariare funzioni mancanti, modulando in varia maniera le diverse proprietà delle cellula, o stimolando il sistema immunitario, come riassunto nella Tabella 2.1 e trattato nelle sezioni dedicate alle rispettive applicazioni.

Proteine sostitutive di proteine cellulari assenti o mutate

Come discusso nell'Introduzione, la terapia genica nasce con l'idea di esprimere nelle cellule una proteina altrimenti mancante o difettiva, proponendosi l'obiettivo di curare malattie autosomiche o legate al cromosoma X, che abbiano un fenotipo recessivo. La proteina da esprimere può svolgere la sua funzione all'interno della cellula (ad esempio, la distrofina nelle distrofie muscolari) o sulla sua superficie (CFTR nella fibrosi cistica), o può essere secreta nell'ambiente extracellulare e veicolata nella circolazione (fattori della coagulazione nelle emofilie).

Proteine che modulano funzioni cellulari

Molte applicazioni di terapia genica non hanno come obiettivo il ripristino di una funzione mancante, ma l'espressione di proteine in grado di modulare in varia maniera le funzioni della cellula che le esprimono o, quando vengono secrete, dei tessuti in cui si vengono a trovare o dell'organismo intero. Gli approcci utilizzati sono i più vari. Ad esempio, la terapia genica dei tumori contempla l'utilizzo di una serie di geni che codificano proteine in grado di indurre l'arresto della proliferazione cellulare, ad esempio gli inibitori delle chinasi regolate dalle cicline (CDK) come p27 o p21, o i regolatori della risposta al danno genotossico come p53. Altri esempi di proteine in grado di modificare le proprietà delle cellule che li esprimono sono quelle espresse per la terapia genica delle malattie virali, in grado di inibire l'azione di alcune proteine codificate dai virus e quindi di bloccarne l'infezione. Tra queste, il mutante transdominante negativo RevM10, utilizzato per la terapia genica dell'infezione da HIV-1, che blocca la funzione della proteina Rev, essenziale per la replicazione del virus.

Infine, la risposta immune contro le cellule tumorali può essere aumentata mediante l'espressione, all'interno di queste cellule, di geni codificanti per proteine co-stimulatorie, quali B7, ICAM-1 o LFA-3, che sono comunemente poco espresse nei tumori quale meccanismo di evasione dal sistema immunitario, essendo queste proteine essenziali per un'appropriata presentazione antigenica ai linfociti T citotossici.

Fattori di crescita secreti e citochine

Una vasta serie di applicazioni di terapia genica sono basate sulla somministraione di geni che codificano fattori di crescita o citochine che vengono secreti dalla cellula, esercitando vari effetti su altre cellule vicine o distanti, o agendo nell'ambiente extracellulare. Ad esempio, nel campo della terapia genica dei tumori, molti approcci sperimentali sfruttano l'attività di geni che codificano fattori in grado di attivare le cellule del sistema immunitario, con lo scopo di aumentare la loro attività contro le cellule tumorali (ad esempio, diverse interleuchine)

Nel campo delle malattie cardiovascolari e delle malattie neurodegenerative trova invece ampio spazio il trasferimento dei geni che codificano fattori di crescita i quali, una volta secreti dalle cellule che li producono, generano un effetto terapeutico locale. Questo, ad esempio, è il caso del VEGF (*vascular endothelial growth factor*) per l'induzione della formazione di nuovi vasi sanguigni nelle condizioni di ischemia, oppure del NGF (*nerve growth factor*) e della neurturina, rispettivamente nella terapia del morbo di Alzheimer e del morbo di Parkinson.

Proteine che regolano la sopravvivenza cellulare e l'apoptosi

Molte condizioni patologiche sono causate dalla morte di determinati tipi cellulari o, al contrario, dall'inappropriata sopravvivenza di altri. Un esempio del primo caso è rappresentato dalle malattie neurogenerative, in cui varie patologie sono causate dall'accelerata perdita di alcune popolazioni neuronali tramite un meccanismo di apoptosi; i tumori, invece, rappresentano un paradigmatico esempio in cui la mancata apoptosi delle cellule costituisce uno dei meccanismi alla base dello sviluppo della malattia. Dal momento che l'apoptosi cellulare è controllata dal fine equilibrio di una serie di specifiche proteine, il trasferimento dei geni che codificano queste proteine può modificare nella direzione desiderata la sopravvivenza delle cellule che le esprimono.

Antigeni per la vaccinazione

Un vasto spettro di applicazioni del trasferimento di geni codificanti proteine ha come bersaglio la modulazione delle funzioni del sistema immunitario. Un paio di queste applicazioni è già stata ricordata in precedenza, ovvero il trasferimento di geni che codificano citochine immunoregolatorie in grado di attivare la risposta del sistema immunitario contro le cellule tumorali, e la somministrazione, all'interno delle cellule tumorali stesse, di geni che codificano per le proteine co-immunostimolatorie necessarie per la presentazione antigenica.

Un settore della terapia genica in rapida espansione è quello della vaccinazione a DNA o vaccinazione genetica, basata sulla somministrazione di geni che codificano antigeni virali o tumorali contro cui si desidera stimolare l'attivazione del sistema immunitario. L'antigene può essere espresso, solitamente in modo transitorio, dopo trasferimento genico direttamente *in vivo* mediante iniezione intramuscolare o intradermica, o *ex vivo*, nelle cellule dendritiche isolate del paziente. Il trasferimento genico prevede il possibile impiego di varie metodologie, che comprendono l'iniezione diretta del DNA plasmidico "nudo" o l'utilizzo di vari sistemi di trasferimento genico, quali alcuni metodi fisici o vettori virali.

Anticorpi e anticorpi intracellulari

Una classe peculiare di geni terapeutici è quella che codifica gli anticorpi. Gli anticorpi naturali presentano una tipica struttura a Y, costituita da 4 catene polipeptidiche: due catene identiche pesanti (*heavy*, H; ~440 amminoacidi) e due catene identiche leggere (*light*, L; ~220 amminoacidi). Sia le catene H che le catene L contengono regioni variabili V (V_H e V_L), che insieme riconoscono l'antigene; oltre a queste, le catene H contengono tre regioni costanti C (C_H1, C_H2 e C_H3), mentre le catene L soltanto una (C_L; Fig. 2.1a). La digestione di una molecola di anticorpo con l'enzima proteolitico papaina genera tre frammenti; due di questi sono identici, e corrispondono alla porzione dell'anticorpo che lega l'antigene (*antigen binding fragment*, Fab), mentre il terzo (frammento cristallizzabile, Fc) è invece composto solo dalla regione C-terminale della catena H.

Il fatto che ogni anticorpo presenti una struttura composta da 4 catene polipeptidiche genera ovviamente un problema quando lo si vuole esprimere trasferendo i rispettivi geni. Tuttavia, è possibile ottenere degli anticorpi sintetici costituiti da una singola catena polipeptidica formata dalle porzioni V delle catene H e L degli anticorpi naturali (V_H e V_L), separate da una sequenza di amminoacidi flessibili che funge da *linker* (Fig. 2.1b). Un siffatto costrutto, definito frammento variabile a singola catena (*single-chain* Fv, scFv), contiene tutti i determinanti strutturali che consentono alla molecola di legarsi in maniera specifica all'antigene bersaglio. Mentre la massa molecolare di un anticorpo IgG è di circa 150 kDa, quella di un scFv è di 29 kDa, corrispondente a ~250 amminoacidi.

Le regioni V_H e V_L contengono tre regioni ipervariabili che partecipano in maniera specifica al riconoscimento dell'antigene (regioni CDR, *complementarity-determining region*) (Fig. 2.1c). Una forma di anticorpi ancora più semplice è quella che comprende soltanto le regioni CDR di una catena (V_H o, possibilmente, V_L); questi vengono definiti "anticorpi a singolo dominio" (*single-domain*) (Fig. 2.1d). Né gli anticorpi scFv né quelli *single-domain* sono in grado di esercitare alcuna funzione effettrice (fissazione del complemento, legame a recettori cellulari), in quanto queste sono normalmente associate alla regione Fc degli anticorpi naturali.

Al fine di stabilizzare l'anticorpo e aumentarne l'avidità – una delle limitazioni più importanti degli anticorpi scFv -, può essere opportuno opportuno far seguire la regione V_L-V_H da una regione derivata dalla porzione Fc degli anticorpi, in modo da stimolare la dimerizzazione di due catene scFv e la formazione di ponti disolfuro (ad esempio, le regioni C_H2 o C_H3, in grado di dimerizzare spontaneamente). Questo tipo di costrutto prende il nome di "minianticorpo" o *minibody* (Figg. 2.1e e 2.1f).

Gli anticorpi naturali sono secreti nel siero o espressi sulla superficie dei linfociti B, e riconoscono le molecole bersaglio soltanto quando queste sono presenti nell'ambiente extracellulare o espresse sulla superficie delle cellule. In assenza di un segnale di secrezione, invece, gli anticorpi scFv possono localizzarsi anche all'interno delle cellule: infatti, essi sono costituiti da un singola catena

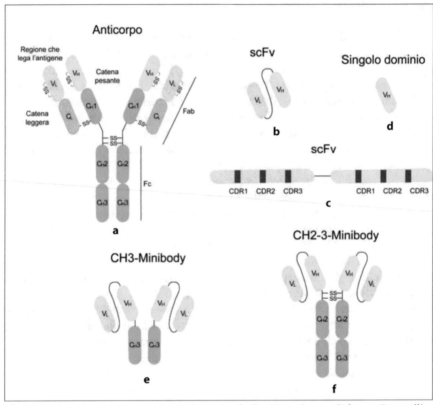

Fig. 2.1. Anticorpi. **a** Rappresentazione schematica degli anticorpi naturali; **b** e **c** scFv, con l'indicazione delle regioni CDR; **d** anticorpi a singolo dominio; **e** e **f** *minibody* (vedi testo per la descrizione)

polipeptidica e la loro natura non richiede la formazione dei legami disolfuro indispensabili per la struttura degli anticorpi naturali (questi legami, peraltro, non si formerebbero all'interno del citoplasma, a causa dell'ambiente riduttivo che caratterizza questo compartimento, a differenza del reticolo endoplasmatico). Gli anticorpi intracellulari, anche chiamati *intrabody*, presentano quindi l'importante caratteristica di poter avere come bersaglio virtualmente qualsiasi proteina presente all'interno della cellula.

Gli anticorpi intracellulari, sia scFv sia *single-domain*, possono essere utilizzati per una serie molto varia di applicazioni. Essi infatti possono bloccare l'interazione tra due proteine all'interno della cellula, o il legame tra una proteina e il DNA, o bloccare la funzione di un enzima. Oppure possono ri-localizzare una proteina in un compartimento cellulare inappropriato per la sua funzione (ad esempio, anticorpi intracellulari con una segnale di localizzazione nucleare possono legarsi a un bersaglio normalmente citoplasmatico e rilocalizzarlo nel nucleo).

Subunità del *T-cell receptor* (TCR)

Una maniera alternativa di modulare le funzioni del sistema immunitario è quella di trasferire all'interno dei linfociti T geni che codificano proteine in grado di indirizzare queste cellule verso antigeni specifici. Questo approccio, che rientra nelle procedure della cosiddetta *immunoterapia adottiva*, può essere perseguito coltivando *ex vivo* i linfociti T dei pazienti e trasferendo al loro interno i geni che codificano le catene α e β delle molecole del T-cell Receptor (TCR) derivati da cloni di cellule T in grado di riconoscere specifici antigeni tumorali o virali. I linfociti T così modificati vengono espansi *in vitro* e, una volta re-iniettati nel paziente, sono in grado di riconoscere, rispettivamente, le cellule tumorali o le cellule infettate dal virus.

Il TCR è costituito da un complesso proteico che comprende almeno 6 proteine diverse (Fig. 2.2a). La specificità di riconoscimento dell'antigene è fornita da un eterodimero costituito dalle catene α/β (nella maggior parte dei casi) o γ/δ. Queste si associano alle subunità invarianti del complesso del CD3, costituito dagli eterodimeri CD3γ/CD3ε e CD3δ/CD3ε che, insieme all'omodimero invariante zeta/zeta (ζ/ζ) accoppiano il riconoscimento dell'antigene alla via di segnalazione intracellulare. Ad eccezione della catena ζ, gli altri 5 componenti del TCR sono membri della superfamiglia delle immunoglobuline. In particolare, le catene α e β sono costituite da un dominio N-terminale variabile e una parte C-terminale costante. I domini variabili di queste catene contengono tre regioni ipervariabili, che sembrano essere quindi equivalenti alle regioni determinanti la complementarietà (CDR) delle catene leggere e pesanti delle immunoglobuline.

La maniera più semplice di conferire a un linfocita T la specificità verso uno specifico antigene è quella di trasferire al suo interno i geni che codificano le catene α e β di un TCR specifico per questo antigene, ottenuti da un clone naturale di cellule T precedentemente selezionato. Una potenziale limitazione di questo approccio, tuttavia, è che ciascun TCR riconosce in maniera selettiva uno specifico complesso peptide/MHC, e che quindi ogni vettore in grado di esprimere un TCR è funzionale soltanto negli individui che condividono le medesime molecole dell'MHC. Un ulteriore problema potrebbe essere rappresentato dal fatto che le catene del TCR introdotte per via esogena nelle cellule CD8+ potrebbero complessarsi con quelle endogene, generando quindi dei TCR con differente – e indesiderata – specificità di bersaglio. Una maniera efficace per superare questi problemi è rappresentata da modalità alternative per modificare la specificità del TCR. Queste consistono nell'utilizzo o di TCR a singolo filamento, che prevengono il mis-accoppiamento tra le catene α e β, o di TCR ricombinanti che corrispondono alla fusione di un anticorpo a singolo filamento con la catena ζ del TCR – in modo da svincolare il riconoscimento dell'antigene dalla specificità MHC. Queste ultime molecole, che di fatto accoppiano un anticorpo a un TCR, sono definite *T-body* (Fig. 2.2b).

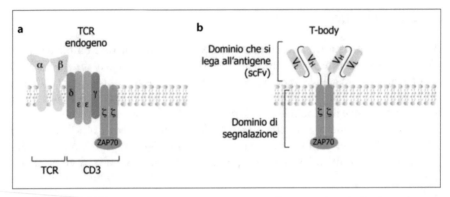

Fig. 2.2. Struttura del *T-cell receptor* e di un *T-body*. **a** *T-cell receptor* (TCR). Il TCR endogeno consiste di un complesso di proteine formato dall'eterodimero α/β (o γ/δ), che conferisce al complesso specificità per l'antigene, e dagli eterodimeri γ/ε e δ/ε del CD3 che, insieme all'omodimero ζ/ζ e alla chinasi Zap70 associata alla catena ζ, hanno la funzione di mediare la trasduzione del segnale all'interno della cellula; **b** *T-body*. I *T-body* sono generati dalla fusione tra un anticorpo a singolo filamento che riconosce l'antigene di interesse e la catena ζ del CD3

Controllo dell'espressione dei geni terapeutici

Uno dei problemi importanti che la terapia genica deve affrontare è quello della regolazione dell'espressione dei geni terapeutici. Attualmente, la maggior parte delle sperimentazioni cliniche di terapia genica fa uso, per esprimere il trasgene, di promotori costitutivi forti, ovvero in grado di dirigere l'espressione di alti livelli di RNA in quasi tutti i tipi cellulari. Il promotore più utilizzato di questa categoria è quello dei geni immediati-precoci (*immediate early*, IE) del citomegalovirus (CMV). L'utilizzo di tale promotore è soddisfacente in tutte le situazioni in cui non vi sia necessità che i livelli della proteina o dell'RNA con funzione terapeutica siano controllati in maniera precisa, come ad esempio è il caso nei difetti ereditari del metabolismo, in cui l'eventuale iperproduzione di un enzima sostitutivo non è solitamente tossica per la cellula, o nella produzione di una proteina in grado di stimolare il sistema immunitario a scopo vaccinale o di un siRNA per la soppressione dell'espressione di un mRNA bersaglio.

In molte altre situazioni, tuttavia, l'espressione della proteina o dell'RNA terapeutico deve essere o limitata a uno specifico tipo cellulare, o controllata in termini di quantità, oppure ristretta a uno specifico periodo temporale. Ad esempio, i geni delle diverse catene dell'emoglobina (α- e β-globina nell'adulto) devono essere trascritti in maniera bilanciata, per prevenire l'aggregazione dei monomeri in eccesso e la loro conseguente precipitazione negli eritroblasti, un evento che causa l'apoptosi di queste cellule e l'instaurarsi di un'eritropoiesi inefficace; l'insulina, nella terapia genica del diabete, deve essere prodotta in risposta alla concentrazione di glucosio nel sangue; l'espressione di alcuni geni pro-apoptotici può essere di beneficio soltanto se limitata alle cellule tumorali; alcuni fattori di crescita, quali, ad esempio, quelli pro-angiogenetici, devono essere prodotti in maniera controllata in modo da non favorire la crescita di eventuali tumori presenti in sedi lontane da quella in cui sono espressi, e così via.

In molte di queste situazioni, una soluzione ottimale sarebbe quella di utilizzare il promotore naturale del gene terapeutico per dirigerne l'espressione *in vivo*; nella maggior parte dei casi, tuttavia, questo non risulta possibile, in quanto l'espressione di molti geni cellulari è controllata da regioni genetiche molto estese, non adatte quindi a essere clonate all'interno della maggior parte dei vettori attualmente disponibili.

Una prima maniera di affrontare il problema della regolazione dell'espressione del trasgene *in vivo* è quella di limitarne l'espressione al tessuto di interesse, utilizzando un promotore specifico per quel determinato tessuto e di dimensioni sufficientemente piccole da essere contenuto in uno dei vettori utilizzati per il trasferimento genico. Esempi di tali elementi genetici sono l'*enhancer* del gene della creatina-chinasi muscolare (*muscle creatin-kinase*, MCK) o il promotore della β-actina per dirigere l'espressione nel muscolo scheletrico, il promotore del gene α della catena pesante della miosina (α-*myosin heavy chain*, α-MHC) per il cuore, il promotore dell'insulina per il pancreas, il promotore dell'albumina per il fegato, il promotore della transtiretina per la retina, e così via.

Una modalità molto elegante per ottenere l'effetto opposto, ovvero quello di limitare l'espressione di un trasgene in un determinato tessuto, consiste nell'agire a livello post-trascrizionale e sfruttare la presenza, in molti tipi cellulari, di microRNA (miRNA) specifici (vedi sezione sui piccoli RNA con funzione regolatoria). Se la sequenza dell'mRNA del trasgene contiene il sito bersaglio di uno di questi miRNA, l'espressione della proteina sarà selettivamente inibita in quel determinato tipo cellulare, lasciandola peraltro invariata in tipi cellulari diversi. Questa proprietà può essere utilizzata, ad esempio, per bloccare l'espressione di una proteina di interesse nelle cellule che presentano l'antigene (*antigen presenting cell*, APC), impedendo quindi che il sistema immunitario monti una risposta contro di essa.

Acidi nucleici non codificanti

Oltre alle sequenze di DNA in grado di codificare proteine aventi varie funzioni, lo spettro di applicazioni della terapia genica è enormemente allargato dalla possibilità di utilizzare acidi nucleici (DNA e RNA) con funzione regolatoria. Queste molecole possono essere suddivise in 6 principali categorie, ovvero:
- oligonucleotidi e oligonucleotidi modificati chimicamente;
- piccoli RNA e DNA con funzione catalitica (ribozimi e DNAzimi, rispettivamente);
- piccoli RNA con funzione regolatoria (siRNA e microRNA);
- lunghi RNA antisenso;
- RNA e DNA con funzione di *decoy*;
- aptameri (RNA in grado di legarsi ad altre macromolecole in virtù della propria conformazione tridimensionale).

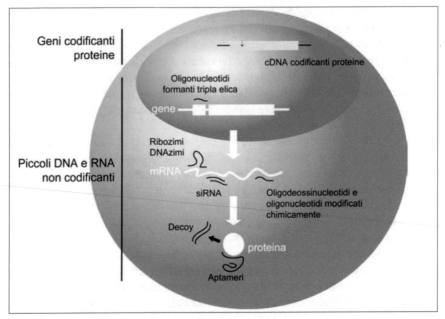

Fig. 2.3. Acidi nucleici terapeutici. Il sito di azione dei vari tipi di acidi nucleici con funzione terapeutica è mostrato lungo le vie dell'espressione genica

Gli oligonucleotidi a DNA o gli oligonucleotidi modificati chimicamente devono essere somministrati alle cellule dall'esterno, mentre le molecole di RNA possono essere anche generate all'interno dalla cellula inducendo la trascrizione delle sequenze che le codificano.

La Figura 2.3 rappresenta schematicamente i siti di azione di queste diverse classi di acidi nucleici regolatori all'interno della cellula. Questi comprendono virtualmente tutti i passaggi che regolano l'espressione genica, includendo la trascrizione e lo *splicing* (oligonucleotidi), la stabilità degli mRNA (oligonucleotidi, ribozimi, DNAzimi, siRNA e lunghi RNA antisenso), la sintesi proteica (siRNA) e la funzione delle proteine (aptameri e *decoy*).

Oligonucleotidi

La forma più semplice di acido nucleico con potenziale funzione terapeutica è rappresentata da corte molecole di DNA a singolo filamento, solitamente da 15 a 100 nucleotidi, sintetizzate chimicamente. L'utilizzo di questi oligonucleotidi si basa sulla proprietà intrinseca del DNA a singolo filamento di appaiarsi in maniera specifica a un altro filamento di DNA o di RNA avente sequenza complementare tramite la formazione di ponti idrogeno tra le basi azotate (i cosiddetti legami di Watson e Crick). Nonostante ciascuno dei legami formati sia non covalente, il loro numero complessivo fa sì che l'affinità tra due filamenti di DNA complementari sia estremamente elevata (K_d dell'ordine di 1×10^{-15} Mol/L), di gran lunga superiore a quella, ad esempio, di un anticorpo con il suo ligando (K_d compresa tra 1×10^{-6} e 1×10^{-10}) o di un fattore di crescita con il suo recettore (K_d tra 1×10^{-8} e 5×10^{-10}). Inoltre, l'appaiamento delle basi consente di ottenere un'altissima specificità di riconoscimento del bersaglio, in quanto una sequenza specifica di 17 nucleotidi è statisticamente presente una sola volta nell'intero genoma umano.

In virtù delle loro proprietà, gli oligonucleotidi sintetici possono essere impiegati in almeno quattro tipi di applicazioni, ovvero:

- per inibire l'espressione genica, sfruttando il loro appaiamento con un mRNA bersaglio;
- per modulare il processo di *splicing* di un pre-mRNA, favorendo o impedendo l'inclusione di un esone nell'mRNA maturo;
- per bloccare la trascrizione, promuovendo la formazione, solitamente a livello del promotore di un gene, di strutture di DNA a tripla elica;
- per promuovere la correzione genica, sfruttando l'appaiamento dell'oligonucleotide con un segmento omologo di DNA genomico.

Le prime due di queste applicazioni hanno come bersaglio l'mRNA, le seconde due il DNA genomico. Vediamoli più nel dettaglio:

1. **Oligonucleotidi antisenso (*antisense oligonucleotide*, ASO) che inibiscono l'espressione genica.** Al fine di inibire selettivamente l'espressione di un gene cellulare o virale, può essere utilizzato un oligodeossinucleotide, ovvero una molecola di DNA tipicamente composta da 17-22 nucleotidi, avente una sequenza complementare all'mRNA del gene di interesse. Una volta introdotto nella cellula, l'ASO si appaia specificamente all'mRNA bersaglio, ne blocca la traduzione a livello del ribosoma, e ne stimola la degradazione da parte di enzimi cellulari aventi la proprietà di RNasi H, ovvero capaci di degradare gli ibridi DNA:RNA.

2. **Oligonucleotidi antisenso che modulano il processo di *splicing*.** In virtù della loro complementarietà con l'mRNA bersaglio, gli ASO possono anche essere utilizzati per indurre l'esclusione di un esone durante la maturazione del pre-mRNA. In alcune patologie, mutazioni puntiformi presenti in un esone possono generare un codone di STOP, che porta alla sintesi di una proteina troncata prematuramente, o possono cambiare la cornice di lettura, generando una proteina dal contenuto amminoacidico alterato a valle della mutazione. In alcune situazioni quali, ad esempio, la distrofia muscolare di Duchenne, la patologia generata da mutazioni di questo tipo è molto più grave di quanto lo sarebbe quella conseguente alla presenza di una proteina che porta la delezione dell'intero esone all'interno del quale è presente la mutazione (vedi sezione sulla Terapia genica delle distrofie muscolari). La strategia per indurre l'esclusione di uno specifico esone da una proteina (*exon skipping*) può essere perseguita mediante il trattamento delle cellule con ASO complementari ai segnali che regolano lo splicing del pre-mRNA del gene interessato, aventi tipicamente come bersaglio le regioni dei siti donatori/accettori di *splicing* (SA/SD) o le sequenze interne all'esone con funzione di

potenziamento dello *splicing* (*exon sequence enhancer*, ESE).

3. **Oligonucleotidi che stimolano la formazione di strutture a tripla elica (*triple-helix-forming oligodeoxynucleotides*, TFO).** I TFO sono oligodeossinucleotidi a singolo filamento in grado di legarsi al solco maggiore del DNA in modo sequenza-specifico, riconoscendo una sequenza bersaglio di 10-30 paia di basi. Quando questa sequenza bersaglio è nel promotore di un gene, o immediatamente a valle del sito di inizio della trascrizione, la struttura a tripla elica impedisce il legame di fattori di trascrizione o l'apertura del duplex di DNA, impedendo quindi l'espressione del gene.

4. **Oligonucleotidi per indurre la correzione di mutazioni puntiformi.** Uno degli obiettivi più ambiziosi della terapia genica è quello di ottenere la correzione di una mutazione direttamente a livello del genoma. Questo obiettivo può essere perseguito somministrando alla cellula un tratto di DNA con una sequenza identica alla regione da correggere, ma senza la mutazione, e sfruttando i meccanismi cellulari della riparazione del DNA per la sostituzione del segmento di DNA genomico con quello somministrato per via esogena. Ancorché l'approccio sia interessante dal punto di vista sperimentale, la frequenza con cui la correzione genica può essere ottenuta attualmente è ancora estremamente bassa, interessando solitamente <0,1% delle cellule, e per ora strettamente limitata alle cellule in coltura.

Oligonucleotidi modificati

Alcuni dei problemi fondamentali dell'applicazione terapeutica degli oligodeossinucleotidi sono legati alla distribuzione nei tessuti che è limitata quando iniettati *in vivo*, alla citotossicità che esercitano e, soprattutto, alla loro scarsa stabilità, che ne determina un'emivita estremamente breve. Sia nell'ambiente extracellulare sia all'interno della cellula, infatti, piccole molecole di DNA naturale, in cui i nucleotidi sono congiunti da legami fosfodiesterici, sono soggette a rapida degradazione da parte di endo- e 3'-esonucleasi (DNasi).

Per ovviare a questo problema e aumentare l'efficienza di distribuzione di queste molecole nei diversi tessuti, la struttura degli oligonucleotidi è stata progressivamente sottoposta a varie modificazioni chimiche. Queste modificazioni sono rappresentate schematicamente nella Figura 2.4 e descritte di seguito.

1. Una prima generazione di oligonucleotidi modificati è costituita dagli oligodeossinucleotidi fosforotioati. In queste molecole, un atomo di ossigeno del gruppo fosfato, non coinvolto in legami, è sostituito da un atomo di zolfo. Questa modifica conferisce maggiore stabilità all'oligonucleotide, aumentandone l'emivita. *In vitro*, gli oligonucleotidi fosforotioati possono essere efficacemente veicolati nelle cellule mediante lipofezione (vedi capitolo sulle Metodologie per il trasferimento genico). *In vivo*, essi mostrano efficacia anche quando utilizzati quali acidi nucleici nudi; tuttavia, la loro emivita è breve (meno di 2 ore nel siero e di 4 ore nei tessuti), e devono quindi essere somministrati per via endovenosa continua.

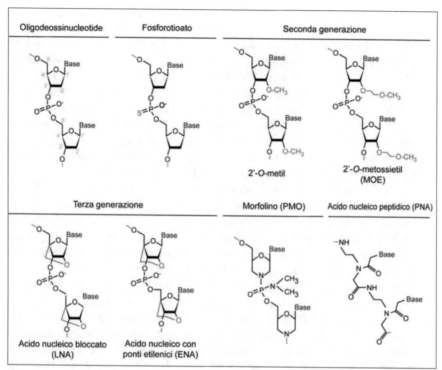

Fig. 2.4. Struttura chimica degli oligonucleotidi modificati. La figura mostra lo scheletro di due nucleotidi adiacenti nel DNA naturale (*in alto a sinistra*) e nei vari tipi di oligonucleotidi modificati. Nel caso dei fosforotioati e degli oligonucleotidi di seconda e terza generazione, le modificazioni chimiche introdotte rispetto al DNA naturale sono indicate *in rosso*

2. Una seconda generazione di oligonucleotidi è stata ottenuta modificando la molecola di ribosio dei nucleotidi, mediante l'introduzione di gruppi alchilici nella posizione 2' dello zucchero; le molecole generate includono il 2'-O-metil- ed il 2'-O-metossietil-RNA. Queste molecole sono meno tossiche degli oligodeossinucleotidi fosforotioati; tuttavia, i cambiamenti conformazionali indotti dalle modificazioni, e in particolare la presenza del ribosio, fanno sì che il duplex formato dall'oligonucleotide e dal mRNA bersaglio non sia più un substrato dell'RNasi H, e che quindi l'effetto inibitorio sia soltanto dovuto all'impedimento della traduzione, con una conseguente minore efficacia complessiva. Questo inconveniente può essere evitato mediante la sintesi di oligonucleotidi ibridi, che contengono un blocco centrale di desossinucleotidi naturali in grado di indurre il taglio dell'ibrido oligonucleotide:mRNA bersaglio da parte delle RNasi H, fiancheggiato da entrambi i lati da un quantitativo di ribonucleotidi modificati in posizione 2' del ribosio, sufficienti a proteggere il blocco interno dalla degradazione. Questi oligonucleotidi vengono definiti *gapmer*.

3. Una modifica ancora più drastica è presente nei cosiddetti *bridged nucleic acids* (BNA), meglio conosciuti come *locked nucleic acids* (LNA), ovvero RNA bloccati dal punto di vista conformazionale, in cui il ribosio contiene un legame extra che connette carboni in posizione 2' e 4' (ponte 2'-0,4'-C-metilene). Questo legame blocca il ribosio nella conformazione strutturale C3'-endo, che è frequentemente presente nella forma strutturale A del DNA o dell'RNA. Nella variante ENA (*ethylen-bridged nucleosides*), gli atomi di carbonio in posizione 2' e 4' sono uniti da un ponte 2'-0,4'-C-etilene. Nel contesto dell'oligonucleotide, i nucleotidi LNA possono essere alternati, a piacimento, con nucleotidi o desossinucleotidi con struttura naturale, e possono quindi trovare spazio anche all'interno di ribozimi o di siRNA.
   Le modifiche allo scheletro degli oligonucleotidi possono essere così drastiche da cambiare quasi completamente la struttura chimica dell'acido nucleico, generando molecole che, pur mantenendo il principio dell'appaiamento tra le basi azotate, presentano caratteristiche chimiche radicalmente diverse dagli acidi nucleici naturali. Di questa terza generazione di oligonucleotidi modificati fanno parte i morfolino e i PNA (*peptide nucleic acids*).

4. I morfolino, anche conosciuti come PMO (*phosphorodiamidate morpholino oligomers*), sono molecole sintetiche, usualmente composte da 25 nucleotidi, che differiscono dal DNA naturale in quanto le basi azotate sono legate all'anello del morfolino anziché al deossiribosio, e il legame fosfodiesterico è sostituito da un legame fosforodiamidico. Queste molecole inibiscono l'espressione genica legandosi all'mRNA bersaglio e bloccandone il processamento o la traduzione in maniera sterica, indipendente dall'attività delle RNasi H. I morfolino vengono estesamente utilizzati in laboratorio per lo studio dello sviluppo in alcuni modelli animali, quali *Xenopus* o *Zebrafish*, in cui vengono microiniettati negli embrioni per bloccare in maniera stabile l'espressione di un gene di interesse. Nelle cellule di mammifero, l'entrata di queste molecole non avviene spontaneamente, e deve essere facilitata mediante la loro coniugazione, covalente o non-covalente, con peptidi in grado di veicolarli oltre la membrana plasmatica o endosomiale. Esempi di tali peptidi sono quelli derivati dalla proteina omeotica Antennapedia di *Drosophila* o dalla proteina Tat di HIV-1. L'utilizzo dei morfolino è già entrato nella sperimentazione clinica quale strumento per bloccare la replicazione del virus dell'epatite C e del West Nile Virus o per prevenire la restenosi vascolare dopo angioplastica (quest'ultima applicazione utilizza uno *stent* in grado di eluire un PMO contro l'oncogene *c-myc*). Un'altra applicazione clinica interessante in fase di allestimento riguarda la terapia genica della distrofia muscolare di Duchenne, in cui i morfolino sono utilizzati per indurre l'esclusione, dall'mRNA maturo, degli esoni contenenti le mutazioni (*exon skipping*; vedi anche sopra).

5. Gli acidi nucleici peptidici (*peptide nucleic acids*, PNA) sono dei polimeri sintetici in cui le basi azotate sono connesse da uno scheletro costituito da ripetizioni dell'amminoacido modificato N-(2-amminoetil)-glicina, connesso tramite legami peptidici. Questi legami sono elettricamente neutri, a differenza

dei ponti fosfato del DNA, che sono carichi negativamente; ne consegue che i PNA formano legami molto stabili quando si appaiano a filamenti complementari di DNA o RNA, o formano triple eliche appaiandosi con legami di Hoogsteen con tratti di poli-purine o poli-piridimine. Inoltre, la loro struttura chimica non naturale rende i PNA molto resistenti alla degradazione. Nonostante queste caratteristiche molto attraenti dal punto di vista terapeutico, l'applicazione clinica dei PNA è stata finora fortemente limitata dalla loro modesta biodisponibilità una volta somministrati *in vivo*.

Applicazioni cliniche degli oligonucleotidi

Nonostante la grande mole di ricerca compiuta nel campo degli oligonucleotidi, e gli indubbi progressi compiuti, l'efficienza globale di queste molecole come strumento di terapia genica rimane ancora non ottimale, come dimostra anche il successo limitato del pur vasto numero di sperimentazioni cliniche compiute negli ultimi anni. La prima applicazione degli oligonucleotidi a essere approvata dalle autorità negli Stati Uniti e in Europa è stata per il trattamento della retinite da citomegalovirus (CMV) nei pazienti con infezione da HIV-1. Questa sperimentazione era basata sulla somministrazione intraoculare di un ASO fosforotiato, chiamato fornivirsen, che aveva come bersaglio l'mRNA trascritto dall'unità trascrizionale immediata-precoce (geni IE) del CMV. Questo farmaco, tuttavia, ancorché efficace, è stato recentemente ritirato dal mercato nei paesi della Comunità Europea per motivi strettamente commerciali, in quanto la retinite da CMV nei pazienti con infezione da HIV-1 è diventata molto rara grazie al progresso delle terapie antiretrovirali. Molto più deludente, invece, è stato il trattamento di altre infezioni virali, quali quella da HSV-1 e HIV-1, in cui gli oligonucleotidi erano stati somministrati in maniera sistemica. Per ottenere un effetto terapeutico in queste situazioni, infatti, è richiesto che gli oligonucleotidi siano presenti in maniera permanente e ad alte concentrazioni nei tessuti, senza peraltro causare effetti collaterali importanti, un obiettivo difficilmente raggiungibile con le metodologie di veicolazione attualmente disponibili.

Molte delle sperimentazioni cliniche che utilizzano gli oligonucleotidi sono indirizzate alla terapia genica dei tumori. In questi casi, gli oligonucleotidi hanno come obiettivo gli mRNA di diversi geni indispensabili per la replicazione cellulare o coinvolti nella regolazione dell'apoptosi. Lo scopo di queste sperimentazioni è quindi quello di bloccare da un lato la crescita del tumore e dall'altro di indurre l'apoptosi delle cellule trasformate. La Tabella 2.2 riporta alcune delle applicazioni cliniche in cui gli oligonucleotidi sono stati utilizzati nella terapia dei tumori, somministrati per infusione endovenosa continua come DNA nudo o veicolati con lipidi, solitamente in combinazione con un trattamento chemioterapico convenzionale. Il risultato complessivo di queste sperimentazioni è stato modesto, specialmente per quanto riguarda l'utilizzo di ASO di prima generazione (fosforotiati). Alcuni dei composti di seconda generazione (fosforotiati con modificazione 2'-metossietile del ribosio), PNA e LNA e morfolino si sono peraltro

Tabella 2.2. Esempi di oligonucleotidi utilizzati per la sperimentazione clinica nella terapia genica dei tumori

Gene bersaglio	Funzione del gene	Nome del farmaco	Struttura dell'oligonucleotide	Tipo di tumore
Bcl2	Inibitore dell'apoptosi	G3139 (Oblimersen)	Fosforotioato	Melanoma, leucemia linfatica cronica, mieloma multiplo, carcinoma del polmone non a piccole cellule (NSCLC)
Clusterina	*Chaperon* delle proteine	OGX-011	Fosforotioato con ribonucleotidi modificati con 2'-metossietile (*gapmer*)	Carcinoma della prostata, carcinoma della mammella, carcinoma del polmone non a piccole cellule (NSCLC)
Protein-chinasi Cα (PKCα)	Trasduttore del segnale	ISIS 3621	Fosforotioato	Carcinoma del polmone non a piccole cellule (NSCLC)
Survivina	Inibitore dell'apoptosi	LY2181308	Fosforotioato con ribonucleotidi modificati con 2'-metossietile	Tumori solidi
Myb	Oncogene, fattore di trascrizione	LR3001	Fosforotioato con ribonucleotidi modificati con 2'-metossietile	Leucemia mieloide cronica (*purging* del midollo osseo prima del trapianto)
XIAP (*X-linked inhibitor of apoptosis*)	Inibitore dell'apoptosi	AEG35156	Fosforotioato con ribonucleotidi modificati con 2'-metossietile	Leucemia mieloide cronica
HSP27	*Heat shock protein*, inibitore dell'apoptosi	OGX-427	Fosforotioato con ribonucleotidi modificati con 2'-metossietile	Carcinoma della prostata
STAT-3	Trasduttore del segnale e fattore di trascrizione	ISIS 345794	Fosforotioato con ribonucleotidi modificati con 2'-metossietile	Diversi tumori

rivelati più efficienti nei modelli animali, e sono attualmente in fase di sperimentazione clinica.

Infine, vanno ancora menzionate due ulteriori sperimentazioni terapeutiche degli oligonucleotidi, in cui la loro applicazione sembra dare risultati promettenti. La prima ha come bersaglio l'mRNA del gene dell'apolipoproteina B-100 (ApoB-100), un'importante proteina strutturale sulla superficie delle lipoproteine aterogeniche, quali VLDL e LDL. Apo-B100 facilita l'internalizzazione del colesterolo nelle cellule legandosi al recettore per le LDL e la sua iperproduzione è quindi legata allo sviluppo prematuro di aterosclerosi. Nella sperimentazione clinica, un oligonucleotide modificato contro ApoB-100, somministrato per via sistemica, si è dimostrato in grado di ridurre i livelli della proteina e, di conseguenza, quelli del colesterolo circolante. La seconda sperimentazione promettente, già citata sopra, è quella che utilizza oligonucleotidi morfolino, somministrati per via intramuscolare, per indurre *exon skipping* nei pazienti con distrofia muscolare di Duchenne.

Allo stato attuale, non è ancora chiaro se la scoperta del fenomeno dell'interferenza a RNA (vedi più sotto) e il conseguente sviluppo di metodologie di silenziamento genico basate sui siRNA, sia destinato progressivamente a sostituire l'utilizzo degli ASO nelle applicazioni mirate a ottenere lo spegnimento dell'espressione genica.

Acidi nucleici catalitici

Negli anni '70 e '80 fu originariamente scoperto che gli RNA di alcuni organismi, tra cui il protozoo ciliato *Tetrahymena thermophila*, possiedono attività enzimatica, avendo la capacità di catalizzare il taglio dei legami fosfodiesterici presenti sulla propria o su altre molecole di RNA. Gli RNA con queste caratteristiche sono chiamati ribozimi.

Si conoscono oggi almeno sette classi di ribozimi naturali. Queste comprendono:

1)e 2) gli introni di gruppo I e II, che sono in grado di andare incontro a *splicing* attraverso un processo autocatalitico;

3)   la subunità a RNA della ribonucleasi P (RNasi P) di *E. coli*, l'enzima responsabile della maturazione del 5' dei tRNA; nei batteri, questo enzima è composto da una subunità a RNA (RNA M1), appunto con funzione catalitica, e di una subunità proteica, con funzione strutturale (nell'uomo, la RNasi P è composta da una subunità a RNA, RNA H1, in cui l'attività di ribozima è presente solo in determinate circostanze, e da 10 subunità proteiche);

4)   i ribozimi *hammerhead* ("a testa di martello"), presenti nel genoma a RNA di diversi viroidi e virusoidi delle piante, dove sono essenziali per sostenere il meccanismo di replicazione dell'RNA che avviene con un meccanismo a cerchio rotante (*rolling circle*);

5)   i ribozimi *hairpin* ("a forcina"), anch'essi naturalmente presenti negli RNA satelliti di alcuni virus delle piante, dove partecipano al processo di replicazione del genoma a RNA virale;

6)   il ribozima *pseudoknot* del virus dell'epatite δ (HDV);

7)   il ribozima dell'RNA satellite VS di *Neurospora*.

Mentre gli introni di gruppo I e II e la RNasi P hanno una lunghezza di diverse centinaia di nucleotidi e dipendono, per la loro funzione enzimatica, dalla formazione di complesse strutture secondarie di RNA, i ribozimi delle ultime 4 classi (in particolare, i ribozimi *hammerhead* e *hairpin*) sono corti (50-150 nucleotidi), e determinano la scissione del legame fosfodiesterico dell'RNA appaiandosi specificamente al proprio bersaglio. Il meccanismo generale di funzionamento di questi ribozimi è simile a quello di molte ribonucleasi (proteine), in cui un gruppo 2'-ossigeno nucleofilo attacca il fosfato adiacente nello scheletro di RNA, determinando la formazione di due prodotti di scissione, contenenti un 2',3'-fosfato ciclico e un'estremità 5'-OH. Dal momento che, per questi ribozimi, il taglio dipende dal precedente appaiamento specifico con l'RNA bersaglio, è possibile incorporare il *core* catalitico del ribozima all'interno di una molecola antisenso, che ne dirige la funzione enzimatica su specifici mRNA cellulari o virali, determinandone la distruzione. A differenza degli ASO, i ribozimi sono dotati di vera attività enzimatica: dopo il taglio di una molecola di RNA bersaglio, essi si staccano da questa e sono riciclati per successivi cicli di appaiamento e taglio di altre molecole di substrato.

I ribozimi *hammerhead* sono tipicamente composti da ~40 nt e sono caratterizzati da una struttura secondaria che consiste in tre domini a elica (I, II, III) che racchiudono una giunzione che contiene il *core* catalitico determinato dalla presenza di specifici nucleotidi (Fig. 2.5a). Mentre l'elica II è formata intramolecolarmente dal ribozima, le eliche I e III dipendono dall'appaiamento della sequenza a singolo filamento del ribozima con sequenze complementari del substrato, e possono quindi essere modulate a piacimento per appaiarsi a un RNA bersaglio di cui si vuole determinare la distruzione.

I ribozimi *hairpin* sono costituiti da 4 eliche appaiate (eliche H1-H4) e due anse interne (A e B; Fig. 2.5b); il taglio enzimatico avviene a carico di un legame nell'ansa A. Negli RNA satelliti delle piante, il taglio avviene all'interno della stessa molecola di RNA; tuttavia, le sequenze delle eliche H1 e H2 possono essere modificate in maniera tale da renderle complementari alle sequenze desiderate di un RNA bersaglio, in modo da determinarne la scissione enzimatica. A differenza dei ribozimi *hammerhead*, i ribozimi *hairpin* funzionano senza richiedere il coordinamento di un atomo di metallo nel centro catalitico.

Una variante non naturale dei ribozimi è costituita dai cosiddetti desossiribozimi o DNAzimi, in cui l'acido nucleico è il DNA invece che l'RNA (Fig. 2.5c). Analogamente ai ribozimi, anche questa classe di molecole è composta da un dominio catalitico fiancheggiato da sequenze complementari al bersaglio di RNA. Il vantaggio dei DNAzimi rispetto ai ribozimi è legato alla maggiore stabilità del DNA rispetto all'RNA.

I campi di applicazione dei ribozimi (e dei DNAzimi) non differiscono sostanzialmente da quelli degli oligonucleotidi antisenso, dal momento che tutte queste classi di molecole hanno come obiettivo primario il riconoscimento di un mRNA e la sua distruzione. L'utilizzo di queste molecole risulta quindi potenzial-

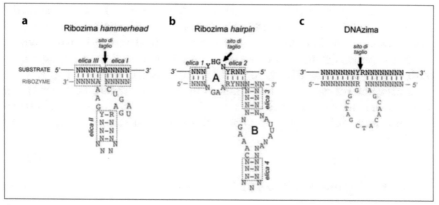

Fig. 2.5. Piccoli acidi nucleici catalitici. **a** Sequenza consenso e struttura secondaria di un ribozima *hammerhead* (*in rosso*) appaiato al proprio substrato (*in nero*). *N* indica qualsiasi nucleotide, *R* le purine, *Y* le pirimidine e *H* qualsiasi nucleotide a eccezione della *G*. Il ribozima *hammerhead* consiste di tre eliche e 11 residui non a elica, posti nella regione centrale molto conservata. Nei ribozimi comunemente utilizzati, l'elica II intramolecolare è formata da 4 paia di basi unite da un'ansa. Il sito di taglio del substrato è indicato; **b** sequenza consenso minima per un ribozima *hairpin* appaiato al proprio substrato; **c** sequenza nucleotidica e struttura secondaria di un DNAzima

mente interessante per la terapia genica delle malattie ereditarie autosomiche dominanti (in cui è richiesto che l'mRNA dell'allele patologico sia distrutto), delle malattie virali (in cui si ricerca la distruzione degli mRNA virali) o dei tumori. In quest'ultimo caso, l'obiettivo è quello di portare alla distruzione di mRNA iperespressi che concorrono a determinare il fenotipo trasformato, quali quelli di oncogeni attivati, o di mRNA che codificano proteine in grado di bloccare l'apoptosi delle cellule.

L'attività enzimatica dei ribozimi, che consente il loro riciclo su molteplici molecole bersaglio, determina una maggiore efficacia di queste molecole rispetto agli ASO, dal momento che questi determinano l'inattivazione del bersaglio in maniera stechiometrica. Come nel caso degli ASO, tuttavia, la somministrazione sistemica dei ribozimi è limitata dalla loro scarsa stabilità, dalla loro ridotta biodistribuzione e dall'intrinseca difficoltà a penetrare nelle cellule. Al contrario degli ASO, tuttavia, i ribozimi possono essere anche espressi endogenamente nelle cellule trasferendo i rispettivi geni nel contesto di vari vettori virali, come verrà discusso in seguito.

In termini di applicazioni cliniche, un ribozima sintetico avente come bersaglio il recettore 1 del *vascular endothelial growth factor* (VEGFR-1), somministrato per via sistemica, è stato utilizzato per inibire l'angiogenesi tumorale in diversi tipi di tumore, con successo limitato. Un altro ribozima sintetico indirizzato contro PCNA (*proliferating cell nuclear antigen*, un co-fattore della DNA polimerasi δ che è essenziale per consentire la replicazione del DNA cellulare), è stato iniettato nell'umore vitreo per inibire la proliferazione delle cellule endoteliali nella retinopatia diabetica proliferativa. Infine, alcuni ribozimi sono stati espressi utilizzando vettori gammaretrovirali e lentivirali in alcune sperimentazioni per la terapia genica dell'infezione da HIV-1. Ulteriori dettagli su queste sperimentazioni sono presentati nei capitoli dedicati a ciascuna di queste malattie.

Analogamente agli ASO, non è chiaro in questo momento quali saranno le applicazioni cliniche che in futuro si continueranno a giovare dell'applicazione dei ribozimi e quali invece saranno più efficacemente affrontate mediante siRNA e shRNA.

Piccoli RNA con funzione regolatoria (siRNA, microRNA)

Alla fine degli anni '90, fu identificato un singolare effetto molecolare per cui, nel verme *Caenorhabditis elegans*, molecole di RNA a doppio filamento di cui uno dei due filamenti fosse complementare a un mRNA bersaglio risultavano estremamente efficaci nell'indurre il silenziamento dell'espressione di quell'mRNA, molto di più di quanto lo fossero molecole a singolo filamento, sia antisenso che senso. Oggi sappiamo che questo fenomeno fa parte di un meccanismo generale di regolazione, originariamente identificato nelle piante già negli anni '80, che controlla naturalmente i livelli di mRNA a livello post-trascrizionale, promuovendo la distruzione dei messaggeri, in numerose specie di invertebrati e vertebrati. Questo meccanismo è collettivamente chiamato "interferenza a RNA" (*RNA interference*, RNAi) o "silenziamento genico post-trascrizionale a RNA", e gioca un ruolo fondamentale sia nella modulazione dell'espressione dei geni cellulari sia nella risposta alle infezioni virali.

La Figura 2.6 presenta una visione complessiva del fenomeno dell'RNAi. Il processo è innescato dalla presenza nel citoplasma di piccole molecole di RNA a doppio filamento (*double-stranded RNA*, dsRNA), della lunghezza di 21-26 bp, con un paio di nucleotidi non appaiati alle estremità 3' e con le estremità 5' fosforilate. Uno dei filamenti di queste molecole di dsRNA (il filamento "guida") viene assemblato all'interno di un complesso ribonucleoproteico (complesso RISC, *RNA-induced silencing complex*), che si lega specificamente all'mRNA bersaglio e ne determina il taglio o ne blocca la traduzione. Mediante l'appaiamento con l'mRNA bersaglio, il filamento guida di RNA conferisce specificità al RISC.

Le molecole di dsRNA che attivano l'RNAi possono essere generate mediante almeno due meccanismi diversi, quello dei microRNA e quello degli *short interfering RNA* (siRNA).

MicroRNA (miRNA)

I miRNA vengono generati dalla cellula a partire da RNA cellulari che formano strutture a *stem-loop* (ovvero regioni palindromiche interrotte da un'ansa fatta di basi non complementari). Queste sequenze sono codificate da regioni di DNA

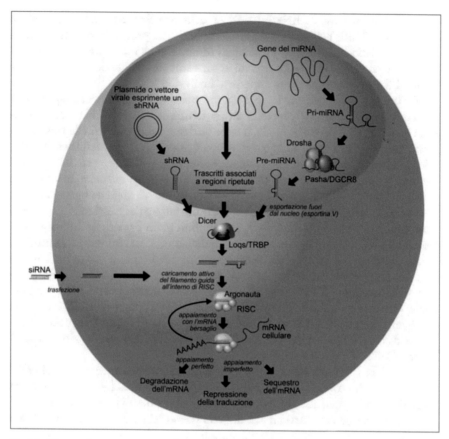

Fig. 2.6. Biogenesi e processamento intracellulare dei microRNA e dei siRNA (vedi testo per la descrizione)

localizzate all'interno degli introni dei geni che codificano proteine (nel 40% dei casi) o nelle regioni inter-geniche (nel 60% dei casi); in quest'ultimo caso, la medesima regione genomica spesso contiene un *cluster* di diversi miRNA uno a fianco dell'altro. La maggior parte dei miRNA sono trascritti dall'RNA polimerasi II sotto forma di RNA lunghi fino a un migliaio di nucleotidi, a partire da un promotore che, nel caso dei miRNA intronici, corrisponde di solito al promotore del gene che li ospita, mentre nel caso dei miRNA intergenici è costituito da una sequenza propria. Questi trascritti (definiti miRNA primari, pri-miRNA, contenenti il CAP all'estremità 5' e una sequenza poli-A all'estremità 3') sono processsati nel nucleo da un complesso composto da almeno due componenti (l'enzima RNasi III Drosha e una proteina che lega il dsRNA chiamata Pasha in *Drosophila* o DGCR8 – *DiGeorge critical region 8* - nei mammiferi) per generare i pre-miRNA, costituiti da una corta struttura a *stem-loop* di circa 65-75 nt. I pre-miRNA sono quindi trasportati dal nucleo al citoplasma dall'esportina-5, e qui sono ulteriormente processati da un complesso di proteine che comprende la proteina con attività di RNasi III Dicer e la proteina *Loquacious* (Loqs) in *Drosophila* o TRBP nell'uomo, per generare i miRNA propriamente detti, aventi due caratteristici nucleotidi non-appaiati (*overhang*) all'estremità 3'. Il processamento da parte del Dicer è accoppiato al caricamento del filamento guida all'interno di RISC, che rappresenta l'effettore finale dell'RNAi.

All'interno della cellula, la regolazione post-trascrizionale dell'espressione genica da parte dei miRNA esercita un ruolo fondamentale in una serie di processi quali lo sviluppo embrionale, il differenziamento, l'apoptosi e la trasformazione tumorale. Più di un migliaio di miRNA umani sono già stati identificati, e il loro numero è certamente destinato ad aumentare; si stima che circa l'1-2% del genoma umano codifichi miRNA. Dal momento che un appaiamento perfetto non è richiesto ai miRNA per silenziare l'espressione di un gene bersaglio (vedi in seguito), ciascun miRNA, in media, può controllare l'espressione di circa 200 geni cellulari. Stime ottenute con valutazioni bioinformatiche indicano che almeno il 60% dei geni umani sia regolato mediante RNAi innescata da miRNA.

Al contrario dei miRNA, gli *short interfering RNA* (siRNA) sono prodotti da precursori costituiti da lunghi dsRNA, che possono essere prodotti endogenamente dalla cellula o forniti per via esterna. Queste molecole di dsRNA vengono anche processate da Dicer, e la via finale dell'RNAi mediata da RISC è comune con quella dei miRNA. Analogamente alle proteine Loqs e TRBP, la proteina che lega il dsRNA R2D2 interagisce con Dicer e favorisce l'assemblaggio dell'RNA dentro RISC.

L'RNAi porta al silenziamento dell'espressione genica mediante molteplici meccanismi, che coinvolgono il taglio dell'RNA bersaglio, l'inibizione della sua traduzione, o il suo sequestro in particolari compartimenti citoplasmatici.

Il componente catalitico chiave del complesso RISC è rappresentato da un complesso formato dai membri della famiglia di proteine Argonauta. Il complesso RISC di *Drosophila* contiene 5 proteine Argonauta, quello umano ~7. Queste proteine contengono un dominio PAZ, che lega i miRNA/siRNA, e un dominio PIWI, simile a quello delle RNasi H, che funge da effettore del taglio dell'RNA bersaglio a livello di uno specifico nucleotide (corrispondente al nucleotide in posizione 10 del filamento guida). Quest'attività endonucleolitica (conosciuta anche come attività *Slicer*, esercitata da Ago2 ma non da altri membri della famiglia di Argonauta che fanno parte del RISC), richiede un appaiamento perfetto tra il filamento guida dentro il RISC e l'RNA bersaglio, situazione che di solito si avvera quando i siRNA vengono forniti alla cellula per via esogena. In questa situazione, il RISC funziona come un enzima, degradando una molecola di substrato dopo l'altra, con grande efficienza complessiva. Nel caso della maggior parte dei miRNA prodotti endogenamente, invece, l'appaiamento avviene tipicamente nella regione non tradotta all'estremità 3' dei trascritti (3' UTR, *untranslated region*) e non è perfetto, ma coinvolge soltanto una regione di 7 nt all'estremità 5' del filamento guida (dal nucleotide 2 alla posizione 8), detta sequenza *seed* (seme). In questo caso, il silenziamento dell'espressione genica è prevalentemente dovuto all'inibizione della traduzione dell'mRNA bersaglio. Infine, un terzo meccanismo di silenziamento genico è dovuto alla proprietà delle proteine

Argonauta, associate a RISC, di sequestrare gli mRNA bersaglio all'interno di specifici compartimenti citoplasmatici, chiamati corpi P (*P bodies*), in cui si pensa avvenga specificamente la degradazione dell'RNA.

Utilizzo terapeutico dell'RNAi

L'introduzione nelle cellule di lunghe molecole di RNA a doppio filamento, composte da diverse centinaia di paia di basi, è una maniera molto efficace per indurre artificialmente il meccanismo dell'RNAi nei funghi, nelle piante, in *D. melanogaster* e *C. elegans*. Tuttavia, la possibilità di utilizzare i meccanismi dell'RNAi a scopo terapeutico nell'uomo è stata originariamente scoraggiata dall'osservazione che l'introduzione di molecole di dsRNA più lunghe di 30 bp nelle cellule di mammifero determina l'attivazione della produzione di interferone. Questa citochina viene normalmente secreta da molti tipi cellulari in seguito all'infezione con virus ad RNA che, nel loro ciclo replicativo, generano appunto forme di RNA a doppio filamento. Tuttavia, si è successivamente notato che molecole di dsRNA di 21-22 nucleotidi, con due nucleotidi non appaiati alle estremità 3', non stimolano la produzione di interferone; questa osservazione ha aperto la strada all'utilizzo prima sperimentale e, più recentemente, anche clinico, dell'RNAi.

Alcuni esempi di potenziali utilizzi dell'RNAi per la terapia genica umana sono presentati nella Tabella 2.3. A livello pre-clinico, diversi studi hanno dimostrato che queste molecole sono ben tollerate e mostrano un'efficacia e specificità complessive decisamente superiori agli ASO e ai ribozimi. Tuttavia, i siRNA si prestano meno degli oligonucleotidi all'introduzione di modificazioni chimiche che ne migliorino la stabilità e la biodistribuzione *in vivo*, con l'eccezione della possibilità di introdurre qualche legame fosforotiato o un gruppo alchilico in posizione 2'-O del ribosio di alcuni nucleotidi.

Il primo siRNA per cui è stata richiesta l'approvazione per l'uso terapeutico alla *Food and Drug Aministration* degli Stati Uniti risale al 2004. Tra i farmaci attualmente in produzione possono essere ricordati siRNA per il trattamento dell'infezione da parte del virus respiratorio sinciziale (RSV), del virus dell'epatite C (HCV), del virus dell'immunodeficienza di tipo 1 (HIV-1), nonchè per la terapia genica del morbo di Hungtington e di altre malattie neurodegenerative. Per una discussione della logica che sottende a queste applicazioni si rimanda al capitolo sulle Sperimentazioni cliniche di terapia genica.

Sperimentazioni cliniche di fase I e fase II sono già state condotte con tre diversi siRNA per il trattamento di una importante patologia dell'occhio, la degenerazione maculare legata all'età (*age-related macular degeneration*, AMD), traendo quindi vantaggio dalla possibilità di somministrare direttamente i siRNA in un ambiente ristretto e delimitato come la camera posteriore dell'occhio, ovvero nell'umor vitreo. La forma essudativa dell'AMD è esacerbata dalla produzione patologica di nuovi vasi sanguigni a livello retinico, un processo largamente dipendente dall'iperproduzione, stimolata dall'ambiente ipossico, di fattori angiogenetici quali il VEGF. Uno dei siRNA utilizzati in queste sperimentazioni

Tabella 2.3. Potenziali approcci di terapia genica basati sull'utilizzo di siRNA

	Malattia	Gene bersaglio
Malattie ereditarie o multifattoriali	Ipercolesterolemia familiare	Apolipoproteina B
	Degenerazione maculare legata all'età (AMD)	VEGF, VEGFR1, RTP801
	Sclerosi laterale amiotrofica (SLA)	SOD1
	Atassia spinocerebellare di tipo 1	Atassina 1
	Morbo di Alzheimer	Tau, APP
	Morbo di Hungtington	Allele mutato dell'Huntingtina
	Morbo di Parkinson	α-sinucleina
Tumori	Diversi tipi di tumori	Bcl-2
	Leucemia mieloide acuta (AML)	AML1/MTG8
	Leucemia mieloide cronica (CML)	Bcr-Abl
	Glioblastoma multiforme	MMP-9, uPAR
Malattie infettive	Epatite B	HBsAg
	Epatite C	NS3, NS5B, E2
	Influenza	Nucleoproteina, polimerasi
	HIV-1	Geni virali o cellulari coinvolti nella replicazione virale
	HSV-1	Glicoproteina E
	Virus Respiratorio Sinciziale (RSV)	Geni P, N, L

cliniche ha avuto appunto come bersaglio VEGF stesso, un altro il recettore R1 del VEGF e un terzo il gene indotto dall'ipossia RTP801. I primi risultati ottenuti sono stati del tutto rassicuranti in termini di sicurezza, e incoraggianti in termini di efficacia.

Uno dei problemi più rilevanti dei siRNA è legato alla possibilità che essi vadano a silenziare in maniera inappropriata geni cellulari diversi dal loro bersaglio specifico (il cosiddetto *off-target effect*): dal momento che la presenza di una sequenza di complementarietà tra il siRNA e un RNA bersaglio di solo 7 nucleotidi (sequenza *seed*; vedi in precedenza) è sufficiente per inibire la traduzione, è quasi inevitabile che ciascun siRNA possa silenziare, ancorchè in maniera meno efficace del suo bersaglio specifico, anche altri geni. A livello sperimentale si può ovviare a questo inconveniente modulando la concentrazione di siRNA nella cellula, o, meglio, utilizzando più di un siRNA per silenziare lo stesso gene, ciascuno somministrato a concentrazioni basse e avente come bersaglio una regione diversa dell'mRNA. È possibile che queste strategie possano essere utilizzate in futuro anche *in vivo* per modulare la specificità di azione dei siRNA a livello clinico.

Infine, è interessante ricordare che il meccanismo dell'RNAi può anche essere utilizzato per spegnere l'espressione dei miRNA stessi, utilizzando corte sequenze di RNA antisenso complementari alle sequenze dei miRNA. Queste molecole, che possono essere stabilizzate chimicamente o essere composte da LNA (*locked nucleic acid*), prendono il nome di *antagomirs* (in particolare, quando legate covalentemente ad una molecola di colesterolo, che ne favorisce il trasporto e l'ingresso nella cellula), e potrebbero in futuro essere utilizzate in applicazioni mirate a modulare le funzioni dei miRNA endogeni e quindi dei geni da essi fisiologicamente regolati (ad esempio, per attivare i livelli di espressione di un gene regolato in maniera negativa da un miRNA).

Decoy

Gli acidi nucleici *decoy* (letteralmente "specchietti per le allodole") sono piccole molecole di DNA o RNA contenenti un sito di legame per una determinata proteina e quindi in grado, quando presenti ad alte concentrazioni nella cellula, di legarsi a questa, sottraendola alle sue funzioni normali. Ad esempio, la replicazione del virus HIV-1 è strettamente dipendente dal legame di due delle sue proteine, il transattivatore Tat e la proteina regolatoria Rev, a specifiche sequenze di RNA presenti nei trascritti del virus, chiamate rispettivamente TAR (*trans-acting response*) e RRE (*Rev-responsive element*). In assenza di Tat non avviene la trascrizione del provirus integrato, in assenza di Rev gli mRNA nucleari non processati non vengono trasportati dal nucleo al citoplasma per la traduzione. L'iperespressione di corte sequenze di RNA corrispondenti a TAR o RRE nella cellula sottrae queste proteine alle loro funzioni normali e ha quindi la capacità di inibire la replicazione virale (vedi sezione sulla Terapia genica dell'infezione da HIV-1).

Il successo degli approcci basati sui *decoy* è limitato dall'alta concentrazione che essi devono persistentemente mantenere nella cellula per svolgere la propria azione competitiva, concentrazione che difficilmente è ottenibile somministrando l'acido nucleico per via esogena e che richiede, quindi, per i *decoy* ad RNA, la loro sintesi intracellulare.

Aptameri

Nel 1990, alcuni laboratori svilupparono una metodologia, chiamata SELEX, per la selezione di molecole di RNA in grado di legarsi specificamente a proteine o piccoli composti organici scelti, partendo da una larga collezione di oligonucleotidi con sequenza casuale. Queste molecole, definite aptameri, sfruttano quindi la struttura secondaria degli acidi nucleici (ovvero la loro conformazione spaziale), anzichè la complementarietà della loro sequenza, per legarsi a uno specifico bersaglio. Si tratta solitamente di corti frammenti di RNA, composti da 25-40 ribonucleotidi che presentano una struttura terziaria tale da consentire il loro legame ad alta affinità con una molecola bersaglio (con K_d che variano tra 1×10^{-9} e 1×10^{-12} Mol/L). Queste molecole sono in grado di legarsi specificamente al bersaglio e di sottrarlo alle sue funzioni nella cellula o nell'ambiente extracellulare, o possono essere utilizzate per legare il bersaglio in saggi di tipo diagnostico. Dal punto di vista concettuale, quindi, le applicazioni degli aptameri sono simili a quelle degli anticorpi; a differenza degli anticorpi, tuttavia, gli aptameri sono più semplici da produrre in grande quantità, non sono immunogenici e mostrano maggiore stabilità, in quanto il loro scheletro può essere modificato per rendere le molecole resistenti alle nucleasi e prevenirne la rapida eliminazione quando somministrate per via sistemica.

La prima di queste molecole a raggiungere l'applicazione clinica è stato un aptamero contenente un RNA modificato di 28 nucleotidi, coniugato a due molecole di glicole polietilenico (vedi paragrafo successivo) chiamato pegaptanib, capace di legare ad alta affinità il fattore angiogenetico VEGF. Come discusso sopra, la produzione non controllata di questo fattore è uno dei principali responsabili dell'aumentata vascolarizzazione patologica della retina in corso di degenerazione maculare senile (AMD), una delle più importanti patologie che portano alla cecità nell'adulto. Sono ormai alcune migliaia i pazienti in cui il pegaptanib è stato somministrato nell'occhio per via intravitreale in alcune sperimentazioni cliniche di fase I, II e III. Il trattamento è risultato efficace, dimostrando un rallentamento della progressione della malattia nella maggior parte dei pazienti.

Modalità di somministrazione o sintesi intracellulare dei piccoli RNA regolatori

Le diverse classi di piccoli acidi nucleici non codificanti possono essere somministrate alle cellule *in vivo* come molecole sintetiche o, nel caso degli RNA, espresse direttamente dalle cellule dopo il trasferimento al loro interno dei geni corrispondenti, sotto il controllo di un opportuno promotore.

Somministrazione esogena

Nel caso in cui gli acidi nucleici siano somministrati per via esogena, esiste una grande variablità nell'efficienza con cui diversi tipi cellulari *in vitro* e diversi tessuti *in vivo* internalizzano queste molecole. Le proprietà farmacocinetiche dei piccoli DNA o RNA possono essere variamente modificate dall'introduzione, quasi obbligatoria per evitare la rapidissima distruzione del DNA e dell'RNA naturali, delle varie modificazioni chimiche descritte nel paragrafo sugli Oligonucleotidi modificati. In alcuni casi, tali modificazioni sono sufficienti per consentire un'accettabile biodistribuzione tissutale e un'adeguata efficienza di ingresso nelle cellule bersaglio; in altri casi, è possibile veicolare gli acidi nucleici utilizzando lipidi cationici o polimeri.

Quando somministrati *in vivo*, a meno che l'inoculazione non avvenga in un distretto anatomicamente circoscritto quale la camera posteriore dell'occhio, i piccoli oligonucleotidi sono caratterizzati da una cinetica di eliminazione dal circolo sanguigno spesso troppo rapida. Per ovviare a questo problema, una delle

tecnologie utilizzate è quella di coniugare gli acidi nucleici a molecole quali il glicole polietilenico (*polyethylene gycol*, PEG), che aumenta la permanenza dei composti nel circolo sanguigno. Questo processo, definito "PEGilazione" è analogo a
quello utilizzato dall'industria farmaceutica per migliorare le proprietà farmacocinetiche di diverse proteine ricombinanti utilizzate per la terapia, quali ad esempio l'interferone, l'eritropoietina e diverse altre.

Infine, una strategia molto interessante per favorire selettivamente l'ingresso
di piccole molecole di acidi nucleici (oligonucleotidi, siRNA, antagomirs, ribozimi) nelle cellule e, in particolare, nel fegato, è quella di coniugarle in maniera
covalente con una molecola di colesterolo. In questa maniera, il complesso cole-
sterolo-acido nucleico viene internalizzato nelle cellule utilizzando il recettore
per le lipoproteine a bassa densità (*low density lipoprotein*, LDL), che riconosce,
appunto, le molecole di colesterolo e le internalizza con un meccanismo di endocitosi.

Sintesi intracellulare di RNA regolatori

In virtù della loro specificità di riconoscimento del bersaglio, diversi tipi di molecole di RNA (in particolare RNA con funzione antisenso, ribozimi, siRNA, RNA
decoy, aptameri) presentano grandi potenzialità terapeutiche. Tuttavia, molte
delle applicazioni per cui sarebbero desiderabili (tra cui la terapia di diverse
malattie virali come l'infezione da HIV e HCV, la terapia dei tumori mediante la
distruzione di mRNA cellulari, o la terapia di alcune malattie genetiche dominanti in cui si desidera silenziare uno specifico allele) richiedono la prolungata o
continua azione dell'RNA terapeutico, un traguardo difficilmente perseguibile
mediante la sua somministrazione per via esogena. Allo scopo di prolungare l'attività dei piccoli RNA regolatori, è altresì possibile trasferire nelle cellule i geni
che codificano queste molecole e sfruttare quindi il processo di trascrizione per
sintetizzarle endogenamente.

Per quanto riguarda i ribozimi, la produzione intracellulare di queste molecole può essere ottenuta inserendo le sequenze di DNA che le codificano all'interno della regione non tradotta (*untranslated region*, UTR) di geni trascritti
dalla RNA polimerasi II (Pol II), quale, ad esempio, il gene dell'actina. Oppure, i
ribozimi possono essere trascritti inserendo la loro sequenza nel contesto di
quelle dei tRNA (trascritti da Pol III) o, più efficacemente, dei piccoli RNA
nucleari (*small nuclear RNA*, snRNA) U1 (trascritto da Pol II) o U6 (Pol III),
coinvolti nel processo di *splicing*, o del piccolo RNA di adenovirus VA-I (Pol III).
Il ribozima solitamente sostituisce una porzione di questi piccoli RNA e viene
quindi trascritto nel contesto di queste molecole, utilizzando come promotori le
regioni regolatorie dell'espressione proprie di questi trascritti. Le cassette trascrizionali rappresentate dai tRNA, snRNA o l'RNA VA-I contenenti il ribozima possono essere clonate all'interno di vettori retrovirali, adenovirali o AAV. Nel caso
dei vettori retrovirali, una strategia che si è rivelata particolarmente efficace è la
clonazione all'interno della regione U3 del LTR al 3' del genoma virale, in modo

da sfruttare la duplicazione del gene del ribozima anche nel LTR al 5' del provirus durante il processo di trascrizione inversa (vettori doppia-copia; vedi sezione sui Vettori basati sui gammaretrovirus).

Analoghe strategie possono essere applicate l'espressione intracellulare di RNA *decoy* o aptameri, inserendo quindi il DNA che codifica le rispettive sequenze nel contesto di piccoli RNA trascritti da Pol II o pol III, e ottenendo il trasferimento di questi geni con plasmidi o vettori virali. Nel caso dei trascritti con funzione antisenso, questi possono anche essere relativamente lunghi, ed essere quindi prodotti come mRNA canonici trascritti da Pol II e processati con l'aggiunta del CAP e di una coda di poli-A. Un esempio di tale trascritto utilizzato per la terapia genica è desumibile da una sperimentazione clinica attualmente in corso, in cui viene utilizzato un vettore lentivirale per esprimere una lunga sequenza antisenso relativa al gene *env* di HIV-1 (vedi sezioni sulla Terapia genica dell'infezione da HIV-1).

Anche i siRNA possono essere prodotti all'interno della cellula utilizzando la trascrizione da parte della Pol III o della Pol II. La Pol III genera dei trascritti abbondanti con estremità 3' e 5' definite e non modificate da CAP e coda di poli-A. Due sono i promotori più utilizzati, quelli del snRNA U6 o quello del gene della subunità H1 dell'RNAsi P umana. La strategia di gran lunga più utilizzata, è quella di esprimere un unico RNA contenente, di seguito, la sequenza bersaglio (19-21 nt) e quella ad essa complementare (19-21 nt) separate da un'ansa (3-9 nt), in modo da generare una corta forcina (*hairpin; short hairpin RNA, shRNA*). Questi shRNA sono quindi processati dall'enzima Dicer per generare siRNA di 21-23 nucleotidi. Alternativamente, le sequenze che generano gli shRNA possono essere inserite all'interno di una delle anse di un microRNA naturale, quale miR-30, in modo da conferire stabilità all'shRNA e consentirne l'espressione regolata da parte del promotore del miRNA stesso. Questi costrutti, definiti shRNAmir, vanno incontro alle stesse fasi di maturazione dei miRNA endogeni. Analogamente a quanto descritto in precedenza per i ribozimi, le cassette trascrizionali, sia di Pol III che di Pol II, possono essere veicolate nella cellula utilizzando plasmidi o, più efficientemente, vettori retrovirali, adenovirali o AAV.

Infine, è importante osservare che l'espressione intracellulare di shRNA può essere potenzialmente tossica. Analogamente ai siRNA introdotti esogenamente nella cellula, la loro produzione endogena può causare effetti indesiderati, quali l'attivazione del sistema dell'immunità innata o il silenziamento genico *off-target*. Inoltre, dal momento che gli shRNA e gli shRNAmir sfruttano l'apparato cellulare dei miRNA per la loro produzione, essi possono competere con i miRNA endogeni e inibirne la funzione.

Letture consigliate

Geni codificanti proteine

Baum C, Margison GP, Eckert H-G et al (1996) Gene transfer to augment the therapeutic index of anticancer chemotherapy. Gene Ther 3:1-3

Lobato MN, Rabbitts TH (2003) Intracellular antibodies and challenges facing their use as therapeutic agents. Trends Mol Med 9:390-396

Muyldermans S, Cambillau C, Wyns L (2001) Recognition of antigens by single-domain antibody fragments: the superfluous luxury of paired domains. Trends Biochem Sci 26:230-235

Acidi nucleici non codificanti

Brown BD, Naldini L (2009) Exploiting and antagonizing microRNA regulation for therapeutic and experimental applications. Nat Rev Genet 10:578-585

Carthew RW, Sontheimer EJ (2009) Origins and Mechanisms of miRNAs and siRNAs. Cell 136:642-655

Castanotto D, Rossi JJ (2009) The promises and pitfalls of RNA-interference-based therapeutics. Nature 457:426-433

Duca M, Vekhoff P, Oussedik K et al (2008) The triple helix: 50 years later, the outcome. Nucleic Acids Res 36:5123–5138

Dykxhoorn DM, Palliser D, Lieberman J (2006) The silent treatment: siRNAs as small molecule drugs. Gene Ther 13:541-552

Fichou Y, Férec C (2006) The potential of oligonucleotides for therapeutic applications. Trends Biotechnol 24:563-570

Que-Gewirth NS, Sullenger BA (2007) Gene therapy progress and prospects: RNA aptamers. Gene Ther 14:283-291

Rao DD, Vorhies JS, Senzer N et al (2009) siRNA vs. shRNA: similarities and differences. Adv Drug Delivery Rev 61:746-759

Ryther RC, Flynt AS, Phillips JA 3rd et al (2005) siRNA therapeutics: big potential from small RNAs. Gene Ther 12:5-11

Sioud M, Iversen PO (2005) Ribozymes, DNAzymes and small interfering RNAs as therapeutics. Curr Drug Targets 6:647-653

Shi Y (2003) Mammalian RNAi for the masses. Trends Genet 19:9-12

Stevenson M (2004) Therapeutic potential of RNA interference. N Engl J Med 351:1772-1777

Zentilin L, Giacca M (2004) In vivo transfer and expression of genes coding for short interfering RNAs. Curr Pharm Biotechnol 5:341-347

Wagner RW (1994) Gene inhibition using antisense oligodeoxynucleotides. Nature 372:333-335

CAPITOLO 3

Metodologie per il trasferimento genico

L'esito di qualsiasi approccio di terapia genica, sia che esso preveda l'inoculazione del materiale genetico direttamente *in vivo* sia che venga effettuato *ex vivo* nelle cellule prelevate dal paziente, dipende strettamente dall'efficienza con cui gli acidi nucleici con funzione terapeutica vengono internalizzati dalle cellule bersaglio. Di fatto, l'efficienza del trasferimento genico probabilmente rappresenta a tutt'oggi il parametro più importante che ancora limita le applicazioni di terapia genica, o comunque ne condiziona il successo.

Barriere cellulari al trasferimento genico

In condizioni normali, il doppio foglietto fosfolipidico, apolare e idrofobico, di cui è composta la membrana plasmatica della cellula, costituisce una barriera impermeabile alle macromolecole polari di grandi dimensioni, quali il DNA o l'RNA. A pH fisiologico, infatti, i fosfati dello scheletro fosfo-glucidico degli acidi nucleici sono deprotonati, quindi dotati di un'uniforme carica negativa. L'entrata di questi poli-anioni nelle cellule, quindi, deve essere opportunamente facilitata, usualmente sfruttando i meccanismi che regolano l'entrata fisiologica di macromolecole all'interno della cellula. Alternativamente, gli acidi nucleici possono essere veicolati all'interno di particelle biologiche, quali i virus, naturalmente capaci di oltrepassare le membrane biologiche.

Endocitosi

In condizioni fisiologiche, l'ingresso di grandi molecole polari all'interno delle cellule avviene attraverso una serie di meccanismi che determinano la formazione, a livello della superficie della cellula, di vescicole circondate da una membrana, seguita dall'internalizzazione di queste vescicole e dal loro trasporto intracellulare. Questo processo è noto con il termine collettivo di "endocitosi". Negli ultimi anni, sono stati descritti diversi meccanismi di endocitosi, che si

Terapia genica. Mauro Giacca
© Springer-Verlag Italia 2011

distinguono per il tipo di meccanismo molecolare coinvolto e per la dimensione delle particelle internalizzate. I quattro principali tipi di endocitosi sono rappresentati nella Figura 3.1.

La fagocitosi è il processo per il quale alcune cellule eucariote specializzate (nei mammiferi, tipicamente i granulociti neutrofili e i macrofagi) sono in grado di internalizzare particelle di grandi dimensioni (>500 nm di diametro, incluse cellule in apoptosi o batteri). La macropinocitosi è un processo analogo alla fagocitosi, in cui vacuoli di grandi dimensioni, anch'essi tipicamente con un diametro >500 nm, si formano di continuo quale conseguenza dell'invaginazione della membrana plasmatica. Tali vacuoli, quindi, contengono vari tipi di soluti presenti nell'ambiente extracellulare, comprese diverse proteine che vengono di conseguenza internalizzate in maniera non specifica. Le vescicole che si formano quale conseguenza di entrambi questi tipi di endocitosi alla fine si fondono con i lisosomi, strutture che rappresentano il principale compartimento idrolitico della cellula.

Una terza forma di endocitosi è innescata dal legame a specifici recettori di superficie e caratterizzata dalla formazione di vescicole ricoperte della proteina clatrina. Questo processo, definito quindi endocitosi mediata da vescicole di clatrina o endocitosi mediata da recettore, avviene a carico delle regioni della

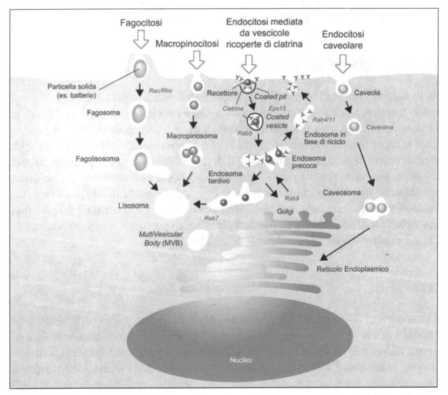

Fig. 3.1. Endocitosi. Sono indicati in maniera schematica i quattro principali tipi di endocitosi (vedi testo per la descrizione)

membrana plasmatica in cui esistono degli affossamenti ricoperti dalla proteina clatrina (*clathrin coated pits*). Queste regioni contengono specifici recettori che si legano a proteine presenti nell'ambiente extracellulare (ad esempio, transferrina, lipoproteine a bassa densità, alcuni fattori di crescita, anticorpi). Quando questi ligandi interagiscono con i rispettivi recettori, si innesca un processo attivo per cui si vengono a formare delle piccole vescicole (~100 nm di diametro) ricoperte, sul lato citosolico, da un caratteristico complesso di proteine che si associano alla clatrina (*clathrin-coated vesicles*, CCVs). Queste vescicole progressivamente maturano per diventare prima endosomi precoci, che mostrano una caratteristica morfologia tubulo-vescicolare (vescicole fino a 1 µm di diametro connesse da tubuli di ~50 nm di diametro) e possiedono un pH moderatamente acido. All'interno di queste strutture, molti recettori si staccano dai loro ligandi a causa del basso pH e vengono riciclati nuovamente verso superficie della cellula grazie ad un meccanismo di trasporto mediato da vescicole. Molti di questi endosomi precoci invece maturano e diventano endosomi tardivi, che essenzialmente contengono materiale da veicolare nei lisosomi per essere idrolizzato.

Un quarto meccanismo di internalizzazione è rappresentato dalla endocitosi caveolare. Le caveole sono invaginazioni della membrana plasmatica a forma di fiasco, con un diametro di ~50 nm, non ricoperte da clatrina, presenti sulla superficie di molti tipi cellulari, tra cui gli adipociti, le cellule endoteliali, le cellule muscolari lisce e i fibroblasti. Questi microdominii della membrana sono spesso associati alla proteina cellulare caveolina, e corrispondono alle regioni della membrana ricche in colesterolo e sfingolipidi. In conseguenza di tale composizione lipidica, queste regioni sono caratterizzata da diminuita fluidità e rappresentano, quindi, uno dei microdominii delle membrane resistenti alla solubilizzazione con detergenti e collettivamente noti con il termine di *lipid rafts* (zattere lipidiche). Le caveole gemmano dalla membrana plasmatica e determinano la formazione di endosomi contenenti caveolina, chiamati *caveosomi*. Questi hanno un pH neutro e un'emivita lunga, ed alla fine si fondono con le vescicole del reticolo endoplasmico (*endoplasmic reticulum*, ER) o dell'apparato di Golgi, rilasciando quindi il loro contenuto all'interno di questi compartimenti.

È interessante osservare che tutti i tipi di endocitosi, con l'eccezione dell'endocitosi caveolare, alla fine determinano il trasporto del materiale contenuto nelle vescicole all'interno del compartimento lisosomale, dove è destinato a distruzione. Questo concetto è di particolare importanza sia per la terapia genica sia, più in generale, per la somministrazione di altri tipi di molecole con proprietà farmacologica, in quanto evitare la distruzione lisosomale è un prerequisito fondamentale per l'efficacia di qualsiasi trattamento.

Fuoriuscita dal compartimento vescicolare

Il materiale internalizzato dalla cellula all'interno delle vescicole di endocitosi è ancora al di fuori del citosol, quindi in una sede virtualmente extracellulare. Nel caso degli acidi nucleici, quindi, è assolutamente fondamentale che questi possano fuoriuscire da questo compartimento, un processo che può avvenire o per distruzione dell'integrità delle membrane degli endosomi o attraverso il passaggio attivo attraverso le stesse. A questo proposito, la natura ha evoluto una serie di meccanismi molecolari che consentono l'ingresso nel citosol di macromolecole contenute in diversi compartimenti vescicolari, meccanismi che sono variamente sfruttati da numerosi microorganismi. In particolare, i virus e le tossine batteriche utilizzano prevalentemente due vie di ingresso per entrare nel citosol, la prima a partire dagli endosomi precoci o tardivi, sfruttando il basso pH di questi compartimenti, e la seconda a partire dall'apparato di Golgi o dall'ER.

Un esempio del primo meccanismo è offerto dalla tossina difterica, per la quale la progressiva acidificazione del pH attiva un cambiamento di conformazione nella tossina, che causa la formazione di pori sulla membrana degli endosomi, consentendo quindi l'ingresso diretto della tossina nel citosol. Il passaggio dal Golgi o dall'ER è invece sfruttato da altre molecole che seguono un percorso inverso a quello della classica via di secrezione. Queste molecole includono diverse tossine delle piante, tra cui la ricina, e dei batteri, tra cui la tossina della *Shighella*, l'esotossina A di *Pseudomonas* e, in parte, la tossina colerica. L'ingresso di queste tossine all'interno della cellula sfrutta, in senso retrogrado, le vie di trasporto che la cellula normalmente usa per la secrezione delle proteine. In particolare, l'ingresso di alcune tossine all'interno della cellula avviene per endocitosi mediata dal legame a specifici recettori cellulari. Una volta all'interno degli endosomi precoci o tardivi, le tossine sfuggono alla degradazione lisosomale reindirizzando le vescicole che le contengono verso il *trans-Golgi network* e, da questo, verso l'ER, direttamente o attraverso l'apparato di Golgi. Quando le tossine raggiungono l'ER, guadagnano accesso al citosol sfruttando il sistema di controllo che normalmente regola la qualità delle proteine sintetizzate all'interno di questo compartimento, sistema noto con il nome di ERAD (*ER-associated protein degradation*). In particolare, il meccanismo dell'ERAD elimina le proteine che assumono una conformazione non corretta re-indirizzandole nel citosol attraverso un poro noto con il nome di traslocone Sec61. Diverse tossine utilizzano proprio questo traslocone per accedere al citosol.

Infine, alcuni virus, tra cui poliomavirus, virus dell'influenza, coronavirus ed alcuni ecovirus, analogamente ad altre tossine, tra cui la tossina del colera, sfruttano invece il meccanismo di endocitosi caveolare per penetrare nell'ER.

Nel caso dei virus di interesse per la terapia genica, l'accesso al citosol avviene sia direttamente mediante la fusione del pericapside virale con la membrana plasmatica (come nel caso dei retrovirus) o mediante fuoriuscita dagli endosomi grazie all'attività endosomolitica del capside virale (come nel caso degli adenovirus e dei AAV).

Indirizzamento al nucleo

Una volta guadagnatosi l'accesso al citosol, l'acido nucleico deve trovare la sua via verso il compartimento subcellulare nel quale la sua funzione viene esercitata, solitamente il citosol stesso o il nucleo. I piccoli RNA regolatori sono attivi nel primo compartimento, mentre i geni codificanti devono raggiungere il nucleo per essere trascritti. La destinazione finale dell'acido nucleico è comunemente regolata dalla proteine cui esso si lega nel citosol. Per esempio, gli siRNA vengono caricati sul complesso RISC e rimangono citosolici (vedi sezione sui Piccoli RNA con funzione regolatoria). Nel caso dei virus, sono le proteine che si associano al genoma virale che determinano se e quando l'acido nucleico debba essere trasportato nel nucleo. Nel caso del DNA nudo, invece, questo viene legato da diverse proteine cellulari, tra cui ad esempio fattori di trascrizione che riconoscono il promotore, che possono trasportarlo nel nucleo grazie ai propri segnali di localizzazione nucleare. Alternativamente, il DNA può raggiungere il nucleo durante il processo di mitosi nelle cellule in attiva duplicazione.

Metodologie per il trasferimento genico per la terapia genica: una visione d'insieme

Le metodologie di trasferimento genico per la terapia genica possono essere suddivise in quattro categorie, che comprendono:
1. il semplice utilizzo di plasmidi (molecole circolari di DNA a doppio filamento covalentemente chiuse) o di corti acidi nucleici regolatori (oligonucleotidi, siRNA ed altri) sotto forma di acidi nucleici "nudi", ovvero non complessati ad altre molecole e semplicemente aggiunti nell'ambiente extracellulare;
2. la facilitazione dell'entrata degli acidi nucleici nelle cellule mediante metodi fisici;
3. la veicolazione degli acidi nucleici mediante lipofezione;
4. l'inserzione degli acidi nucleici all'interno di genomi virali, in modo da sfruttare la naturale capacità dei virus di penetrare all'interno delle cellule.
La Tabella 3.1 riporta una visione sintetica dei principali vantaggi e svantaggi di queste metodologie, caratteristiche che sono analiticamente discusse nelle prossime sezioni.

Inoculazione diretta di DNA ed RNA

Come già anticipato in precedenza, le caratteristiche biofisiche della membrana plasmatica pongono una barriera pressochè invalicabile al passaggio diretto degli acidi nucleici, specialmente quando questi sono di grandi dimensioni, come i plasmidi. Diversi tipi cellulari, tuttavia, sono in grado di internalizzare spontaneamente corte molecole di RNA o DNA (ad esempio, oligonucleotidi antisenso, *decoy*, siRNA), mediante un processo di endocitosi attiva, solitamente mediata dagli endosomi rivestiti di clatrina. Questa proprietà, ancorché altamente inefficace, è alla base alcune sperimentazioni cliniche che utilizzano oligonucleotidi modificati chimicamente o siRNA, somministrati per via ematica o inoculati in compartimenti anatomicamente isolati quali la camera posteriore dell'occhio.

Tabella 3.1. Vantaggi e svantaggi dei principali metodi di trasferimento genico usati nella terapia genica

Strategia	Metodo	Vantaggi	Svantaggi
DNA o RNA nudi	Iniezione diretta nei tessuti *in vivo*	Semplicità di produzione e uso Potenziale utilizzo per lo sviluppo di vaccini genetici	Efficienza molto modesta Effetto transitorio Internalizzazione limitata alle cellule muscolari scheletriche e cardiache, o alle APC
Metodi fisici	Elettroporazione	Relativa facilità di allestimento (per il muscolo scheletrico e la cute); invasiva per gli altri organi	Bassa efficienza Effetto transitorio Limitato spettro di applicazioni
	Bombardamento con particelle ricoperte da DNA (*gene gun*)	Relativa facilità di allestimento Stimolazione di un'efficace risposta immunitaria anticorpale	Limitati al trasferimento genico nella cute
	Iniezione a getto (*jet injection*)		
	Aumento della pressione idrodinamica	Usualmente invasiva	Efficienza molto modesta Effetto transitorio
	Ultrasuoni	Relativa facilità di allestimento	
Metodi chimici	Lisosomi Lipidi cationici Proteine Polimeri cationici	Semplicità di allestimento e uso	Efficienza limitata Effetto transitorio

| Vettori virali | Vettori basati su: Oncoretrovirus Lentivirus Adenovirus Virus adeno-associati (AAV) Herpesvirus | Alta efficienza di trasferimento genico *in vivo* ed *ex vivo* Per taluni vettori, persistenza dell'espressione del gene terapeutico | Possibile induzione di una risposta immunitaria e/o infiammatoria Capacità di clonazione limitata Complessità di produzione Tropismo limitato a specifici tipi cellulari (tranne gli adenovirus) Mutagenesi inserzionale (per i gammaretrovirus e lentivirus) Incompleta conoscenza dei meccanismi molecolari di replicazione di alcuni virus |

In alcuni tipi cellulari, il processo di internalizzazione degli acidi nucleici e il loro rilascio all'interno della cellula è relativamente più efficace. Questo è il caso, da un lato delle fibre muscolari striate e dei cardiomiociti, che sono capaci di internalizzare anche il DNA plasmidico semplicemente iniettato *in vivo*, rispettivamente nel muscolo scheletrico e nel cuore e, dall'altro, delle cellule presentanti l'antigene (*antigen presenting cell*, APC), quali i macrofagi e le cellule dendritiche, tra cui le cellule di Langerhans della cute. Questa proprietà è stata utilizzata da alcune applicazioni di terapia genica per l'induzione di angiogenesi terapeutica o per la vaccinazione genetica.

Metodi fisici

Negli ultimi anni, sono stati compiuti importanti progressi nell'utilizzo di metodi fisici per facilitare l'entrata del DNA plasmidico o di corti DNA o RNA nelle cellule. Questi metodi potenziano l'ingresso degli acidi nucleici portando gli stessi a stretto contatto con la membrana plasmatica e/o causando la temporanea micro-disgregazione della membrana stessa.

Elettroporazione

L'elettroporazione (anche definita elettropermeabilizzazione o *elettrotransfer*) è stata originariamente sviluppata quale metodo di trasferimento genico nelle cellule in coltura. Successivamente, è stata anche utilizzata *in vivo* per il trasferimento genico nella cute, nel muscolo e nel fegato e, più recentemente, anche in altri tessuti quali il rene, il polmone, il cuore e la retina. La tecnica consiste nell'applicazione di una serie di impulsi elettrici (tipicamente dell'ordine di ~200 V/cm per qualche decina di millisecondi o di voltaggi più elevati per tempi dell'ordine di microsecondi), al fine di rendere permeabile, in maniera transitoria, la membrana plasmatica delle cellule e consentire quindi l'ingresso di macromolecole di grandi dimensioni o cariche elettricamente presenti nell'ambiente extracellulare, tra cui tipicamente il DNA plasmidico.

Una delle limitazioni sostanziali dell'elettroporazione è legata al danno che viene inferto al tessuto in seguito all'applicazione degli impulsi elettrici, danno che in molti tessuti condiziona in maniera importante l'efficacia della metodica. Inoltre, l'espressione del DNA plasmidico internalizzato è solitamente transitoria, e viene persa entro pochi giorni.

Iniezione idrodinamica intravascolare

Alcuni ricercatori hanno osservato che l'aumento locale transitorio della pressione idrostatica aumenta in maniera significativa l'efficienza di internalizzazione degli acidi nucleici presenti nel sangue. Questa tecnologia, che viene definita trasferimento genico idrodinamico, può essere applicata a diversi distretti *in vivo*, tra cui il fegato, il muscolo scheletrico e il cuore. L'aumento della pressione idrostatica può essere generata iniettando la soluzione contenente il plasmide, l'oligonucleotide o il siRNA di interesse ad alta pressione nel distretto interessato (ad esempio, nell'arteria femorale se si desidera la trasfezione diffusa dei muscoli dell'arto inferiore), o occludendo transitoriamente le vie di ritorno venoso dell'organo interessato (ad esempio, la vena cava superiore per il diaframma o il seno coronario per il cuore), in modo da aumentare la pressione nel distretto arterioso in cui viene iniettato il gene terapeutico.

Sonoporazione

Gli ultrasuoni di diversa intensità sono utilizzati clinicamente per diverse applicazioni sia diagnostiche (ecografia) che terapeutiche (litotrissia, distruzione termica dei tumori). Queste diverse modalità di utilizzo degli ultrasuoni possono, in condizioni diverse, facilitare il trasferimento genico di plasmidi ed altre piccole molecole di DNA ed RNA all'interno delle cellule. Questa metodica prende il nome di sonoporazione. Il meccanismo di funzionamento degli ultrasuoni è legato alla loro capacità di generare un fenomeno di cavitazione acustica tale da creare dei micropori nella membrana plasmatica, attraverso i quali gli acidi nucleici vengono rapidamente traslocati all'interno della cellula. La cavitazione viene aumentata da agenti che causano nucleazione, quali i mezzi di contrasto ecografici a base di microbolle gassose.

Le proprietà degli ultrasuoni possono essere utilizzate iniettando un plasmide od un oligonucleotide nel sangue, e focalizzando il fascio di ultrasuoni su un determinato distretto corporeo, tipicamente la parete vascolare, il cuore o il muscolo scheletrico. L'aumento transitorio di permeabilità in questi distretti consente l'ingresso degli acidi nucleici nelle cellule endoteliali della parete vascolare, nei cardiomiociti o nelle fibre muscolari scheletriche.

Bombardamento con microparticelle ricoperte di DNA (*gene gun*)

Tra i metodi di trasferimento genico che utilizzano principi fisici, appare molto interessante la metodica del bombardamento delle cellule con microscopiche particelle ricoperte di DNA. La variante più usata impiega vere e proprie pistole (*gene gun*) che sparano ad altissima velocità nei tessuti particelle d'oro o di tungsteno su cui è adsorbito un plasmide. Queste particelle sono in grado di attraversare la membrana citoplasmatica e quella nucleare rilasciando il DNA nel nucleo delle cellule del tessuto bersaglio. Questa metodologia, definita "biolistica" o "balistica" deriva da analoghe tecniche originariamente sviluppate per il trasferimento genico nelle piante, al fine di superare la parete cellulare che le cellule di questi organismi presentano. Essa trova applicazione per la terapia genica *in vivo* di tessuti facilmente accessibili, quali la cute, in particolare con lo scopo di trasferire geni che codificano proteine in grado di stimolare il sistema immunitario, avendo come obiettivo quindi quello della vaccinazione a DNA contro antigeni virali o tumorali mediante trasferimento nelle cellule che presentano l'antigene presenti a livello del derma

Iniezione di DNA con getti ad alta pressione (jet injection)

Sono state recentemente sviluppate anche altre procedure, basate su metodi fisici, per consentire la somministrazione di plasmidi o di siRNA a vari tessuti. Una di queste è la cosiddetta "iniezione a getto" (jet injection), che consiste nell'applicazione di una soluzione contenente l'acido nucleico di interesse mediante un getto ad alta pressione. Questa tecnologia appare avere più capacità di penetrazione rispetto al bombardamento biolistico (fino ad 1 cm di profondità), e può essere applicata per il trasferimento genico transitorio alla cute ed ai tessuti immediatamente sottostanti, nonchè ad altri tessuti facilmente accessibili. È attualmente in corso uno studio clinico di fase I che prevede l'applicazione di questa metodica per la terapia genica delle metastasi cutanee in pazienti con tumore della mammella e melanoma.

Metodi chimici

Mentre le metodiche fisiche di trasferimento genico si propongono di facilitare l'ingresso degli acidi nucleici nelle cellule modificando le proprietà delle membrane biologiche mediante forze fisiche quali pressione o elettricità, i metodi chimici mirano invece a cambiare le proprietà degli acidi nucleici stessi mediante il legame con molecole che ne diminuiscano l'idrofilia e ne facilitino quindi il passaggio attraverso le membrane.

Le molecole utilizzate per favorire il trasferimento genico possono essere classificate in lipidi (liposomi e lipidi cationici), proteine e polimeri cationici.

Liposomi e lipidi cationici

I liposomi sono delle vescicole chiuse formate da uno o più doppi strati di lipidi che racchiudono al loro centro un compartimento acquoso; una variante dei liposomi sono le micelle, costituite da sfere lipidiche senza compartimento acquoso all'interno. I liposomi sono stati originariamente sviluppati a partire dagli anni '60, e vengono oggi impiegati estesamente quali vettori di molecole per varie applicazioni, che comprendono la chemioterapia (ad esempio, il trasporto di farmaci antiblastici o antifungini per prevenirne una loro citotossicità diffusa), la diagnostica per immagini e la cosmesi. I primi liposomi sviluppati erano basati sui fosfolipidi che formano le membrane biologiche: queste molecole, infatti, presentano una testa polare e una coda lipofilica costituita da acidi grassi, e hanno quindi caratteristiche anfipatiche (o anfifiliche): una volta disperse in soluzione acquosa, tendono ad assumere spontaneamente una formazione a doppio strato (*bilayer*), formando dei foglietti che poi tendono a chiudersi in formazioni vescicolari con un nucleo acquoso centrale. Se la formazione dei liposomi avviene in una soluzione contenente un farmaco, questo si viene a trovare nel nucleo del liposoma. Una volta a contatto con la cellula, i liposomi possono fondersi direttamente con la membrana cellulare, liberando il proprio contenuto nel citoplasma, o possono essere internalizzati mediante endocitosi.

Le proprietà dei liposomi sono definite da quelle dei lipidi anfifilici che li compongono; a seconda delle caratteristiche dei gruppi della testa polare di questi ultimi si distinguono liposomi anionici, cationici, zwitterionici e non-ionici. I liposomi convenzionali, non-ionici o neutri, si complessano in maniera inefficiente con un polianione di grandi dimensioni come il DNA, e risultano quindi scarsamente efficaci nel trasferimento genico nelle cellule. Al contrario il legame con il DNA si instaura in maniera molto efficace utilizzando lipidi cationici. La Figura 3.2 mostra la struttura di due dei lipidi cationici più comuni, il DOTMA (il primo ad essere utilizzato nel 1987) e il DOTAP. Entrambi sono costituiti da due catene aciliche legate al gruppo propil-ammonio carico positivamente, rispettivamente mediante un legame eterico ed esterico. La porzione positiva del lipide cationico si complessa ad alta efficienza con il DNA, carico negativamente, e determina la sua condensazione. Il complesso DNA-lipide cationico prende il nome di *lipoplex*.

Negli ultimi anni sono state formulati una vasta serie di altri lipidi cationici, che differiscono nella porzione idrofobica della molecole, nella quantità di cariche positive o nei gruppi chimici che mediano il legame tra la porzione polare e quella idrofobica. La Figura 3.2 mostra la struttura di uno di questi lipidi, il DC-Chol, utilizzato in diverse applicazioni di terapia genica, tra cui alcune per la fibrosi cistica, in cui la porzione idrofobica consiste di uno scheletro di steroli. In generale, si è osservato che la massima efficienza di trasferimento genico viene ottenuta quando un lipide cationico viene mescolato ad un lipide zwitterionico (ovvero recante una carica complessiva neutra, pur portando cariche negative o positive su atomi diversi) quale la dioleilfosfatidiletanolamina (DOPE), o al colesterolo. Questi co-lipidi, quando vengono a far parte del complesso lipide cationico-DNA, hanno la funzione di facilitare la fusione o la destabilizzazione delle membrane cellulari, facilitando quindi la trasfezione. Di fatto, la miscela DOTMA/DOPE rappresenta una delle formulazioni lipidiche commerciali che tuttora hanno più successo per il trasferimento genico nelle cellule. Dopo l'interazione con la membrana plasmatica, il *lipoplex* può essere internalizzato attraverso due diverse vie, ovvero mediante fusione diretta con la membrana seguita dal rilascio del DNA nel citoplasma, oppure mediante un processo di endocitosi dipendente dalla formazione di vescicole rivestite di clatrina. La maggior parte degli studi indica che è il secondo processo quello prevalentemente responsabile dell'internalizzazione del DNA.

Una volta penetrato nella cellula all'interno delle vescicole di endocitosi, il DNA deve fuoriuscire da queste ed essere trasportato nel nucleo. Nonostante i

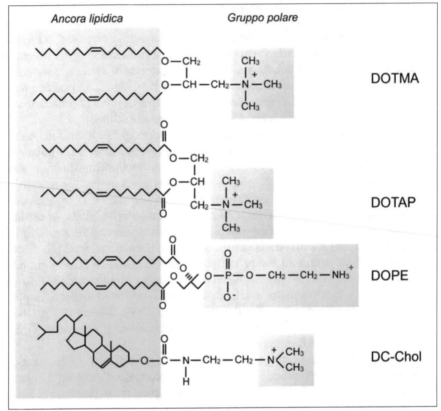

Fig. 3.2. Lipidi cationici. La figura mostra la struttura chimica di quattro lipidi comunemente utilizzati per il trasferimento genico

continui progressi compiuti nello sviluppo di *lipoplex* sempre più efficaci, questo processo ha un'efficienza ancora limitata: il numero di copie di DNA che effettivamente giungono al nucleo è soltanto una piccola frazione (dell'ordine di $1:10^4$-10^5) di tutte quelle che penetrano nella cellula; la maggior parte dei complessi DNA-lipide internalizzati rimangono invece intrappolati negli endosomi e sono successivamente degradati nel compartimento lisosomale.

Polimeri cationici

Una classe di molecole che ha la proprietà di legarsi al DNA e favorirne l'ingresso all'interno della cellula è costituita dai polimeri cationici. Esempi di queste molecole sono la poli-(L-lisina), la poli-(L-ornitina), la poli-etilenimina (PEI) lineare o ramificata, il dietilaminoetildestrano (DEAE-D), i dendrimeri di poli-(amidoamina) e il poli-(demetil-aminoetil-metacrilato o poli-(DMAEMA)).

Questi polimeri, che possono quindi assumere configurazioni lineari, ramificate o dendrimeriche (Fig. 3.3), usualmente portano un gruppo amminico protonabile, la cui carica positiva media il legame della molecola con il DNA e il compattamento di quest'ultimo, consentendo quindi l'entrata del complesso DNA/polimero nella cellula mediante un processo di endocitosi. Una volta arrivato negli endosomi, si ritiene che i gruppi amminici del polimero cationico esercitino un ulteriore effetto di "spugna protonica", secondo il quale il pH dell'ambiente endosomale determina l'entrata nella vescicola di ioni cloruro, con la conseguente rottura dell'endosoma per effetto osmotico e la liberazione del DNA nel citosol. Il complesso DNA/polimero cationico è definito *polyplex*.

Uno dei principali problemi legati all'utilizzo dei polimeri cationici per il trasferimento del DNA è legato alla loro tossicità, dovuta alla carica del polimero ed alle grandi dimensioni dei complessi polimero-DNA che si vengono a formare. Per questo motivo, diversi laboratori stanno cercando di migliorare l'architettura dei polimeri e le loro proprietà biofisiche. Una classe di polimeri interessanti in questo senso è quella rappresentata dai polimeri a blocchi anfipatici, ovvero costituiti da un'alternanza di blocchi costituiti ciascuno da un omopolimero semplice idrofofobico e un omopolimero semplice idrofilico. Una siffatta molecola ha la caratteristica di interagire, simultaneamente, con il DNA tramite la sua porzione idrofilica e con la membrana plasmatica della cellula tramite la sua porzione idrofobica, e risulta relativamente meno tossica per la cellula dei polimeri cationici. Altri polimeri interessanti per la loro bassa tossicità ed alta biocompatibilità sono quelli biodegradabili. Un esempio di questi è il poli-[acido α-(4-amminobutil)-L-glicolico] (PAGA), un derivato della poli-(L-lisina), che si complessa con il DNA e successivamente lo rilascia quando il polimero viene idrolizzato.

Un ulteriore tipo di polimeri con caratteristiche molto attraenti per le applicazioni di terapia genica è costituito dai cosiddetti "polimeri intelligenti", "intelligenti" in quanto capaci di andare incontro ad ampie variazioni, spesso discontinue, nelle proprie caratteristiche chimiche e fisiche in risposta a stimoli ambientali quali il pH, la temperatura, la forza ionica o in presenza di campi elettrici o magnetici. Il cambiamento del polimero può consistere in una modificazione della dimensione, della struttura tridimensionale, della reattività con altre molecole. Un tipico esempio di polimero intelligente è rappresentato dai co-polimeri formati dal metilmetacrilato (MMA) con il dimetilaminoetil-metacrilato (DMAEMA). L'MMA ha caratteristiche idrofobiche mentre il DMAEMA è idrofilico; il polimero che si viene a formare presenta blocchi alternati idrofobici-idrofilici, di cui è peraltro prevalente la parte idrofilica. Il DMAEMA, tuttavia, diventa più idrofilico quando il pH della soluzione scende, mentre assume caratteristiche idrofobiche a pH più elevato, determinando quindi la precipitazione del co-polimero.

Infine, una particolare classe di polimeri è rappresentata dai dendrimeri (dal greco "dendron", albero), costituiti da una molecola centrale che funge da radice per la progressiva sintesi di un grande numero di braccia ramificate, strutturate in maniera ordinata e simmetrica (Fig. 3.3c). Analogamente ai polimeri cationici,

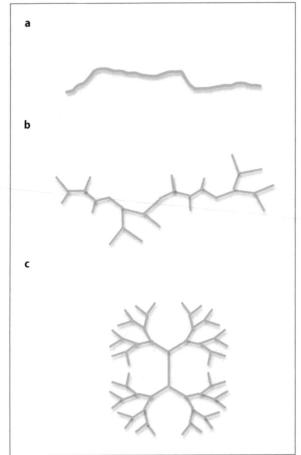

a

b

c

Fig. 3.3. Polimeri cationici. **a** Polimero lineare; **b** polimero ramificato; **c** dendrimero

i dendrimeri hanno la capacità di complessarsi efficientemente con il DNA e di mediarne prima l'internalizzazione nelle cellule tramite endocitosi e poi il rilascio dall'endosoma con un meccanismo di rigonfiamento osmotico. I dendrimeri sono potenzialmente utilizzabili per il trasferimento di larghi tratti di DNA (diverse decine di megabasi), e mostrano, in alcuni sistemi per ora sperimentali, un'efficienza di trasferimento genico superiore a quella dei polimeri lineari.

Proteine

L'efficienza dei virus nel veicolare i propri acidi nucleici all'interno delle cellule è dovuta alla presenza, nelle particelle virali, di specifiche proteine. Queste, infatti, sono in grado di mediare una serie di funzioni essenziali, quali il compattamento degli acidi nucleici virali e la loro protezione contro le nucleasi extracellulari, il legame a recettori di superficie, la fusione del pericapside del virus con la membrana cellulare, la distruzione degli endosomi - qualora l'internalizzazione avvenga per endocitosi - e, infine, il trasporto al nucleo del DNA o dell'RNA virali. Alcuni di questi processi possono essere mimati utilizzando proteine specifiche, o dominii da esse derivati, nel contesto dei metodi non-virali di trasfezione.

Alcune proteine basiche, quali il polipeptide poli-cationico protamina o gli istoni, sono in grado di legarsi con alta affinità al DNA carico negativamente, determinandone il compattamento e prevenendone la degradazione. Queste molecole hanno anche la caratteristica di interagire con i proteoglicani contenenti eparan-solfati (*heparan sulfate proteoglycans*, HSPG) della superficie cellulare, delle molecole cariche negativamente che vengono espresse sulla membrana della maggior parte delle cellule, dove vanno incontro a un continuo processo di endocitosi. Grazie all'interazione con gli HSPG, i complessi proteina basica/DNA vengono direttamente internalizzati dalla cellula. Dal momento che l'efficienza di questo processo è relativamente modesta, le medesime proteine possono essere utilizzate in combinazione con liposomi o polimeri cationici.

Un particolare tipo di proteina in grado di mediare l'internalizzazione di varie macromolecole grazie alla sua interazione con gli HSPG della superficie cellulare è la proteina Tat di HIV-1. Questo fattore, che funge da potente attivatore dell'espressione genica del virus, possiede un dominio basico di 9 amminoacidi che, quando fuso a proteine eterologhe, nanoparticelle sintetiche, o piccoli acidi nucleici (ad esempio, siRNA), è in grado di mediarne l'endocitosi attraverso una via che coinvolge le vescicole che contengono la proteina caveolina (endocitosi caveolare).

Come discusso sopra, anche l'internalizzazione dei complessi lipidi cationici/DNA avviene soprattutto attraverso un processo di endocitosi, prevalentemente mediato dalle vescicole ricoperte di clatrina. È possibile quindi associare ai *lipoplex* proteine di varia derivazione, in grado di riconoscere specifici recettori coinvolti nel processo di endocitosi. Lo scopo di questo approccio è da un lato quello di aumentare l'efficienza con cui l'endocitosi avviene e dall'altro quello di indirizzare la trasfezione verso determinati tipi cellulari o tessuti. Le proteine utilizzate comprendono varie lectine (proteine molto diffuse in natura, con la capacità di legare la porzione glicidica di diverse glicoproteine e glicolipidi), le asialoglicoproteine (ovvero le glicoproteine private della porzione di acido sialico, che legano in maniera specifica un recettore espresso sulla superficie degli epatociti, detto ASGP-R, il quale riconosce le glicoproteine che portano un galattosio alla loro estremità, rimuovendole dalla circolazione tramite endocitosi e destinandole alla degradazione lisosomale), i ligandi delle integrine (ad esempio, peptidi che portano la sequenza amminoacidica Arg-Gly-Asp - RGD -), i peptidi derivati dalla apolipoproteina E (che legano il recettore delle lipoproteine a bassa densità - LDL - espresso dagli epatociti), e la transferrina (che lega il recettore per la transferrina, espresso da molti tipi cellulari). L'indirizzamento di liposomi o polimeri cationici su specifici recettori cellulari può essere ottenuto anche mediante l'inclusione, nel complesso, di anticorpi monoclonali o anticorpi a singolo filamento (scFv; vedi sezione sugli

Anticorpi e anticorpi intracellulari).

Va tuttavia ricordato che non necessariamente il legame ad un recettore cellulare che viene endocitato si traduce in un parallelo aumento dell'efficienza di trasfezione: questa, infatti, dipende non soltanto dall'internalizzazione ma anche, e soprattutto, dall'efficienza con cui il DNA è in grado di fuoriuscire dall'endosoma e di arrivare al nucleo. A questo scopo possono essere utilizzati peptidi con funzione fusogenica, ovvero in grado di facilitare la destabilizzazione degli endosomi e quindi il rilascio del DNA nel citoplasma. Esempi di tali peptidi sono quelli che derivano dall'enzima emoagglutinina del virus dell'influenza o un peptide sintetico, sensibile al pH, chiamato GALA. Un'ulteriore possibilità di facilitare il processo di endosomolisi è quello di utilizzare l'emoagglutinina del virus di Sendai (un paramixovirus anche chiamato *hemoagglutinating virus of Japan*, HVJ), una proteina dotata di capacità fusogenica, o virioni interi di adenovirus inattivati mediante irradiazione con raggi UV, sfruttando, in quest'ultimo caso, la naturale proprietà endosomolitica delle proteine del capside di questo virus.

Altri peptidi possono invece facilitare il passaggio successivo, ovvero il trasporto del DNA dal citoplasma al nucleo. In particolare, sono stati utilizzati peptidi che portano un segnale di riconoscimento nucleare (*nuclear localization signal*, NLS), ovvero la corta sequenza di amminoacidi basici riconosciuta dalle importine, proteine che mediano il trasporto dal citoplasma al nucleo delle proteine che contengono questa sequenza.

Problematiche legate all'utilizzo dei metodi chimici per il trasferimento genico

Nonostante i metodi chimici di trasferimento genico presentino notevoli vantaggi in termini di produzione, maneggevolezza e sicurezza quando paragonati ai vettori virali, e a dispetto dell'enorme mole di ricerca dedicata al loro miglioramento negli ultimi 20 anni, l'efficienza complessiva di questi sistemi rimane ancora insoddisfacente. A livello cellulare, l'internalizzazione di liposomi cationici, proteine o polimeri cationici avviene prevalentemente per endocitosi, e la quantità di DNA o RNA che riesce a raggiungere il nucleo costituisce soltanto una piccola frazione di quella internalizzata dalla cellula, di cui la maggior parte rimane intrappolata negli endosomi e viene successivamente distrutta nei lisosomi. Nel caso dei plasmidi, il DNA che giunge nel nucleo, mancando di sistemi di protezione dalla degradazione da parte delle nucleasi cellulari e non essendo capace di integrarsi nel genoma cellulare se non in maniera sporadica, viene progressivamente perduto nel tempo, consentendo quindi l'espressione del trasgene veicolato per periodi solitamente non superiori ad un paio di settimane.

Quando i complessi non-virali vengano somministrati per via sistemica, insorgono problemi addizionali dovuti alla difficoltà che essi mostrano a raggiungere i tessuti bersaglio e ad una loro rapida eliminazione mediata dalle cellule del sistema reticolo-endoteliale. Il modo più comune per evitare le interazioni aspecifiche, analogamente a quando utilizzato per molti altri farmaci, è quella di mascherare le cariche dei *lipoplex* o dei *polyplex* con polimeri idrofilici neutri, quali il glicole polietilenico (*polyethylene glycol*, PEG). Oltre a diminuire le interazioni aspecifiche con le cellule, la cosiddetta "PEGilazione" previene anche l'aggregazione, favorendo la formazione di complessi più piccoli - il che di solito è un vantaggio per il trasferimento genico – e previene l'interazione dei complessi con le proteine del siero e con altre componenti extracellulari, favorendo complessivamente, quindi, la persistenza dei complessi nel circolo sanguigno.

Infine, nonostante sia ormai un dato acquisito che i sistemi non-virali di trasferimento genico causano una risposta immunitaria meno marcata dei vettori virali, i complessi formati dal DNA con lipidi cationici, proteine o polimeri sono comunque riconosciuti dai macrofagi e da altre cellule APC, in grado di attivare una risposta immunitaria sia contro le molecole utilizzate per il trasferimento genico sia contro le proteine codificate dai geni terapeutici stessi. Inoltre, i liposomi cationici risultano tossici in quanto sono in grado di indurre rapidamente la produzione di citochine proinfiammatorie, quali TNFα, IL6, IL12 e IFNγ. Parte di questa risposta è anche dovuta alla presenza, nel DNA plasmidico che solitamente viene utilizzato per il trasferimento dei geni terapeutici, di sequenze CpG non metilate, sequenze che rappresentano un potente stimolo alla risposta immunitaria.

Alla luce di queste considerazioni, non stupisce che la maggior parte (circa il 70%) delle sperimentazioni cliniche di terapia genica finora condotte, e in particolare quelle che si propongono il trasferimento di geni che codificano proteine, abbiano preferito l'utilizzo di vettori virali per il trasferimento genico.

Vettori virali

Il sistema di gran lunga più efficiente di trasferimento genico è costituito dai vettori basati sui virus che naturalmente infettano le cellule animali. Nel loro ciclo replicativo, infatti, i virus utilizzano una serie di meccanismi molecolari molto efficaci per far penetrare nella cellula il proprio genoma, meccanismi che sono stati selezionati durante milioni di anni di storia evolutiva. Nella sua accezione più semplice, una particella virale può di fatto essere considerata semplicemente composta da un acido nucleico e da una serie di proteine che ne impediscono la degradazione nell'ambiente extracellulare e ne mediano, appunto, l'internalizzazione e il trasporto all'interno della cellula bersaglio.

I diversi vettori virali sono costituiti sulla base di principi comuni: 1) la rimozione, dal genoma virale, della maggior parte dei geni che codificano proteine virali e, in particolare, di quelli potenzialmente patogeni per la cellula; 2) il mantenimento, nel genoma virale, delle sequenze *in cis* indispensabili per la replicazione del virus e, in particolare, di quelle che determinano l'inclusione del genoma del virus nelle particelle virali (segnale di incapsidamento, ψ); 3) l'espressione dei geni virali indispensabili per la replicazione del virus da parte di plasmidi trasfettati transitoriamente o integrati nel genoma delle cellule produttrici o prodotti da un virus con funzione *helper*.

Cinque classi di vettori sono attualmente in fase avanzata di sperimentazione per la terapia genica nell'uomo. Questi comprendono due membri della famiglia dei *Retroviridae* (gammaretrovirus e lentivirus), gli adenovirus, il virus adeno-associato (AAV) e gli herpesvirus. Altri virus, quali i vacciniavirus, i virus appartenenti ai generi spumavirus e alfaretrovirus della famiglia dei retrovirus, e virus a RNA quali il Semliki Forest Virus, sono anch'essi presi in considerazione per il trasferimento di geni a scopo terapeutico, ma il loro utilizzo è limitato a fini vaccinali (vacciniavirus) o necessitano ancora di esteso sviluppo e sperimentazione pre-clinica.

Le modalità di produzione e le caratteristiche delle cinque principali classi di vettori virali sono presentate di seguito.

Vettori basati sui gammaretrovirus

La grande maggioranza delle sperimentazioni cliniche condotte negli anni '90 ha sfruttato le proprietà dei vettori basati sui gammaretrovirus. Questi vettori sono stati privilegiati per il loro relativa semplicità genetica, perché possono infettare con alta efficienza una vasta gamma di tipi cellulari, e perché il loro ciclo biologico contempla una forma di DNA provirale che si integra in maniera stabile nel genoma della cellula ospite, rendendo quindi permanente la modificazione genetica introdotta nella cellula.

Biologia molecolare e ciclo replicativo dei retrovirus

La famiglia dei *Retroviridae* comprende una vasta serie di virus con il genoma a RNA, dotati di pericapside (*envelope*) ed aventi una comune struttura e il medesimo ciclo replicativo. La caratteristica peculiare dei membri di questa famiglia è quella di codificare un enzima, la trascrittasi inversa (*reverse transcriptase*, RT), in grado di copiare il genoma a RNA del virus in una forma a cDNA a doppio filamento che, grazie a un altro enzima virale, l'integrasi (IN), si integra nel DNA della cellula infettata; il genoma virale integrato prende il nome di provirus.

Classificazione

I membri della famiglia dei retrovirus possono essere variamente classificati a seconda delle caratteristiche morfologiche, dello spettro d'ospite (retrovirus murini, aviari, felini, bovini, umani, etc.), del tipo di malattia causata (retrovirus della leucemia, sarcoma, mieloblastosi, immunodeficienza, etc.). Più recentemente, la classificazione tassonomica è stata modificata al fine di considerare sia i parametri precedentemente utilizzati sia le informazioni disponibili sull'organizzazione del genoma. La famiglia dei *Retroviridae* oggi comprende 2 sottofamiglie (*Orthoretrovirinae* e *Spumaretrovirinae*) e 7 generi: alpharetrovirus (la cui specie prototipo è rappresentata dai virus della leucosi aviaria, *avian leukosis virus*, ALV), betaretrovirus (virus del tumore mammario del topo, *mouse mammary tumour virus*, MMTV), gammaretrovirus (virus della leucemia murina, *murine*

leukemia virus, MLV), deltaretrovirus (virus della leucemia bovina, bovine leukemia virus, BLV), epsilonretrovirus (virus del sarcoma del derma di Walleye,
Walleye dermal sarcoma virus, WDSV), lentivirus (virus dell'immunodeficienza
umana, human immunodeficiency virus type 1, HIV-1) e spumavirus (spumavirus
umano, human foamy virus, HFV).

Una classificazione che continua ad essere utile a scopo operativo (specialmente nel contesto della terapia genica) è quella che suddivide la famiglia dei
retrovirus in tre sottogruppi maggiori: oncoretrovirus (che comprende i primi 5
generi, capaci di indurre tumori in varie specie di mammiferi e uccelli), lentivirus (che causano malattie caratterizzate da un lungo periodo di inubazione e
lenta evoluzione) e spumavirus (che inducono, nelle cellule di scimmia, un effetto citopatico caratterizzato dalla formazione di grandi vacuoli). Alla luce della
loro organizzazione genetica, i retrovirus appartenenti ai secondi due gruppi
sono anche definiti retrovirus complessi.

Organizzazione del genoma e proteine virali

Il provirus ha una lunghezza di 9-11 kb; alle sue estremità 3' e 5' sono presenti
due sequenze identiche di circa 400-700 nucleotidi, denominate ripetizioni terminali lunghe (long terminal repeat, LTR) (Fig. 3.4). Ciascuna delle LTR è composta da tre regioni, denominate U3, R e U5. La regione U3 dell'LTR all'estremità 5' contiene il promotore del virus: la trascrizione inizia a livello del primo
nucleotide della regione R e procede per l'intero genoma fino a giungere alla
regione U5 dell'LTR al 3' del provirus, che contiene un segnale di poliadenilazione. L'RNA trascritto da un lato funge da pre-mRNA per la traduzione di tutte le
proteine virali e dall'altro costituisce il genoma virale che viene incapsidato nel
virione. A differenza del provirus, quindi, che è fiancheggiato dalle due LTR com-
plete, il genoma virale ad RNA inizia con la regione R-U5 all'estremità 5' e termina con la regione U3-R all'estremità 3'. La struttura completa del LTR si viene
a formare durante il processo di trascrizione inversa.

Tra le due LTR sono presenti tre geni essenziali per la replicazione del virus, i
geni gag, pol ed env (Fig. 3.4). Il gene gag codifica le proteine del virus che si associano al genoma virale e sono indispensabili per l'assemblaggio del virione; esse
comprendono la proteina del capside (CA), del nucleocapside (NC), della matrice (MA). Il gene pol codifica i tre enzimi che sono propri della famiglia dei
Retrovirus, ovvero la trascrittasi inversa (RT), la proteasi (PR) e l'integrasi (IN).
La RT è responsabile del processo di trascrizione inversa del genoma virale a
RNA in una forma a cDNA; la PR media il taglio delle poli-proteine che si formano durante la traduzione degli mRNA virali per costituire le singole proteine
del virus; l'IN è l'enzima che determina l'integrazione del cDNA virale nel genoma della cellula ospite. Il gene env codifica le proteine che si vengono a trovare
sull'envelope dei virioni e mediano il legame con i recettori della cellula da infettare. Queste sono la proteina TM, che si localizza in posizione trans-membrana
prima sulla cellula infettata e poi, quando il virus gemma fuori da essa, sull'envelope del virione, e la proteina SU, che rimane ancorata sulla superficie esterna di
TM e media il riconoscimento dei recettori cellulari.

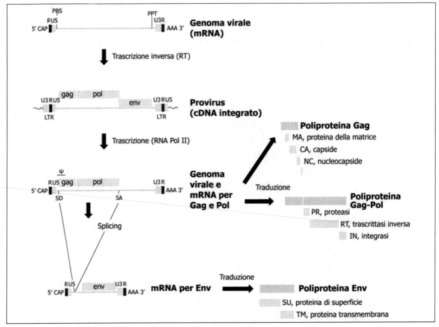

Fig. 3.4. Genoma retrovirale e proteine da esso codificate. La figura mostra (*dall'alto verso il basso*) la struttura del mRNA genomico di un gammaretrovirus tipico, del DNA provirale da esso ottenuto grazie alla trascrizione inversa, e dei due principali trascritti (mRNA genomico di lunghezza completa e mRNA da esso derivato grazie a un evento di *splicing*). Le proteine codificate dai due trascritti virali sono indicate nella parte destra della figura

La presenza delle LTR e la funzione dei geni *gag, pol* ed *env* è comune a tutti i retrovirus ed è indispensabile per la loro replicazione. Alcuni membri della famiglia, tuttavia, presentano alcune variazioni della struttura genetica generale. In particolare, i retrovirus complessi (tra cui HTLV-1, tutti i lentivirus e gli spumavirus), in aggiunta a *gag, pol* ed *env*, presentano una serie di geni addizionali, codificati nella metà al 3' del genoma (Fig. 3.5). Questi geni, anche definiti "geni accessori" sono fondamentali per una serie di funzioni. Ad esempio, HIV-1 contiene 6 geni accessori (*tat, rev, nef, vpr, vpu* e *vpr*) che sono coinvolti in vari aspetti del ciclo replicativo.

Infine, diversi gammaretrovirus e alfaretrovirus contengono un gene aggiuntivo, di derivazione cellulare. Si tratta di un oncogene, ovvero della versione attivata di un gene normalmente espresso dalla cellula e deputato al controllo del ciclo cellulare o del differenziamento. Le versioni virali (oncogeni, v-*onc*) di questi geni cellulari normali (proto-oncogeni, c-*onc*) sono prive di introni (quindi simili ai cDNA dei geni cellulari) e sono attive in maniera costitutiva, in quanto contengono mutazioni che attivano la proteina codificata o sono trascritti in maniera continua e ad alti livelli. Esempi di oncogeni sono *src* (nel virus del sarcoma di Rous, RSV), *myb* (virus della mieloblastosi aviaria (AMV), *abl* (virus della leucemia murina di Abelson, Ab-MLV), ecc. I virus che portano un oncogene hanno la capacità di trasformare le cellule che infettano molto rapidamente, in quanto l'oncogene costitutivamente attivato che portano determina la continua permanenza della cellula nel ciclo cellulare. Il virus del sarcoma di Rous (RSV) è l'unico retrovirus in cui il v-*onc* si aggiunge a geni *gag*, *pol* ed *env* intatti (Fig. 3.5). In tutti gli altri casi, i retrovirus che contengono un oncogene mostrano delezioni più o meno estese in questi geni, che vengono forniti *in trans* mediante co-infezione della stessa cellula da parte di un virus *helper* che li codifica.

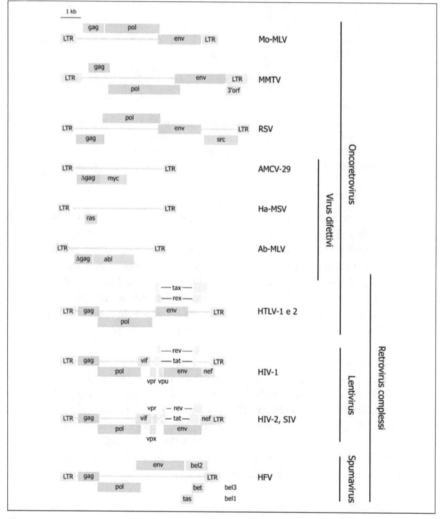

Fig. 3.5. Genomi retrovirali. La figura illustra l'organizzazione genetica di alcuni retrovirus, indicando i geni comuni a tutti i retrovirus (in *colore lilla*) e i geni specifici di ciascun virus (gli *altri colori*)

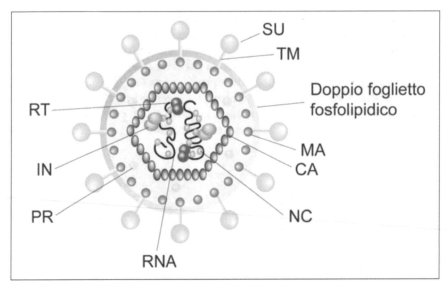

Fig. 3.6. Virione di un retrovirus. La figura mostra il prototipo di un virione di retrovirus, indicando le proteine contenute al suo interno e sulla sua superficie. *SU*, proteina della superficie; *TM*, proteina transmembrana; *MA*, proteina della matrice; *CA*, proteina del capside; *NC*, proteina del nucleocapside; *PR*, proteasi; *IN*, integrasi; *RT*, trascrittasi inversa

Anche diversi retrovirus che non contengono un oncogene ma che sono in grado di replicarsi autonomamente – tra cui il virus della leucemia di Moloney (Mo-MLV), utilizzato per costruire la maggior parte dei vettori per la terapia genica - sono in grado di trasformare le cellule che infettano. Tuttavia, questo processo richiede molte settimane o mesi. Nel caso di Mo-MLV, la trasformazione è dovuta ad un evento di mutagenesi inserzionale, ovvero all'attivazione di un proto-oncogene o alla disattivazione di un gene onco-soppressore della cellula, dovute all'integrazione del provirus in corrispondenza di questi geni.

Struttura dei virioni
I virioni che gemmano dalle cellule infettate da un retrovirus hanno un diametro di 80-100 nm e sono circondati da un *envelope*, costituito dalla membrana a doppio strato fosfolipidico della cellula, che espone sulla superficie esterna le proteine virali glicosilate TM e SU, mantenute insieme da ponti disolfuro. All'interno del virione sono presenti le proteine MA, CA e NC che si associano a due copie identiche del genoma virale. All'interno del virione sono anche presenti gli enzimi del virus (RT, PR e IN; Fig. 3.6).

Ciclo replicativo
Il ciclo replicativo dei retrovirus, riassunto schematicamente nella Figura 3.7, può essere suddiviso in una serie di passaggi successivi. L'adsorbimento del virione alla superficie della cellula è mediato dall'interazione di SU con una proteina

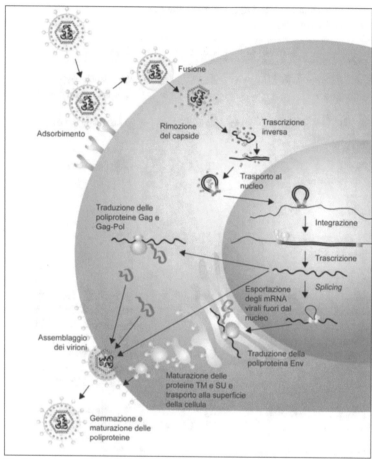

Fig. 3.7. Ciclo replicativo di un retrovirus. Sono indicati i principali passaggi nel processo di replicazione dei retrovirus (vedi il testo per la descrizione)

presente sulla membrana plasmatica, che funge da recettore. I diversi membri della famiglia dei retrovirus hanno sviluppato proteine SU in grado di legarsi a diversi recettori, di cui alcuni esempi sono riportati nella Tabella 3.2. L'internalizzazione è attivata da un cambiamento di conformazione della proteina TM, che determina la fusione tra l'*envelope* del virione e la membrana della cellula. In seguito a questo evento, il contenuto del virione si viene a ritrovare nel citosol della cellula, dove inizia la rimozione del nucleocapside. Sempre nel citosol, l'enzima trascrittosi inversa (RT) catalizza la trascrizione inversa dell'RNA virale. Questo processo è innescato dall'appaiamento di un tRNA cellulare (diverso per ogni tipo di retrovirus) a una specifica sequenza complementare, posta immediatamente a valle del LTR al 5' del genoma, denominata *primer binding site* (PBS). La RT si comporta da DNA polimerasi RNA-dipendente, sintetizzando

Tabella 3.2. Esempi di proteine cellulari di membrana che fungono
da recettori per diversi retrovirus

Retrovirus	Acronimo	Recettore	Funzione
Virus della leucemia di Moloney – ecotropico	Mo-MLV eco	Rec-1 (mCAT-1)	Trasportatore di amminoacidi basici
Virus della leucemia di Moloney – anfotropico	Mo-MLV anfo	Ram-1	Trasportatore di fosfati
Virus della leucemia del gibbone	GaLV	GLVR-1	Trasportatore di fosfati
Virus della leucemia dei gatti	FeLV		
Virus del sarcoma della scimmia	SSV		
Virus del sarcoma/leucemia degli uccelli sottotipo A	ASLV-A	Tv-a	Proteina correlata al recettore delle lipoproteine a bassa densità (LDL)
Virus del sarcoma/leucemia degli uccelli sottotipo B	ASLV-B	CAR1	Proteina correlata al recettore delle lipoproteine a bassa densità (LDL)
Virus dell'immuno-deficienza umana di tipo 1	HIV-1	CD4 CXCR4 o CCR5	Recettore delle cellule T Recettore delle chemochine

una copia di cDNA a doppio filamento a partire dall'mRNA virale e, al contempo, agisce da RNasi H, eliminando la porzione di RNA dagli ibridi DNA:RNA. Il processo di trascrizione inversa, che richiede la presenza delle regioni ripetute R, porta alla formazione di LTR in corrispondenza di entrambe le estremità del genoma. Il cDNA virale neosintetizzato nel citosol fa parte di un complesso nucleoproteico che comprende, oltre a RT, anche l'integrasi (IN), diverse proteine cellulari non del tutto identificate e, nel caso dei retrovirus complessi, anche alcune altre proteine virali (ad esempio, Vpr e MA nel caso di HIV-1). Questo complesso prende il nome di complesso di pre-integrazione (*pre-integration complex*, PIC). Nei gammaretrovirus, il PIC non è in grado di oltrepassare i pori nucleari, e può quindi raggiungere il DNA della cellula ospite soltanto durante il processo di divisione cellulare dopo la disintegrazione della membrana nucleare. Al contrario, il PIC dei lentivirus contiene alcune proteine (tra cui IN, probabilmente Vpr e forse MA nel caso di HIV-1) in grado di interagire con le proteine dei pori nucleari ed entrare nel nucleo anche nelle cellule quiescenti. Di conseguenza, i lentivirus, contrariamente ai gammaretrovirus, possono infettare sia le cellule in fase di replicazione sia quelle quiescenti. Il processo di integrazione del cDNA virale all'interno del DNA della cellula infettata è mediato dall'enzima IN con l'ausilio di diverse proteine cellulari. L'integrazione è casuale in termini di specificità di sequenza, tuttavia avviene solitamente in corrispondenza dei geni trascrizionalmente attivi della cellula. Dopo l'integrazione, il DNA provirale può essere a tutti gli effetti considerato come un gene aggiuntivo della cellula infettata, la cui trascrizione è sostenuta dalla RNA polimerasi II cellulare e coinvolge le medesime classi di fattori cellulari che controllano l'espressione dei geni cellulari. Il promotore è costituito dalla regione U3 del LTR al 5' del provirus. L'RNA polimerasi II genera un unico trascritto, che inizia nella regione R al 5' del provirus e termina nella regione U5 al 3'. Questo trascritto corrisponde al genoma virale e rappresenta allo stesso tempo l'RNA messaggero per la sintesi di tutte le proteine del virus. Dal momento che, nelle cellule eucarioti, tutti gli mRNA sono monocistronici (ovvero codificano una sola proteina), questo mRNA primario subisce una serie di eventi di processamento (*splicing*) per generare diversi mRNA più corti, ciascuno deputato alla traduzione di una singola proteina. In particolare, nelle cellule infettate dai gammaretrovirus sono riscontrabili due mRNA principali, uno corrispondente al trascritto originario, e il secondo in cui è stato rimosso un lungo introne nella metà al 5' del genoma utilizzando un sito 5' e un sito 3' di *splicing* (rispettivamente, *splice donor* - SD - e *splice acceptor* - SA -) (Fig. 3.4). Il primo trascritto viene utilizzato per la sintesi delle proteine codificate dal *gag* e *pol* sui ribosomi nel citosol, mentre il secondo codifica le proteine di *env* sui ribosomi associati al reticolo endoplasmico. Nel caso dei deltaretrovirus (HTLV-1), lentivirus (HIV-1) e spumavirus, la situazione è più complessa, dal momento che questi virus codificano una serie aggiuntiva di proteine accessorie, per ciascuna delle quali è richiesto almeno un mRNA specifico. Questi mRNA più corti sono generati mediante processi di *splicing* alternativo multiplo. Per esempio, nel caso di HIV-1, più di 35 mRNA vengono generati utilizzando diversi siti 5' e 3' di splicing. La creazione di molteplici mRNA tramite eventi di *splicing* alternativo crea per la cellula il problema di dover esportare dal nucleo mRNA che ancora contengono introni, ovvero non processati completamente, un evento che solitamente non accade per gli mRNA cellulari. Questo problema è stato risolto evolutivamente in maniera diversa dai gammaretrovirus e dai retrovirus complessi. L'mRNA virale dei primi contiene delle sequenze (*constitutive export elements*, CTE) che promuovono la sua fuoriuscita dal nucleo legandosi a specifiche proteine cellulari. I retrovirus complessi, invece, codificano una proteina (Rev, nel caso di HIV-1) che si lega ad una sequenza di RNA nel genoma virale (*Rev responsive element*, RRE, nel caso di HIV-1) e contemporaneamente al poro nucleare, mediando quindi la traslocazione dal nucleo al citoplasma degli RNA che contengono la regione bersaglio (Fig. 3.8). Una volta fuori dal nucleo, gli mRNA per i geni *gag, pol* ed *env* sono tradotti per generare delle poliproteine (Gag, Gag-Pol ed Env), che a loro volta vengono tagliate per dare origine ai polipeptidi finali. La poliproteina Gag genera le proteine MA, CA, NC (più

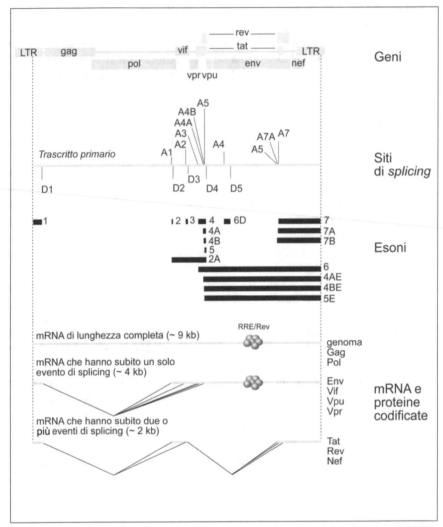

Fig. 3.8. Trascritti generati dal mRNA di HIV-1. La trascrizione del DNA provirale di HIV-1 genera un singolo mRNA, contenente molteplici siti di *splicing* 5' (*splice donor*, D) e 3' (*splice acceptor*, A). Questi siti definiscono diversi esoni, contenenti le regioni codificanti tutte le proteine virali. Il processo di *splicing* genera più di 25 diversi mRNA, che possono essere raggruppati in 3 classi a seconda della loro dimensione: la classe più lunga (~9 kb) comprende un solo mRNA, corrispondente al trascritto genomico completo; i trascritti di lunghezza intermedia (~4 kb) comprendono gli mRNA che hanno subito *splicing* nella regione al 5' del genoma; i trascritti più corti (~2 kb) includono gli mRNA che hanno subito due o più eventi di *splicing*. Le prime due classi di mRNA contengono la sequenza RRE, che si lega alla proteina virale Rev

qualche altro piccolo polipeptide in alcuni retrovirus); quella Gag-Pol genera gli enzimi RT, PR e IN e, infine, la poliproteina Env genera le proteine SU e TM (Fig. 3.4). Nel caso di Gag e Pol, il taglio proteolitico è operato dall'enzima virale PR; nel caso di Env, è una furin-proteasi di origine cellulare che agisce nell'apparato del Golgi durante il processo di glicosilazione della proteina, prima che questa sia esposta sulla membrana. Mentre Env è tradotta a partire da uno o più mRNA dedicati, Gag e Gag-Pol vengono solitamente tradotti dallo stesso mRNA, mediante un meccanismo di soppressione del codone di STOP del primo poli-peptide (nel caso dei gammaretrovirus) o di salto della cornice di lettura tra il polipeptide a monte e quello a valle (*ribosomal frameshift*; nel caso di HIV-1). Infine, l'assemblaggio del virione è stimolato dal poli-peptide Gag che, in corri-spondenza della proteina NC, si lega al segnale di incapsidamento o *packaging* (ψ), presente nell'mRNA virale. La proteina Env viene tradotta indipendente-mente da Gag e Pol all'interno del reticolo endoplasmico, viene glicosilata e matura nelle proteine TM ed SU all'interno dell'apparato di Golgi che vengono quindi esposte sulla membrana cellulare. Nelle regioni in cui avviene la gemma-zione dei virioni, la proteina si associa a questi in virtù del suo legame con la por-zione N-terminale di Gag. Una volta uscito dalla cellula, il virione va incontro ad un processo di maturazione, per il quale le poliproteine Gag e Gag-Pol vengono processate. Il taglio proteolitico è mediato da PR, che per prima cosa rimuove se stessa da Gag.

Struttura dei vettori basati sui gammaretrovirus

Il prototipo dei gammaretrovirus usati per la terapia genica è il virus della leucemia di Moloney (Mo-MLV), il cui genoma integrato comprende, oltre ai tre geni essen-ziali *gag, pol* ed *env*, i seguenti elementi genetici, elencati dal 5' al 3' (Fig. 3.9):
1. le LTR virali, di cui la regione U3 (al 5') rappresenta il promotore per la tra-scrizione, la regione R è richiesta per la trascrizione inversa e la regione U5 (al 3') contiene il segnale di poliadenilazione del messaggero ed è la prima regione che viene copiata durante il processo di trascrizione inversa;
2. il sito di riconoscimento del *primer* (PBS), posizionato immediatamente a valle della LTR al 5', che rappresenta la regione in cui si appaia il tRNA cellu-lare che innesca la trascrizione inversa;
3. i siti 5' (*splice donor*, SD) e 3' (*splice acceptor*, SA) di *splicing* che determinano il processamento dell'mRNA virale per generare il trascritto subgenomico; la regione che inizia dalla giunzione U3/R e termina a livello del sito SD è defi-nita sequenza *leader*, comune a tutti i trascritti;
4. il segnale di incapsidamento (ψ), che comprende una regione di RNA strut-turata nella regione al 5' del gene *gag*, che si estende parzialmente anche a monte del sito SD; questa è la regione che riconosce la proteina Gag, che determina l'inclusione del genoma virale nei virioni al momento dell'assem-blaggio;

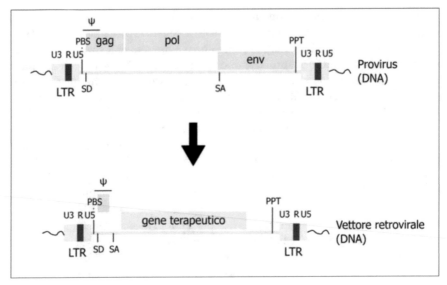

Fig. 3.9. Rappresentazione schematica della struttura dei vettori gammaretrovirali. *Lo schema superiore* mostra gli elementi genetici che caratterizzano un gammaretrovirus (ad esempio, Mo-MLV); *lo schema inferiore* riporta la struttura di un vettore prototipo da esso derivato. *LTR*, long terminal repeat; *PBS*, primer binding site; *PPT*, poly-purine tract; *SA*, 3' splice site; *SD*, 5' splice site

5. una regione ricca in purine (*polypurine tract*, PPT), posizionata all'estremità 3' del genoma, a monte del LTR, che è indispensabile nel processo di trascrizione inversa.

I vettori gammaretrovirali mantengono questi elementi genetici, mentre la maggior parte delle rimanenti porzioni del genoma vengono eliminate, comprese quelle che codificano i geni virali con l'eccezione di una piccola porzione di *gag* che contiene il segnale ψ (Fig. 3.9). Nella versione più semplice dei vettori gammaretrovirali, quindi, la trascrizione del gene terapeutico è controllata direttamente dal LTR virale.

Produzione dei vettori gammaretrovirali

I vettori virali basati sui gammaretrovirus sono prodotti in cellule di mammifero in coltura. Viene inizialmente ottenuto, mediante tecniche standard di clonazione, un plasmide contenente il DNA provirale, avente la struttura riportata schematicamente nella Figura 3.9. Questo plasmide viene amplificato nei batteri, purificato e quindi trasfettato in una linea cellulare (linea cellulare di *packaging*), solitamente di origine murina, che consente la produzione dei virioni ricombinanti in quanto fornisce *in trans* le proteine virali indispensabili per la replicazione. Le cellule di *packaging* vengono infatti generate mediante la transfezione stabile dei geni Gag-Pol ed Env, e producono quindi le proteine da essi codificati. Solitamente, la trasfezione di questi due segmenti del genoma retrovirale è eseguita in tempi diversi, in modo da evitare la loro integrazione in regioni contigue nel genoma cellulare e ridurre quindi la possibiltà che, grazie a eventi di ricombinazione tra questi geni e il plasmide contenente il vettore retrovirale o il genoma dei retrovirus endogeni, possa generarsi un virus infettivo (*replication competent retrovirus*, RCR), in grado di replicarsi autonomamente. Di fatto, sono sufficienti 10 paia di basi di omologia tra le sequenze di *packaging* e il vettore per consentire indesiderati eventi di ricombinazione tali da generare virus infettivi.

Quando il plasmide contenente il DNA retrovirale viene trasfettato nelle cellule di *packaging*, esso viene trascritto a partire dal LTR virale, generando quindi un mRNA che, oltre al gene terapeutico, contiene anche il segnale di incapsidamento ψ che ne media il riconoscimento da parte delle proteine codificate dal gene *gag* e quindi la sua inclusione in una nuova particella virale (Fig. 3.10). Il virione così generato è strutturalmente identico al virione di un virus *wild type*, ed è quindi in grado di infettare una nuova cellula. L'enzima RT, portato dal virione, retrotrascrive l'RNA del vettore, dal momento che questo contiene le regioni del LTR, il PBS e la regione PPT necessarie e sufficienti per la trascrizione inversa. Il cDNA così generato viene quindi integrato in maniera stabile nel genoma della cellula ospite da parte dell'enzima IN, anch'esso veicolato dal virione. Una volta integrato, il provirus del vettore genera degli mRNA che non sono più capaci di replicazione autonoma, in quanto non è presente alcuna delle proteine virali. I vettori retrovirali, quindi, sono capaci di un solo ciclo di infezione.

Nel corso dei primi dieci anni di sviluppo della terapia genica sono state ottenute molte decine di linee di *packaging* diverse, che differiscono per la provenienza dei geni *gag-pol* ed *env* da vari gammaretrovirus murini ed aviari. In particolare, risulta decisiva in questo senso la provenienza del gene *env*, in quanto le proteine codificate da questo gene (SU e TM) sono essenziali per determinare l'infettività del virione e quindi il tropismo del vettore virale verso determinati tipi cellulari. In particolare, il virus Mo-MLV, che funge da capostipite per molti dei vettori utilizzati nella terapia genica, presenta due varianti naturali della proteina SU. La prima si lega esclusivamente al recettore murino Rec-1 (anche chiamato mCAT-1), una proteina che funge da trasportatore di membrana degli amminoacidi basici. La seconda variante interagisce con la proteina Ram-1, un trasportatore di fosfati, presente in molte specie, uomo compreso (Tabella 3.2). Ne consegue che la prima variante infetta soltanto le cellule di topo (ha, cioè, un tropismo di tipo ecotropico), mentre la seconda le cellule di qualsiasi specie (tropismo anfotropico). I virus xenotropici, infine, infettano soltanto cellule che non siano di topo (ad esempio: ratto, criceto, ecc.). Un vettore virale anfotropico, ma non uno ecotropico, può essere utilizzato per la terapia genica delle cellule umane.

Durante il processo di assemblaggio delle particelle retrovirali, il genoma virale viene incapsidato grazie all'interazione della regione ψ con la poli-proteina Gag, mentre le proteine Env (SU e TM) sono veicolate indipendente sulla

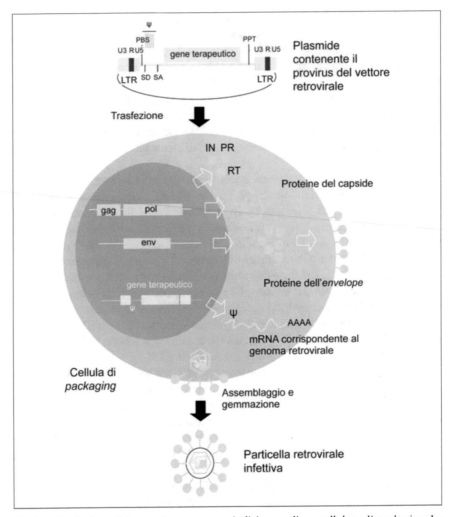

Fig. 3.10. Produzione dei vettori gammaretrovirali in una linea cellulare di *packaging*. La descrizione è riportata nel testo

membrana della cellula ospite. Ne consegue che, utilizzando il medesimo genoma, è possibile ottenere particelle virali con vari tipi di Env e quindi con diversa specificità ed efficienza di infezione. La caratteristica di una particella virale di possedere il genoma proprio di un tipo di virus ma la specificità di infezione (mediata dalla proteina Env) tipica di un altro è nota in virologia con il termine di pseudotipizzazione. La pseudotipizzazione più efficiente è conferita dalle proprietà della proteina G, presente sull'*envelope* del virus della stomatite vescicolare (VSV-G), un virus di interesse veterinario appartenente alla famiglia del virus della rabbia (Rabdovirus). L'*envelope* del VSV espone la glicoproteina G, che normalmente media l'infezione del virus legandosi ad alta efficienza ai fosfolipidi

presenti virtualmente sulla membrana di tutti i tipi cellulari e innesca un meccanismo di endocitosi; una volta negli endosomi, l'abbassamento del pH proprio di
questo compartimento attiva le proprietà fusogeniche di VSV-G, consentendo la
fusione della membrana dell'endosoma con quella del virione, con il conseguente rilascio del contenuto del virione stesso nel citoplasma. In virtù di queste proprietà, la proteina VSV-G, una volta incorporata nell'*envelope* di un retrovirus, è
quindi in grado di mediare l'ingresso del contenuto dei virioni all'interno della
cellula. Pseudotipizzando i virioni retrovirali con VSV-G è quindi possibile trasdurre un vasto numero di tipi cellulari con efficienze di due ordini di grandezza superiori a quelle dei vettori ecotropici o anfotropici (dell'ordine di $\sim 1 \times 10^8$-
1×10^9 particelle infettive/ml di sopranatante). Non è possibile esprimere stabilmente VSV-G in una linea di *packaging*, dal momento che la proteina induce la
fusione delle membrane delle cellule che la esprimono e ne impedisce quindi la
replicazione. I vettori retrovirali pseudotipizzati con VSV-G vengono quindi
generati in linee di *packaging* che esprimono solo Gag-Pol mediante la trasfezione transeunte di due plasmidi, uno corrispondente al vettore retrovirale e l'altro
esprimente VSV-G sotto il controllo di un promotore forte (di solito, quello dei
geni precoci di citomegalovirus, CMV; Fig. 3.11).

Varianti nella costruzione dei genomi dei vettori gammaretrovirali

Il vettore retrovirale più semplice mantiene *in cis* gli elementi genetici indispensabili per la replicazione virale (LTR, SD/SA, PBS, PPT e ψ) e contiene il gene
terapeutico clonato tra le due LTR. I siti SD ed SA possono anch'essi essere eliminati, ma spesso il loro mantenimento conferisce una maggiore stabilità
all'mRNA e quindi consente livelli di espressione e replicazione più elevati.

Nel corso degli ultimi anni, partendo da questa struttura semplice, sono state
costruite una serie di varianti, soprattutto con lo scopo di dirigere l'espressione
del gene terapeutico da parte di un promotore di scelta o di poter contenere più
di un gene. Nel primo caso, tuttavia, l'introduzione di un promotore all'interno
delle due LTR può interferire con la trascrizione a partire dall'LTR, trascrizione
che risulta indispensabile per la produzione dell'mRNA di lunghezza genomica
che viene incapsidato nel virione. Di conseguenza questo tipo di approccio funziona soltanto quando il promotore interno è scarsamente attivo nelle cellule di
packaging (come, ad esempio, nel caso di promotori tessuto-specifici), mentre
l'LTR è poco attiva nel tessuto bersaglio, in modo da non interferire con la trascrizione del gene terapeutico.

Nel caso invece si desideri esprimere due geni a partire dal promotore LTR, è
possibile separarli mediante un sito interno di attacco al ribosoma (*internal ribosomal entry site*, IRES), in modo che il medesimo mRNA possa essere usato per
la traduzione di due proteine diverse - gli IRES più utilizzati sono quelli che derivano dai virus della famiglia dei Picornavirus o dal virus dell'epatite C (HCV), il
genoma dei quali non possiede un CAP al 5' e utilizza appunto un IRES per dirigere la traduzione delle proprie proteine.

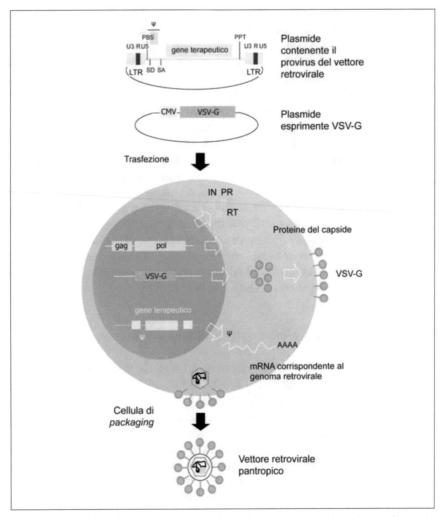

Fig. 3.11. Pseudotipizzazione dei vettori retrovirali. Una linea cellulare di *packaging* che esprime soltanto Gag e Pol è trasfettata con un plasmide corrispondente al vettore retrovirale e un secondo plasmide che codifica VSV-G

Una strategia molto interessante che può essere utilizzata per l'espressione di piccoli geni terapeutici (tipicamente, ribozimi o shRNA; vedi sezione sugli Acidi nucleici terapeutici) è quella di clonare la cassetta trascrizionale che li esprime all'interno della regione U3 del LTR posizionato al 3' del vettore, senza peraltro interferire con gli elementi trascrizionali che risiedono nella stessa (Fig.3.12a). Durante il processo di trascrizione inversa nella cellula bersaglio, l'enzima RT copia questa regione U3 modificata anche a livello del neoformato LTR al 5' del provirus, duplicando quindi il gene terapeutico. All'interno di un siffatto vettore,

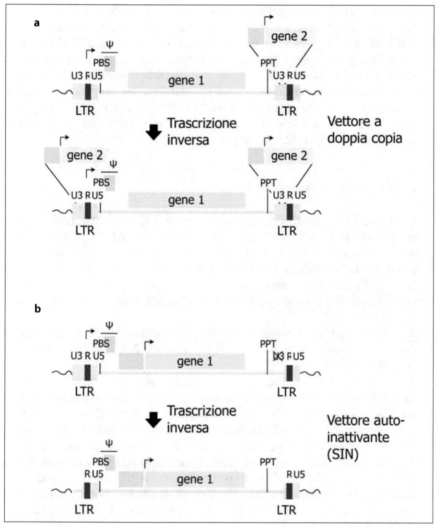

Fig. 3.12. Varianti nel disegno dello scheletro dei vettori gammaretrovirali. **a** Vettore a doppia copia, prima e dopo la trascrizione inversa; **b** vettore auto-inattivante, prima e dopo la trascrizione inversa

definito "vettore a doppia copia" può anche essere clonato un altro gene, la cui trascrizione è controllata dal LTR (ad esempio, un gene selezionabile).

Infine, un approccio di ingegneria genetica molto interessante è quello che porta alla produzione di vettori retrovirali con un LTR che si auto-inattiva (vettori *self-inactivating, SIN*). Come ricordato nel paragrafo precedente, la regione U3 dell'LTR al 5', che controlla la trascrizione dell'intero provirus, si viene a formare durante il processo di trascrizione inversa, quando la regione U3 al 3' del genoma viene copiata anche a monte nel provirus. È quindi possibile costruire dei vettori virali che, nella loro forma plasmidica, contengono un LTR intatto al 5' e un LTR al 3' in cui la regione U3 è mutata o quasi interamente deleta. Nella cellula di *packaging*, questi vettori generano un trascritto che contiene la regione U3 modificata, la quale sarà duplicata anche al 5' durante il processo di trascrizione inversa nella cellula bersaglio (Fig. 3.12b). Il provirus così generato sarà incapace di dirigere la trascrizione partendo dal LTR. Se all'interno è quindi clonato il gene terapeutico sotto il controllo di un promotore specifico, sarà questo l'unico promotore attivo nelle cellule bersaglio.

Proprietà dei vettori gammaretrovirali

I vettori basati sui gammaretrovirus sono stati, fino all'anno 2002, quelli di gran lunga più utilizzati nelle sperimentazioni cliniche di terapia genica. La loro popolarità era derivata dalla relativa semplicità d'uso, dall'alta efficienza con cui essi trasducono le cellule in attiva replicazione (ad esempio, le cellule in coltura *ex vivo*), dalla scarsa immunogenicità e dalla proprietà di integrare il proprio genoma (e quindi il gene terapeutico) in maniera efficiente e stabile nel genoma delle cellule infettate.

Le sperimentazioni eseguite, tuttavia, hanno portato alla luce una serie di problemi importanti, che di fatto in tempi più recenti hanno fortemente limitato l'uso di questi vettori.

1. Una prima limitazione è legata all'assoluta necessità, per i vettori gammaretrovirali, che la cellula bersaglio sia in attiva replicazione, in quanto complesso di pre-integrazione (PIC) non ha accesso al genoma della cellula ospite se non durante la mitosi, quando la membrana nucleare si dissolve. Considerando che la maggior parte delle cellule del nostro organismo, inclusi i neuroni, le cellule muscolari striate, i cardiomiociti, le cellule endoteliali e gran parte dei linfociti del sangue periferico sono cellule che si dividono raramente o non si dividono affatto, l'utilizzo di questi vettori è sostanzialmente ristretto ad applicazioni di terapia genica *ex vivo* in cellule mantenute in condizioni di attiva replicazione.

2. Una seconda essenziale limitazione dei vettori basati sui gammaretrovirus è legata al progressivo spegnimento dell'espressione del gene veicolato da parte della cellula trasdotta. Questo evento è la conseguenza della metilazione delle citosine, nel contesto del dinucleotide CpG, nella regione del promotore LTR del vettore, un evento che è associato al rimodellamento della cromatina verso uno stato compattato e non accessibile all'apparato trascrizionale. Questa risposta cellulare all'evento di trasduzione rappresenta probabilmente un meccanismo sviluppatosi evolutivamente per preservare l'integrità dell'espressione dell'informazione genetica della cellula nei confronti dell'integrazione di elementi trasponibili.

3. Un terzo grave problema che limita l'utilizzo di questi vettori è legato alla possibilità che il processo di integrazione nel genoma della cellula trasdotta, che

avviene casualmente, possa portare all'inattivazione di un gene oncosoppressore o all'attivazione di un oncogene e possa quindi causare la trasformazione in senso neoplastico della cellula. Questo evento appare in linea teorica improbabile, visto che i vettori gammaretrovirali sono incapaci di replicazione autonoma e attuano quindi un unico evento di integrazione, ma purtroppo si è drammaticamente verificato nel corso di un paio di sperimentazioni cliniche di terapia genica per l'immunodeficienza combinata grave legata al cromosoma X (SCID-X1) (vedi sezione sulle Sperimentazioni Cliniche).

Alla luce di queste considerazioni, l'utilizzo dei vettori gammaretrovirali nelle sperimentazioni cliniche di terapia genica è oggi largamente ridotto, e prevalentemente limitato alle applicazioni *ex vivo* nelle cellule staminali ematopoietiche.

Vettori basati sui lentivirus

Una delle peculiari caratteristiche che contraddistingue i lentivirus dai gammaretrovirus è la capacità dei primi di infettare cellule in stato non replicativo. Ad esempio, uno dei tipi cellulari più rilevanti che fungono da bersaglio per l'infezione da parte di HIV-1 è rappresentato dai macrofagi, cellule differenziate in maniera terminale e quindi fuoriuscite dal ciclo cellulare. Come ricordato nel contesto della descrizione del ciclo di replicazione dei retrovirus, questa proprietà è legata alla specifica capacità del complesso di pre-integrazione dei lentivirus, che si forma comunque nel citoplasma, di attraversare i pori nucleari ed avere quindi accesso al genoma della cellula ospite. La capacità di infettare cellule quiescenti è di grande interesse per la terapia genica, in quanto consente di ampliare in maniera significativa lo spettro dei tipi cellulari in cui è possibile ottenere il trasferimento di materiale genetico con potenzialità terapeutica; come già ricordato, la maggior parte delle cellule del nostro organismo è infatti in uno stato di quiescenza replicativa. Per questi motivi, alla fine degli anni '90 la possibilità di ottenere dei vettori retrovirali basati sui lentivirus è cominciata a risultare di grande interesse.

Struttura e produzione dei vettori lentivirali

Il lentivirus da cui sono stati generati la maggior parte dei vettori finora disponibili è stato HIV-1, soprattutto in virtù dell'ammontare delle informazioni disponibili sulla biologia molecolare di questo virus. Negli ultimi 10 anni, sono state progressivamente sviluppate almeno 3 generazioni di vettori lentivirali, ciascuna migliore rispetto alla precedente (Fig. 3.13).

Nella prima generazione dei vettori HIV-1, le particelle virali sono generate mediante la trasfezione delle cellule con 3 plasmidi. Il primo plasmide contiene clonato, in forma provirale, il vettore lentivirale propriamente detto, in grado di veicolare il gene terapeutico. Esso comprende, in direzione 5' – 3': 1) l'LTR virale; 2) la regione leader, contenente la sequenza PBS e il segnale 5' di splicing SD;

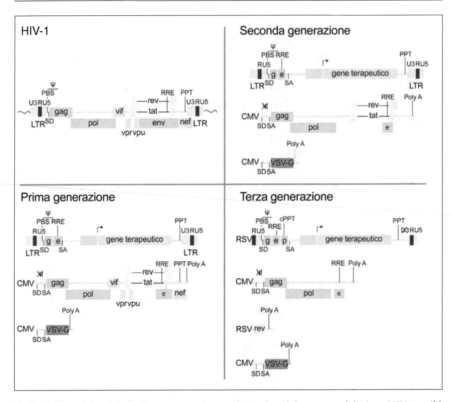

Fig. 3.13. Vettori lentivirali. Rappresentazione schematica del genoma del virus HIV-1 *wild type* (in *alto a sinistra*) e dei plasmidi utilizzati per ottenere vettori lentivirali di prima, seconda e terza generazione. La descrizione è riportata nel testo

3) ~350 bp di *gag* nella regione corrispondente al segnale di incapsidamento ψ; la ORF del gene è chiusa mediante l'inserimento di un codone di STOP per impedirne la traduzione; 4) ~700 bp del gene *env* contenenti la regione RRE, per consentire l'esportazione dal nucleo dell'RNA del vettore, e un segnale 3' di splicing (SA); 5) un promotore che dirige l'espressione del gene terapeutico; ciò è indispensabile in quanto il promotore naturale di HIV-1 (l'LTR) è estremamente debole in assenza della proteina virale Tat, che non è presente nei vettori per motivi di sicurezza; 6) il gene terapeutico; 7) l'LTR virale. Il secondo plasmide corrisponde al plasmide di *packaging,* anch'esso derivato dal genoma di HIV-1, che dirige l'espressione di tutte le proteine canoniche ed accessorie del virus ad eccezione di quelle codificate da *env*. Oltre ad *env*, in questo plasmide è anche mutata la sequenza ψ, per impedire l'inclusione dei trascritti da esso generati nelle particelle virali. L'espressione del plasmide è diretta dal promotore forte costitutivo dei geni immediati-precoci (IE) di citomegalovirus (CMV) e termina a livello di un sito di poliadenilazione posizionato al 3'. Il terzo plasmide codifica la proteina G di VSV.

La produzione dei vettori si ottiene in maniera transeunte mediante la trasfezione delle cellule di rene embrionale umano HEK 293 con questi tre plasmidi; virioni contenenti il gene terapeutico sono quindi prodotti nel sopranatante delle cellule, alla stregua dei vettori gammaretrovirali.

I vettori lentivirali di prima generazione, progettati in questo modo, suscitano importanti preoccupazioni relative alla loro sicurezza. Al momento della produzione, possono avvenire eventi di ricombinazione tra il plasmide di *packaging* e il plasmide recante il vettore tali da generare un lentivirus abile alla replicazione (*replication competent lentivurs, RCL*), la cui infettività sarebbe peraltro estesa dalla presenza della proteina VSV-G. Inoltre, se utilizzato per la terapia genica di HIV-1, un vettore di prima generazione potrebbe ricombinare con il virus *wild type* nelle cellule del paziente, con la possibilità di generare un nuovo virus potenzialmente diffusivo e patogeno. Infine, sempre nel caso dell'utilizzo di un vettore di prima generazione in un paziente infettato con HIV-1, è anche ipotizzabile che la replicazione del vettore stesso possa essere stimolata dall'infezione della cellula in cui è integrato da parte di HIV-1: in questo caso, il virus *wild type* fungerebbe da virus *helper* per la replicazione del vettore e determinerebbe la sua mobilizzazione all'interno dell'organismo.

Per rispondere ad esigenze di sicurezza, si è quindi cercato di eliminare progressivamente la maggior parte delle funzioni virali non indispensabili dai sistemi di produzione dei vettori lentivirali. La seconda generazione di questi vettori contempla un sistema di produzione basato sul medesimo disegno del plasmide contenente il vettore, che viene però complementato dall'utilizzo di un plasmide di *packaging* che codifica *gag* e *pol* e in cui tutti i geni accessori di HIV-1 sono stati rimossi, ad eccezione di *tat* e *rev*. In questi modo, è minimizzata la possibilità di ricombinazione tra plasmide di *packaging* e vettore virale nelle cellule produttrici. Dal momento che il vettore comunque porta le LTR e il segnale ψ intatti, rimane tuttavia possibile da una lato la sua ricombinazione con un virus HIV-1 *wild type* e dall'altro la sua mobilizzazione se utilizzato in un paziente sieropositivo, dal momento che, analogamente alla prima generazione, esso porta *in cis* tutte le sequenze indispensabili per trascrizione (LTR), incapsidamento (ψ), trascrizione inversa (R, PBS, PPT) e integrazione (U3).

Per abolire definitivamente sia la possibilità di ricombinazione con il genoma di HIV-1 sia la mobilizzazione del vettore, è stata quindi prodotta una terza generazione di vettori lentivirali, correntemente introdotta nella sperimentazione clinica, in cui la produzione dei vettori richiede la trasfezione delle cellule produttrici con 4 plasmidi. Il primo plasmide corrisponde al vettore virale, ottenuto mediante la tecnologia SIN (vedi in precedenza) per modificare le LTR. In particolare, la regione U3 del LTR al 3' viene deleta, in modo che l'LTR che si viene a formare al momento della trascrizione inversa risulti inattivo dal punto di vista trascrizionale. Nelle cellule di *packaging*, questo vettore è trascritto da un promotore eterologo attivo costitutivamente, posto a monte della regione R. Inoltre, evidenze recenti indicano che l'inclusione, all'interno del DNA provirale del vettore, di una sequenza di HIV-1 localizzata all'interno del gene *pol* aumenta in maniera significativa il titolo virale. Questa sequenza, denominata *central polypurine tract/central termination sequence* (cPPT/CTS) funzionerebbe aumentando sia la trascrizione inversa sia il trasporto del PIC nel nucleo della cellula.

Il secondo plasmide utilizzato nel *packaging* contiene esclusivamente geni *gag* e *pol*, mentre il gene *rev* è fornito all'interno di un terzo plasmide. La presenza della proteina Rev è indispensabile nella cellula di *packaging* in quanto essa, legandosi alla sequenza RRE presente nell'RNA del plasmide di *packaging*, consente il trasporto dei messaggeri da questo prodotti nel citoplasma. Infine, il quarto plasmide utilizzato rimane quello che codifica la proteina VSV-G. Questo sistema di produzione, quindi, necessita di soltanto 3 dei 9 geni di HIV-1 ed offre pertanto un profilo di sicurezza notevolmente migliorato rispetto a quello dei vettori lentivirali di prima generazione.

Sulla base dei medesimi principi, sono stati prodotti anche vettori lentivirali di prima, seconda e terza generazione a partire dai genomi di altri lentivirus non umani (FIV, SIV, BIV, ecc.), seguendo la logica che questi potrebbero essere più accettabili per la terapia genica in quanto derivati da virus non infettivi per l'uomo.

Proprietà dei vettori lentivirali

A paragone dei vettori basati sugli gammaretrovirus, il principale vantaggio che presentano i vettori lentivirali è legato alla loro proprietà di trasdurre cellule in stato non replicativo. Questo evidentemente apre la possibiità di utilizzare questi vettori direttamente *in vivo*, per la trasduzione in organi quali il sistema nervoso centrale o la retina, tessuti prevalentemente composti da cellule quiescenti. Analogamente, i vettori lentivirali possono essere utilizzati *ex vivo* sulle cellule staminali ematopoietiche senza avere la necessità di forzare la loro replicazione. Nel valutare la proprietà dei lentivirus di infettare cellule non replicanti, tuttavia, va considerato che il successo dell'infezione dipende comunque strettamente dallo stato metabolico della cellula: anche durante l'infezione naturale con HIV-1, cellule non replicanti ma metabolicamente attive quali i macrofagi sono eccellenti bersagli del virus; al contrario, i linfociti non replicanti, poco attivi dal punto di vista metabolico, lo sono in maniera molto inferiore. Questa distinzione appare particolarmente rilevante quando si consideri l'utilizzo dei vettori lentivirali per la trasduzione di cellule staminali di diversa derivazione, dal momento che queste cellule, per loro natura, sono scarsamente attive.

La problematica principale che i vettori lentivirali suscitano è relativa alla loro sicurezza e, in particolare, alla generazione di RCL, alla mobilizzazione dei vettori nei pazienti infettati con HIV-1 e all'induzione di mutagenesi inserzionale.

La generazione di RCL può avvenire sia durante la produzione del vettore, mediante ricombinazione del vettore stesso con il plasmide di *packaging*, sia *in vivo*, quando è dovuta alla superinfezione delle cellule tradotte con HIV-1. In questo senso, i vettori lentivirali di terza generazione sembrano avere un profilo di sicurezza molto migliore, grazie alla loro limitata omologia di sequenza con la sequenza di HIV-1 *wild type*.

Per quanto concerne la possibilità di mobilizzazione del vettore conseguente all'infezione della cellula in cui esso è integrato da parte di HIV-1 *wild type*, questa è ben più che una possibilità teorica, dal momento che una tale evenienza è già stata osservata in pazienti infettati con HIV-1 nella prima sperimentazione clinica che ha utilizzato un vettore lentivirale (vedi sezioni sulla Terapia genica dell'infezione da HIV-1). Il vettore utilizzato, tuttavia, conteneva un LTR intatto, che è stato quindi attivato trascrizionalmente durante l'infezione da parte di HIV-1. Nella terza generazione di vettori lentivirali, al contrario, la delezione della regione U3 dell'LTR utilizzando la tecnologia SIN dovrebbe prevenire una siffatta possibilità.

Infine, rimane ancora da stabilire con precisione se anche l'utilizzo dei vettori lentivirali, analogamente a quello dei vettori gammaretrovirali, possa essere caratterizzato dall'insorgenza di eventi di mutagenesi inserzionale tali da portare all'attivazione trascrizionale inappropriata di geni cellulari. Numerosi studi compiuti negli ultimi anni hanno indicato che, effettivamente, sia i gammaretrovirus sia i lentivirus si integrano preferibilmente in corrispondenza dei geni trascrizionalmente attivi della cellula, in virtù di meccanismi non ancora compresi. La regione di integrazione corrisponde al promotore e alla regione a monte del gene nel caso dei gammaretrovirus, mentre comprende l'intero gene nel caso dei lentivirus. Dal momento che l'attivazione trascrizionale aberrante del gene nel quale il provirus è integrato dipende dall'interazione del LTR virale con il promotore del gene, è quindi probabile che i lentivirus siano meno inclini a determinare un evento di questo tipo. Inoltre, il LTR di HIV-1 è un promotore molto debole (in assenza della proteina Tat) a paragone dei LTR dei gammaretrovirus, e dovrebbe quindi essere meno efficiente nell'attivare la trascrizione del gene vicino al quale il vettore si integra. Infine, l'utilizzo della tecnologia SIN, che rimuove la regione U3 del LTR, nei vettori di terza generazione, potrebbe ridurre drasticamente la probabilità di eventi di mutagenesi inserzionale.

Vettori basati sugli adenovirus

Il primo adenovirus fu originariamente isolato nel 1953 dal tessuto adenoideo (da cui il nome) di un bambino, prelevato durante una tonsillectomia; a tutt'oggi, sono conosciuti più di 100 diversi membri della famiglia *Adenoviridae*, in grado di infettare l'uomo e un variegato numero di specie animali, tra cui i primati non-umani, il topo, il cane, il maiale, la rana, diverse specie di uccelli, e persino alcune specie di serpenti. Gli adenovirus umani sono responsabili del 5-10% delle affezioni respiratorie acute del bambino e di un variabile numero di congiuntiviti e gastroenteriti epidemiche.

La spiccata capacità di questi virus di infettare le cellule epiteliali ha inizialmente ispirato l'idea di utilizzarli quali vettori per il trattamento delle malattie che colpiscono i polmoni e le vie aeree, prima tra tutte la fibrosi cistica. Tuttavia, il tropismo naturale degli adenovirus per l'epitelio respiratorio e la congiuntiva è in prevalenza dettato dalle modalità con cui essi si trasmettono più che dalle proprie caratteristiche molecolari. Infatti, il recettore che media l'infezione da parte di questi virus è espresso in maniera ubiquitaria, e la maggior parte dei tipi cellulari sono in grado di sostenere la loro replicazione, indipendentemente dal fatto che la cellula sia in fase di replicazione o meno. Inoltre, una proprietà intrinseca di questi virus è la grande efficienza con cui sfruttano il macchinario cellulare per la sintesi dei propri mRNA e la traduzione delle proprie proteine: una cellula infettata con adenovirus produce alti livelli di proteine virali e quindi, nel caso dei vettori, delle proteine codificate dal gene terapeutico che essi veicolano. Tutte queste proprietà sono ovviamente molto attraenti per la terapia genica, e non sorprende quindi che, a partire dalla seconda metà degli anni '90, questi vettori siano stati oggetto di una vasta serie di ricerche e di sperimentazioni cliniche.

Biologia molecolare e ciclo replicativo degli adenovirus

Sulla base della capacità di sieri umani diversi di neutralizzare l'infezione virale nelle cellule in coltura, si distinguono più di 50 sierotipi di adenovirus che infettano l'uomo. I vari sierotipi sono classificati in 6 sottogruppi (A-F) sulla base della capacità di agglutinare globuli rossi umani; il sottogruppo C comprende i sierotipi 2 e 5 (Ad2 ed Ad5), che sono quelli prevalentemente utilizzati per costruire i vettori utilizzati per la terapia genica.

Struttura dei virioni

Il virione di adenovirus consiste in un capside a simmetria icosaedrica, con un diametro di 70-100 nm, senza pericapside, e dell'acido nucleico virale. Il capside è composto da 20 facce costituite da triangoli equilateri identici, 12 vertici e 30 spigoli (T=4). Le facce dell'icosaedro sono costituite da 240 proteine, definite esoni, in quanto ciascuna di esse contatta altre 6 proteine. Ciascuno dei 12 vertici è invece formato da un'altra proteina, detta pentone, in quanto ciascuna prende contatto con altre 5 proteine; ciascun pentone è costituito da una base, che forma parte della superficie del capside, e da una fibra che si proietta all'esterno, la cui lunghezza varia nei diversi sierotipi (Fig. 3.14). Ciascun esone è formato da 3 subunità della proteina II, che quindi è la proteina più abbondante dei virioni; il trimero di proteina II è anche chiamato capsomero esonico (*hexon capsomer*). All'esone sono anche associate le proteine VI, VIII e IX. La base di ciascun pentone è formata da 5 subunità della proteina III, che si associano alla proteina IIIa, mentre la fibra è composta da 3 subunità della proteina IV; la combinazione della base del pentone e della fibra è anche chiamata capsomero pentonico (*penton capsomer*). Infine, l'interno del virione comprende quattro proteine diverse e il genoma del virus. La proteina terminale (*terminal protein,* TP) è attaccata covalentemente alle estremità del DNA virale, mentre i polipeptidi V, VII e μ (mu) sono proteine basiche che contattano e compattano il DNA del virus.

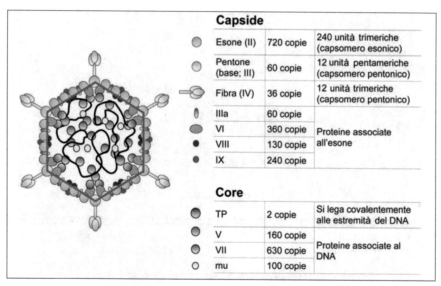

Fig. 3.14. Struttura del virione di adenovirus. Il capside di adenovirus ha una caratteristica morfologia icosaedrica. È formato da tre proteine strutturali principali, l'esone (proteina II), la base del pentone (III) e la fibra (IV); cementano questa struttura le proteine minori VI, VIII, IX e IIIa. All'interno del virione, il genoma del virus è un DNA lineare a doppio filamento che porta attaccata covalentemente alle due estremità la proteina terminale TP. Il DNA virale si associa anche alle proteine VII, mu, e V; quest'ultima fornisce un legame strutturale al capside grazie alla sua interazione con la proteina VI. La tabella *a destra* riporta la relativa abbondanza di queste 11 proteine strutturali

Organizzazione del genoma

Il genoma è costituito da una molecola lineare di DNA a doppio filamento, di 36 kb nel caso di Ad2 e di Ad5, che porta alle proprie estremità due sequenze ripetute identiche, denominate *inverted terminal repeat* (ITR; 103 bp nel caso di Ad2 ed Ad5); queste regioni fungono da origini di replicazione del DNA virale.

Il genoma contiene: 1) cinque unità trascrizionali precoci, attivate immediatamente dopo l'infezione della cellula (E1A, E1B, E2 (E2A ed E2B), E3 ed E4); 2) due unità trascrizionali precoci tardive (IX e IVa2); 3) una unità trascrizionale maggiore tardiva (*major late*, ML) che è processata per generare 5 famiglie di mRNA tardivi mediante processamento post-trascrizionale (da L1 ad L5). Tutte queste unità trascrizionali sono trascritte dall'RNA polimerasi II. Il genoma virale contiene anche 1 o 2 (a seconda dei sierotipi) geni trascritti dall'RNA polimerasi III (geni VA RNA, *virus-associated*). Per convenzione, la mappa del genoma di adenovirus è presentata con il gene E1A all'estremità sinistra del genoma, e comprende quindi un'estremità "sinistra" e un'estremità "destra" (Fig. 3.15).

Ciclo replicativo

Il ciclo replicativo degli adenovirus è convenzionalmente diviso in due fasi,

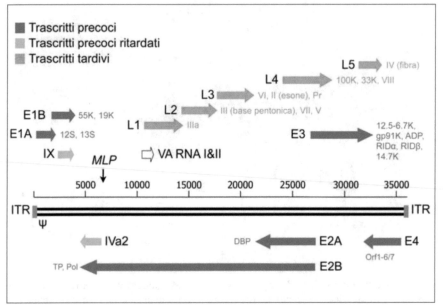

Fig. 3.15. Organizzazione del genoma di adenovirus. Le *frecce* indicano la direzione della trascrizione; sono mostrate le unità trascrizionali precoci (*blu*), quelle precoci ritardate (*grigio*) e quelle tardive (*rosso*). Per ogni unità trascrizionale, sono riportate le proteine che da essa derivano. Le localizzazione del *major late promoter* (MLP) e del segnale di *packaging* (ψ) è indicata. *ITR*, inverted terminal repeat

separate dal processo di replicazione del DNA virale. Gli eventi precoci (*early*) iniziano immediatamente dopo l'entrata del virus infettivo nella cellula; questi includono il legame del virus alla superficie della cellula (adsorbimento), la penetrazione del virus nella cellula, il trasporto del DNA virale nel nucleo, e l'espressione del set di geni precoci. I prodotti dei geni precoci consentono l'ulteriore espressione dei geni virali, stimolano la replicazione del DNA virale, inducono la progressione del ciclo cellulare, bloccano l'apoptosi ed antagonizzano una serie di altri eventi cellulari con potenziale funzione antivirale. La fase precoce dura circa 5-6 ore, dopo di che inizia la replicazione del genoma virale e, in maniera concomitante, la fase tardiva (*late*) di espressione, che consiste nella trascrizione dei geni tardivi e l'assemblaggio dei virioni. Il ciclo replicativo si completa in 20-24 ore nelle cellule HeLa; alla sua fine, ogni cellula ha generato circa $1x10^4$-$1x10^5$ nuove particelle virali infettive.

Il ciclo replicativo ha inizio con l'adsorbimento del virus alla membrana della cellula grazie all'interazione della porzione C-terminale della proteina della fibra, che protrude all'esterno come un pomello, con una proteina di superficie nota come CAR (*Coxsackie/Adenovirus Receptor*), che funge anche da recettore per i Coxsackievirus di tipo B, da cui il nome. In seguito a quest'interazione, l'internalizzazione del virione nella cellula avviene con un meccanismo di endocitosi mediata da recettore all'interno di vescicole rivestite da clatrina. Più del 90% dei genomi virali internalizzati esce quindi dalle vescicole di endocitosi a livello degli endosomi precoci, grazie alla proprietà endosomolitica della proteina della base del pentone, proprietà stimolata dalla progressiva acidificazione degli endosomi. Una volta nel citoplasma, le particelle virali sono trasportate nel nucleo in maniera attiva, sfruttando l'interazione dell'esone con i microtubuli della cellula. Concomitante al processo di internalizzazione, avviene un progressivo disassemblaggio del virione, mediato dalla dissociazione e degradazione proteolitica dei suoi costituenti. Un complesso costituito dal DNA virale, associato covalentemente alla proteina TP, insieme con le proteine basiche VII, V e il peptide mu passa quindi dal citoplasma al nucleo.

Non appena il genoma di adenovirus entra nel nucleo, inizia la fase di trascrizione precoce. Questa fase ha 3 obiettivi primari, ovvero quelli di: 1) indurre la cellula ospite ad entrare nella fase S del ciclo cellulare e generare quindi un ambiente cellulare ottimale per la replicazione del virus – questa funzione è esercitata dai prodotti dei geni E1A, E1B ed E4 -; 2) proteggere la cellula infettata dai vari sistemi di difesa antivirale dell'organismo – geni E1A, E3 e VA RNA; 3) sintetizzare proteine virali indispensabili per la replicazione del DNA virale – gene E2. Tutti e tre questi obiettivi dipendono dall'attivazione trascrizionale del genoma virale mediata dal prodotto del gene E1A. In particolare, E1A interagisce da un lato con diverse proteine cellulari che controllano il ciclo cellulare, quali l'oncosoppressore pRb, stimolando l'ingresso nella fase S. D'altro canto, E1A si lega a diversi componenti del complesso basale di trascrizione, tra cui i coattivatori trascrizionali e istone-acetiltrasferasi p300/CBP e P/CAF, diversi fattori di trascrizione della cellula, e le proteine del mediatore, TBP, stimolando l'attivazione trascrizionale di una serie di geni cellulari e della maggior parte dei geni virali. La presenza delle proteine E1A nella cellula ha anche la caratteristica di attivare la proteina p53, tramite l'attivazione trascrizionale dell'oncosoppressore p19[ARF], che si associa a p53 e ne modula l'attività; una delle conseguenze di questa attivazione è l'induzione di apoptosi nella cellula infettata. Tuttavia, almeno tre proteine di adenovirus svolgono attività anti-apoptotica: i due prodotti generati dal gene E1B (E1B-55K, che si lega e inattiva p53 e E1B-19K, un omologo del gene cellulare antipoptotico Bcl-2) e la proteina E4orf6, che anch'essa si lega e inattiva p53.

L'accumulo dei prodotti dei geni E2 (DNA polimerasi, DBP e TP) segna l'inizio della fase di replicazione del genoma virale. Questa inizia dalle ITR alle due estremità del genoma e continua in entrambe le direzioni; il processo, catalizzato dalla DNA polimerasi virale, richiede il legame covalente della TP all'estremità del genoma e l'interazione di una serie di fattori cellulari (NF-I, NF-III ed altri) alle ITR. L'allungamento del DNA neosintetizzato richiede la proteina virale DBP, che si lega al DNA, e del fattore cellulare NF-II. Di regola, il genoma virale non si integra mai in quello della cellula infettata, una proprietà che è condivisa anche dai vettori adenovirali.

All'inizio della replicazione del DNA virale, incomincia anche la trascrizione dei geni tardivi di adenovirus. Questi sono organizzati in un unico lungo trascritto di circa 29.000 nt, che viene successivamente processato mediante l'utilizzo di siti di poliadenilazione e *splicing* alternativi per dare origine a una serie di mRNA. Questi possono essere raggruppati in 5 famiglie (L1-L5) sulla base dell'utilizzo di 5 diversi siti di poliadenilazione. L'espressione di tutti questi trascritti è controllata da uno specifico promotore, il *major late promoter* (MLP), attivato dal fattore di trascrizione cellulare USF/MLTF e transattivato da E1A. La traduzione degli mRNA generati da L1-L5 porta alla sintesi delle proteine strutturali del virione. L'incapsidamento del genoma virale dipende dalla presenza del segnale di incapsidamento ψ, presente a circa 260 bp dall'estremità sinistra del genoma, che consiste in una serie di sequenze ricche in AT. Il rilascio del virus è accompagnato dalla disintegrazione della membrana plasmatica e dalla lisi della cellula.

Struttura dei vettori adenovirali

Tre diverse generazioni di vettori basati su Ad2 e Ad5 sono attualmente presi in considerazione per la terapia genica (Fig. 3.16).

La prima generazione di vettori adenovirali viene ottenuta sostituendo la regione E1, o le regioni E1 ed E3, con una cassetta di espressione contenente il gene terapeutico, un promotore e un sito di poliadenilazione. Come riportato in precedenza, la regione E1 (contenente i geni precoci E1A ed E1B) codifica le proteine indispensabili per l'espressione degli altri geni precoci e dei geni tardivi del virus. Dal momento che queste proteine sono indispensabili per la replicazione del virus, esse devono essere fornite *in trans* in linee cellulari specifiche. La regione E3 codifica proteine che sono indispensabili al virus per controbattere i meccanismi difensivi dell'ospite. Questi prodotti non sono indispensabili per la replicazione virale *in vitro*, e quindi non è necessario che vengano complementati *in trans* nelle cellule in cui vengono generati i vettori. I vettori che portano soltanto la delezione di E1 possono contenere inserti fino a 5.1 kb, quelli deleti in E1 ed E3 fino a 8.2 kb.

Nonostante i vettori deleti della regione E1 non possano replicarsi *in vivo*, l'espressione residua dei molteplici geni virali ancora contenuti in questi vettori stimola una importante risposta infiammatoria e immunitaria dell'ospite, che pone importanti problemi di sicurezza. Inoltre, la risposta immunitaria limita la durata dell'espressione del gene terapeutico in quanto le cellule trasdotte vengono eliminate dai linfociti T citotossici.

Per eliminare alcuni dei geni virali responsabili di questa stimolazione infiammatoria e immunitaria, è stata quindi ottenuta una seconda generazione di vettori adenovirali che porta aggiuntive delezioni nella regione E2 (in particolare, nei geni E2A - che codifica la proteina DBP -, E2B - proteina TP -, o DNA polimerasi), o in tutta o nella maggior parte della regione E4. Questi vettori possono contenere fino a 14 kb di materiale esogeno. Nonostante l'eliminazione di

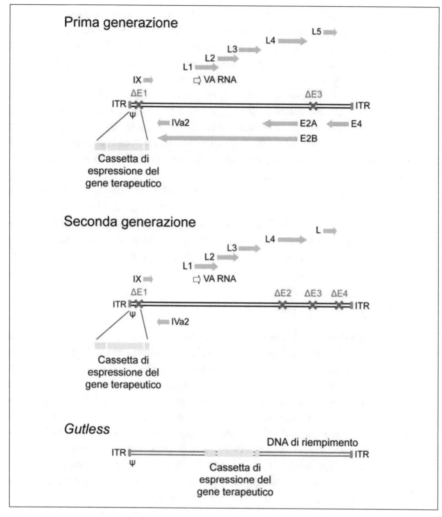

Fig. 3.16. Struttura dei vettori adenovirali di prima e seconda generazione e dei vettori ad alta capacità (*high capacity*, HC) o *gutless*. Nei vettori di prima generazione, viene deleto o inattivato il gene E1, da solo o in combinazione con il gene E3. Il gene terapeutico, comprendente un promotore, il gene propriamente detto e un sito di poliadenilazione, è clonato in corrispondenza della regione E1. Nei vettori di seconda generazione, vengono introdotte mutazioni aggiuntive che inattivano i geni E2 ed E4. Infine, nei vettori *gutless*, l'intero genoma di adenovirus viene sostituito con il DNA esogeno, ad eccezione delle ITR (*inverted terminal repeat*) e del segnale di *packaging* (ψ)

queste regioni, tuttavia, i vettori di seconda generazione non risolvono del tutto il problema dell'immunogenicità, a causa della residua espressione di altri geni ancora contenuti nel genoma virale. Inoltre, l'espressione del gene terapeutico risulta inferiore in questi vettori rispetto a quelli di prima generazione.

Infine, la terza generazione di vettori adenovirali è caratterizzata dalla delezione completa del genoma di adenovirus per fare posto all'inserto di DNA esogeno, con l'eccezione delle regioni indispensabili *in cis* per la replicazione del DNA virale e l'incapsidamento del genoma nei virioni nelle cellule di *packaging*. Questi vettori vengono definiti "*gutless*" o "*gutted*" (letteralmente "eviscerati" o "senza intestino") o "*helper-dependent*", in quanto la loro replicazione dipende interamente dalla co-infezione delle cellule in cui avviene il *packaging* da parte di un vettore *helper* che fornisce *in trans* tutte le proteine indispensabili; vengono anche chiamati "*high capacity*" (HC), in quanto essi possono contenere fino a 37 kb di DNA esogeno, consentendo, quindi, anche il trasferimento di larghe regioni di DNA genomico o di geni multipli.

Un'ulteriore classe di virus derivati da adenovirus e utilizzati per la terapia genica dei tumori è rappresentata dai cosiddetti virus (o vettori) oncolitici, in cui è deleto soltanto il gene E1B-55K e che quindi sono capaci di replicarsi esclusivamente nelle cellule tumorali che mancano di p53. Le proprietà di questi virus mutati sono descritte nella sezione sulla Terapia genica dei tumori.

Produzione dei vettori adenovirali

La produzione di vettori adenovirali è una procedura a due passaggi, che richiede prima l'ottenimento del DNA genomico virale con la sequenza desiderata e poi la sua replicazione e incapsidamento per generare particelle virali che lo contengano.

Per quanto riguarda la generazione del DNA del vettore, la relativa lunghezza del genoma di adenovirus (~38 kb) pone un ostacolo all'utilizzo delle usuali tecniche dell'ingegneria genetica, essenzialmente basate sulla creazione di molecole ricombinanti *in vitro* - grazie all'utilizzo di enzimi di restrizione ed alla ligazione di frammenti di DNA – e alla propagazione di plasmidi che le contengono nei batteri. Nel corso degli ultimi anni, quindi, è stata sviluppata una estesa serie di protocolli relativamente complessi per la produzione di vettori di prima e seconda generazione e, più recentemente, di adenovirus *gutless*.

Per quanto riguarda invece la replicazione e produzione vera e propria dei vettori, essa solitamente avviene all'interno di cellule umane che forniscono *in trans* le proteine i cui geni sono stati rimossi dal genoma del vettore (tipicamente, i geni della regione E1 (E!A ed E1B) nel caso dei vettori di prima e seconda generazione. Queste cellule sono definite cellule *helper*.

Produzione dei vettori di prima e seconda generazione
La generazione di vettori adenovirali di prima o seconda generazione è sostanzialmente basata sull'ottenimento mediante eventi di ricombinazione di lunghe molecole di DNA lineare corrispondenti al genoma di adenovirus (da ITR ad ITR, incluso il segnale di incapsidamento ψ e con una cassetta di espressione con il gene di interesse a sostituire il gene E1 e/o E3).

Il metodo classico utilizzato per generare vettori adenovirali in cui il gene di interesse è inserito nella regione E1 sfrutta gli eventi di ricombinazione che

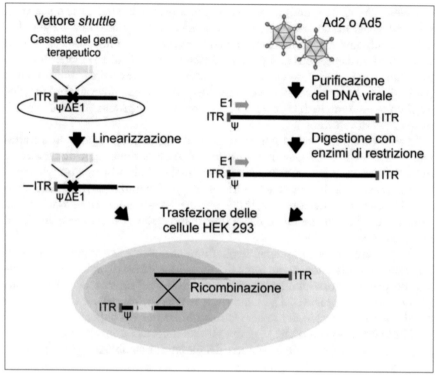

Fig. 3.17. Produzione di vettori adenovirali di prima generazione mediante ricombinazione nelle cellule *helper*. Dopo trasfezione delle cellule con un vettore *shuttle* (contenente il segmento "sinistro" del genoma al cui interno è clonato il gene di interesse) e il genoma di adenovirus linearizzato, un evento di ricombinazione genera la molecola di vettore desiderata; il virus che la contiene viene successivamente propagato. *ITR*, ripetizioni terminali invertite; ψ, segnale di *packaging*. I genomi dei vettori *shuttle* e del genoma adenovirale e gli elementi genetici in esse contenuti non sono disegnati in scala

avvengono spontaneamente tra due molecole di DNA presenti all'interno della stessa cellula (Fig. 3.17). Le cellule di una linea cellulare *helper* che esprime E1 *in trans* (tipicamente, le cellule HEK 293, generate negli anni '70 mediante trasformazione di cellule derivate dal rene embrionale umano con il DNA di Ad5) vengono trasfettate con una molecola di DNA corrispondente alla maggior parte del genoma di adenovirus a partire dall'estremità "destra" (questa molecola è generata dal genoma intero purificato del virus o da un plasmide contenente il genoma mediante digestione con un enzima di restrizione) e con un plasmide contenente la porzione "sinistra" del genoma di adenovirus, parzialmente sovrapposta a quella "destra"; in questo plasmide navetta (*shuttle*), la regione E1 è stata sostituita con la cassetta di espressione contenente il gene di interesse. Grazie alla regione di omologia, all'interno delle cellule avviene un evento di ricombinazione tra le due molecole; ancorché raro, questo evento genera un genoma virale completo, che viene quindi incapsidato in una particella virale, che a sua volta viene rilasciata nel sopranatante delle cellule. Questo sopranatante viene utilizzato per infettare altre cellule, che vengono ricoperte da uno strato di agar, in modo che i virus prodotti non possano diffondersi nella coltura e infettino solo le cellule vicine, generando quindi delle placche di lisi. Una volta identificata una placca di lisi che produce il virus desiderato, questo viene utilizzato per l'infezione di un vasto numero di cellule *helper* e la conseguente produzione di una grande quantità di vettore.

Il metodo sopradescritto risulta lungo e laborioso (l'intera procedura solitamente richiede 2-4 settimane), in quanto la ricombinazione tra le due molecole di DNA è comunque un evento raro; inoltre, nelle cellule, oltre al virus ricombinato, si vengono a ritrovare anche virus *wild type* generati a partire da molecole di DNA originalmente non digerite dall'enzima di restrizione. La produzione del vettore, quindi, richiede molteplici passaggi successivi di infezione e analisi di numerose placche di lisi.

Per ovviare a questi problemi, negli ultimi anni sono stati sviluppati metodi migliorativi, utilizzando, come fonte di DNA virale da far ricombinare nelle cellule, dei plasmidi corrispondenti ai segmenti "destro" e "sinistro" del virus, oppure ligando i due segmenti del genoma virale *in vitro*, prima della trasfezione nelle cellule, oppure cercando di ottenere la ricombinazione nei batteri.

Alternativamente, anziché sfruttare gli eventi di ricombinazione nelle cellule *helper* o nei batteri, è possibile ottenere dei plasmidi ricombinanti corrispondenti al genoma di adenovirus e contenenti la cassetta del gene di interesse *in vitro* e successivamente amplificare questi plasmidi in E. *coli*. Il DNA plasmidico viene quindi recuperato e trasfettato nelle cellule *helper*, dove avviene la sua replicazione e incapsidamento. In particolare, l'inserimento del gene desiderato all'interno del genoma di adenovirus può essere ottenuto mediante ricombinazione sito-specifica *in vitro*. Tipicamente, viene oggi utilizzato un sistema composto da due plasmidi: 1) il primo contiene il DNA di adenovirus circolarizzato in modo da contenere, tra le due ITR, una cassetta procariotica che include un'origine di replicazione e un gene di resistenza ad un antibiotico; il DNA di adenovirus contiene il sito di *packaging* intatto e porta una delezione che inattiva la regione E1; a valle della regione E1 è posto un sito di riconoscimento per una ricombinasi di origine procariotica; 2) il secondo plasmide contiene la cassetta di espressione corrispondente al gene terapeutico e un gene di resistenza ad un antibiotico diverso da quello portato dal plasmide adenovirale; queste sequenze sono fiancheggiate da due siti di riconoscimento per la medesima ricombinasi che riconosce il bersaglio nel DNA adenovirale. I due DNA sono purificati da E. *coli*, mescolati e incubati insieme alla ricombinasi, che media quindi un evento di ricombinazione tale da inserire il segmento del DNA di interesse all'interno del genoma adenovirale. Il prodotto della reazione viene quindi utilizzato per trasformare cellule batteriche, che vengono selezionate con l'antibiotico cui il gene posizionato a fianco del gene terapeutico conferisce resistenza. Il DNA plasmidico viene quindi caratterizzato, purificato e utilizzato per trasfettare le cellule *helper*. La Figura 3.18 illustra un esempio di utilizzo di questa metodica, esempio che trae

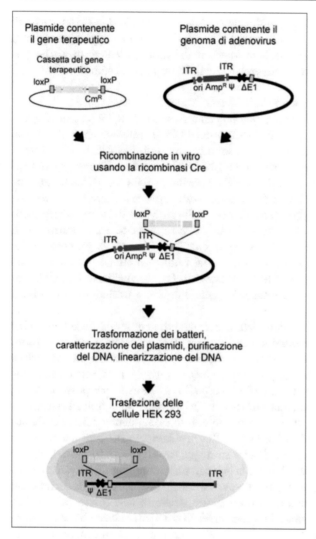

Fig. 3.18. Produzione di vettori adenovirali di prima generazione mediante ricombinazione *in vitro*. La Figura illustra un esempio di generazione di un vettore adenovirale mediante ricombinazione guidata dalla ricombinasi Cre *in vitro*, seguita dall'amplificazione dei plasmidi ottenuti in *E. coli*. La proteina Cre, prodotta dal fago P1, ha come bersaglio una specifica sequenza di 34 bp, definita *loxP* (*locus of crossover* in P1). Quando due sequenze *loxP* sono presenti a distanza, Cre le riconosce e attiva un evento di ricombinazione per cui la regione di DNA tra le due sequenze viene rimossa, lasciando *in loco* una sequenza *loxP* residua. Utilizzando gli stessi siti di riconoscimento, Cre è anche in grado di mediare l'inserzione di un segmento di DNA fiancheggiato da siti *loxP* – in questo caso, il segmento derivato dal plasmide contenente il gene terapeutico - utilizzando un terzo sito *loxP* nella molecola di DNA bersaglio – in questo caso, il DNA adenovirale. *ITR*, ripetizioni terminali invertite; *ψ*, segnale di *packaging*; *ori*, origine di replicazione batterica; *Amp^R*, gene della resistenza all'ampicillina; *Cm^R*, gene della resistenza al cloramfenicolo. I genomi dei vettori *shuttle* e del genoma adenovirale e gli elementi genetici in esse contenuti non sono disegnati in scala

vantaggio del sistema di ricombinazione sito-specifica Cre-*loxP*. Metodiche di questo tipo sono relativamente semplici e veloci, e quindi rappresentano oggi l'approccio di prima scelta per la produzione dei vettori adenovirali, anche grazie alla disponibilità di *kit* commerciali che facilitano la procedura.

Produzione dei vettori adenovirali *gutless*

I vettori adenovirali *gutless* mantengono soltanto le due ITR e il segnale ψ, mentre tutto il resto del genoma è sostituto dal DNA di interesse (Fig. 3.16). Dal momento che i virioni di adenovirus sono in grado di incapsidare DNA lineari che abbiano una lunghezza pari al 75-105% del genoma *wild type*, quando si vogliano utilizzare i vettori *gutless* per il trasferimento di un cDNA o comunque di una cassetta di espressione relativamente corta sussiste solitamente la necessità di completare il DNA da incapsidare con delle sequenze di riempimento (*stuffer* DNA). A questo scopo, viene utilizzato DNA di provenienza procariotica, di lievito o, meglio, sequenze di DNA derivate da larghi introni di geni umani che non contengano regioni espresse. Il DNA del vettore *gutless* così ottenuto viene clonato sotto forma di plasmide, amplificato in *E. coli*, purificato e linearizzato per liberare il frammento fiancheggiato dalle due ITR, e trasfettato in una linea cellulare *helper*.

Essendo i vettori *gutless* completamente privi di geni virali, tutte le proteine indispensabili per la replicazione del vettore devono essere fornite *in trans*. Questo viene ottenuto mediante la co-infezione delle cellule con un adenovirus in grado di replicarsi, che funge quindi da *helper*; tuttavia, mediante questa strategia, sia il genoma del vettore *gutless* sia quello del virus *helper* possono essere incapsidati, e considerevoli quantità di virus *helper* vengono quindi ad essere presenti nella preparazione finale di virus, un evento evidentemente non desiderato in vista dell'utilizzo clinico. Per evitare l'incapsidamento del genoma del virus *helper* possono essere adottate diverse strategie, tra cui la mutazione del segnale ψ del virus *helper*, l'utilizzo di virus *helper* con un genoma significativamente più lungo o più corto di quello ottimale per l'incapsidamento, o l'eliminazione del segnale ψ durante il processo di produzione virale. In particolare, la modalità finora più efficace per evitare l'incapsidamento del virus *helper* è basata su quest'ultima strategia. Cellule HEK 293 progettate in modo da esprimere la ricombinasi Cre (293Cre) vengono trasfettate con il genoma linearizzato del vettore *gutless* e infettate con un vettore adenovirale di prima generazione (deleto della regione E1) in cui il segnale ψ è fiancheggiato da due sequenze *loxP*. All'interno delle cellule, il segnale ψ viene quindi rimosso, prevenendo l'incapsidamento del genoma del virus *helper* nei virioni (Fig. 3.19). Utilizzando questo sistema, la contaminazione da parte del virus *helper* nelle preparazioni finali di vettore è dell'ordine del 0.1-10% rispetto al vettore *gutless*.

Nonostante la relativa efficienza con cui i vettori *gutless* possono essere prodotti utilizzando il metodo sopra descritto, i livelli residui di contaminazione da parte del virus *helper*, probabilmente dovuti all'incompleta efficacia della ricombinasi Cre, pongono comunque importanti problemi di sicurezza in vista della possibile applicazione clinica di questi vettori.

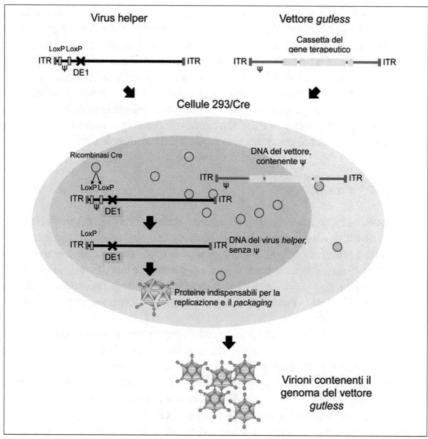

Fig. 3.19. Produzione dei vettori adenovirali *gutless*. I vettori sono prodotti nelle cellule 293/Cre trasfettate con il DNA linearizzato del vettore *gutless* e con un vettore *helper* adenovirale in cui la regione ψ è fiancheggiata da due siti *loxP*. All'interno delle cellule, la ricombinasi Cre rimuove la regione ψ dal genoma del vettore *helper*, prevenendo quindi la sua incorporazione nei virioni e consentendo l'incapsidazione selettiva del DNA del vettore *gutless*

Purificazione e caratterizzazione dei vettori adenovirali

I virioni corrispondenti ai vettori adenovirali prodotti dalle cellule *helper* vengono purificati mediante tre centrifugazioni successive, di cui la prima è una centrifugazione convenzionale e le ultime due sono condotte in un gradiente di cloruro di cesio, in cui le particelle virali vengono separate in funzione della loro specifica densità e quindi purificate e concentrate.

Prima dell'utilizzo, le preparazioni di vettore devono essere controllate per la possibile presenza di virus in grado di replicarsi autonomamente (*replication competent adenovirus, RCA*). In particolare, le cellule HEK 293, utilizzate dalla maggior parte dei protocolli, contengono ~4.5 kb della regione del braccio "sinistro" del genoma di Ad5, comprendente la regione E1, integrata nel cromosoma 19 umano. Questa regione può quindi ricombinare con il vettore adenovirale di prima o seconda generazione, o con il virus *helper* nel caso dei vettori *gutless*, generando quindi degli RCA. Questo evento è tanto più probabile quando più larga sia la scala della preparazione del vettore; inoltre, dal momento che gli RCA si replicano in maniera più efficace del vettore, essi possono progressivamente espandersi e la contaminazione diventare progressivamente sempre più rilevante nel corso di successive produzioni. Nel caso una contaminazione da RCA sia rilevata, ad esempio mediante la PCR, il vettore originale va nuovamente isolato a partire da placche di lisi generate dalla replicazione di singoli cloni.

Proprietà dei vettori adenovirali

Gli adenovirus rappresentano uno strumento molto efficace per il trasferimento genico nelle cellule di mammifero. Infatti, i vettori basati su questi virus infettano un vasto numero di cellule, siano esse in fase replicativa o quiescenti; possono essere purificati e concentrati, fino a raggiungere titoli del'ordine di $1x10^{13}$ particelle/ml; il loro genoma non si integra nelle cellule infettate; infine, l'ultima generazione di vettori (i vettori *gutless*) può contenere frammenti di DNA esogeno grandi fino a oltre 35 kb.

Per quanto riguarda i vettori adenovirali di prima generazione, essi continuano a rappresentare uno strumento molto interessante per il trasferimento genico a scopo sperimentale. Infatti, essi possono contenere segmenti di DNA con una lunghezza compatibile con la maggior parte delle applicazioni della terapia genica (gran parte dei cDNA e cassette di espressione per corti RNA regolatori) ed è possibile ottenerne grandi quantità in maniera relativamente semplice. A livello clinico, il loro utilizzo è tuttavia limitato dalla risposta infiammatoria e immunitaria che essi suscitano, risposta che da un lato limita la durata di espressione del trasgene e dall'altro suscita importanti problemi di sicurezza. La potente induzione di una risposta infiammatoria o immunitaria fu alla base della morte, nel 1999, di un paziente di 18 anni reclutato presso l'Università della Pennsylvania a Filadelfia per il deficit ereditario dell'enzima ornitina transcarbamilasi (OTC), indispensabile per il ciclo dell'urea. Al paziente era stato iniettato nel fegato, attraverso l'arteria epatica, un vettore adenovirale di seconda generazione che veicolava il cDNA di OTC. Dopo poche ore dall'infusione di una dose relativamente alta di vettore, il paziente iniziò a manifestare gravi sintomi di tossicità sistemica, cui dopo 4 giorni seguì il decesso. La morte di questo paziente è stata successivamente attribuita ad una massiccia risposta infiammatoria dovuta all'inoculazione del vettore adenovirale, probabilmente innescata dall'attivazione di una cascata di citochine da parte del capside virale.

Alla luce di queste problematiche, l'utilizzo clinico dei vettori adenovirali di prima e seconda generazione rimane oggi limitato alle applicazioni in cui la durata dell'espressione del trasgene non sia desiderata o richiesta e la stimolazione immunitaria sia altresì desiderabile; in pratica, questo è il caso della terapia genica dei tumori e delle vaccinazioni genetiche.

Per quanto riguarda invece i vettori *gutless*, essi non esprimono geni virali, e le cellule che li contengono non sono quindi riconosciute ed eliminate dal sistema immunitario, fatta salva la potenzialità antigenica del trasgene che veicolano. Questo risulta di particolare interesse per quelle applicazioni in cui altri vettori (in particolare, quelli AAV) non sono invece in grado di veicolare geni terapeutici particolarmente lunghi. Questo è il caso, ad esempio, della distrofia muscolare di Duchenne, una patologia causata da mutazioni del gene della distrofina (vedi sezione sulla Terapia genica delle distrofie muscolari). Il cDNA della distrofina ha una lunghezza di ~14 kb, troppo lungo, quindi, per essere veicolato nei vettori AAV ma ampiamente nei limiti di trasferimento genico da parte dei vettori adenovirali *gutless*. L'utilizzo clinico di questi vettori, tuttavia, è ancora limitato dalla quantità ancora inaccettabile di virus helper contaminante e dalla difficoltà di espandere la loro produzione su vasta scala.

Vettori basati sul virus adeno-associato (AAV)

Prima del suo utilizzo quale vettore per la terapia genica, soltanto pochi laboratori si interessavano alla biologia del virus adeno-associato (*adeno-associated virus*, AAV). Nonostante la diffusione di questo virus in natura, infatti, esso non è mai stato associato ad alcuna patologia umana. Per questo motivo, diversi aspetti del suo ciclo vitale, inclusi molti dei determinanti molecolari che regolano il suo tropismo, sono ancora ampiamente inesplorati. Attualmente, invece, AAV rappresenta uno dei vettori potenzialmente più interessanti per il trasferimento sicuro di geni con potenziale terapeutico *in vivo*; diverse decine di sperimentazioni cliniche sono state già compiute o sono attualmente in corso.

Biologia molecolare e ciclo replicativo di AAV

La famiglia dei Parvovirus (*Parvoviridae*, dal latino *parvus*, piccolo) comprende una estesa serie di piccoli virus a simmetria icosaedrica, sprovvisti di pericapside, contenenti un genoma a DNA a singolo filamento, che infettano numerose specie di mammiferi tra cui l'uomo. La famiglia si divide in due generi, quello degli Erythrovirus, di cui il prototipo umano è il Parvovirus B19, l'agente eziologico della quinta malattia o eritema infettivo mentre il prototipo murino è il *Minute Virus of Mice* (MVM), e quella dei Dependovirus, cui appartiene l'AAV. Mentre i membri del primo genere sono capaci di replicarsi autonomamente, la replicazione di quelli del secondo, invece, dipende strettamente dalla superinfezione della cellula con un altro virus o, più in generale, dal trattamento della cellula con una serie di agenti chimici o fisici in grado di generare uno stress genotossico o metabolico. L'AAV è stato appunto originariamente scoperto quale contaminante di colture cellulari infettate con adenovirus, da cui il nome.

I membri del genere dei Dependovirus sono molto diffusi in natura: più dell'80% degli adulti sopra i 20 anni ha di fatto una risposta anticorpale contro AAV, a testimonianza del loro precedente incontro con questo virus.

Organizzazione del genoma

Il genoma dell'AAV, costituito da DNA a singolo filamento di circa 4.7 kb, contiene due *open reading frame* (ORF), corrispondenti ai due geni Rep e Cap, che codificano, rispettivamente, le proteine indispenzabili alla replicazione del DNA e quelle del capside del virus (Fig. 3.20a). Mediante l'utilizzo di due differenti promotori (p5 e p19) e l'inclusione alternativa di un esone, il gene *rep* codifica 4 isoforme proteiche diverse (Rep78, 68, 52 e 40). Le proteine Rep sono indispensabili per la replicazione del DNA virale, la sua integrazione nel genoma della cellula ospite e la regolazione della trascrizione dei promotori virali; sono dotate di attività endonucleasica a singolo filamento (*nickase*) ed elicasica, ovvero sono in grado di denaturare un doppio filamento di DNA. Inoltre, le proteine Rep esercitano una serie di effetti sulla cellula infettata, tra cui l'inibizione della replicazione del DNA genomico e della trascrizione di molti geni cellulari. Il gene *cap* genera invece tre polipeptidi (VP1, VP2 e VP3) mediante l'utilizzo di tre diversi siti di inizio della traduzione. Tutti i trascritti virali hanno il medesimo sito di poliadenilazione, posizionato in una regione al 5' del genoma virale. La regione codificante di AAV è fiancheggiata da due ripetizioni terminali invertite (*inverted terminal repeat*, ITR) della lunghezza di circa 145 nt, che possiedono una regione di complementarità nei primi 125 nt e formano quindi una struttura a forcina a forma di T, identica ad entrambe le estremità del genoma (Fig. 3.20b). Questa sequenza palindromica è l'unico elemento *in cis* indispensabile per tutte le maggiori funzioni dell'AAV, ovvero la replicazione del DNA virale, l'integrazione del DNA virale nel genoma della cellula ospite e l'incapsidamento del genoma virale all'interno del virione. Le prime due funzioni (replicazione e integrazione) necessitano della presenza della proteina Rep, che si lega specificamente alla sequenza dell'ITR. Le due ITR sono le uniche sequenze derivate dal genoma di AAV ad essere presenti nei vettori.

Struttura dei virioni

I virioni dell'AAV hanno un capside a simmetria icosaedrica (T=1) con un diametro di 18-25 nm, composto da 60 proteine. Queste comprendono 3 proteine VP1, 3 proteine VP2 e 54 proteine VP3 (rapporto: 1:1:18). Dentro il capside trova posto una singola molecola di DNA virale a singolo filamento, che può avere polarità positiva o negativa; in una preparazione di AAV, quindi, il 50% dei virioni ha un DNA a polarità positiva, la rimanente metà il DNA complementare a polarità negativa.

Negli ultimi anni, sono stati isolati almeno 12 diversi sierotipi di AAV (AAV1-AAV12), ben caratterizzati del punto di vista antigenico, e più di 100 altre varianti genetiche sono state ottenute mediante l'amplificazione del DNA di cellule in coltura infettate con adenovirus provenienti da tessuti umani o di primati non umani. Tutti questi virus hanno una simile struttura, dimensione e organizzazione del

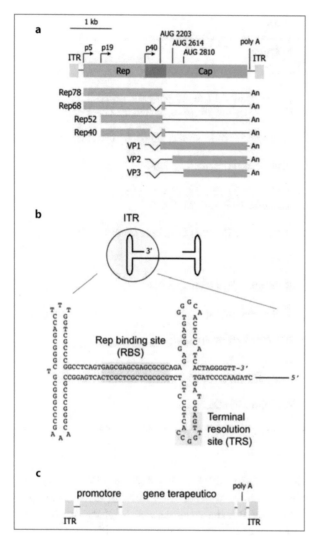

Fig. 3.20. Organizzazione genetica di AAV. **a** Il pannello superiore mostra l'organizzazione genetica di AAV, con l'indicazione dei promotori (p5, p19, p40), i codoni AUG per la traduzione delle proteine codificate dal gene *cap*, e il sito di poliadenilazione. La parte inferiore mostra la struttura degli mRNA virali, con l'indicazione dell'organizzazione introni-esoni e delle proteine codificate. *ITR*, inverted terminal repeat; *An*, coda di poly-A. **b** Ingrandimento della regione ITR, con l'indicazione del sito di legame a Rep (RBS) e il *terminal resolution site* (TRS). **c** Rappresentazione schematica della struttura di un vettore AAV

genoma e differiscono in maniera significativa soltanto per la composizione amminoacidica delle proteine del capside. L'omologia di sequenza tra queste proteine va dal 55 al 99%, e determina in maniera sostanziale l'identità dei recettori cellulari utilizzati per l'ingresso della cellula. In termini generali, tutti gli AAV utilizzano recettori ubiquitari e abbondanti in diversi tipi cellulari (Tabella 3.3). Il sierotipo più caratterizzato, e quello su cui si basano la maggior parte dei vettori attualmente utilizzati per la sperimentazione clinica, è l'AAV2, che si lega ai proteoglicani contenenti eparan-solfati (*heparan sulphate proteoglycans*, HSPG) della superficie cellulare; fungono da co-recettori (non peraltro sempre indispensabili) le integrine αvβ5 e i recettori per il fattore di crescita dei fibroblasti o degli epatociti (FGFR-1 e HGFR-1). Analogamente all'AAV2, anche

Tabella 3.3. Recettori di alcuni Parvovirus

Parvovirus	Recettore
AAV1	Acido sialico (legami α2-3-N e α2-6-N)
AAV2	Proteoglicani contenenti eparan-solfati (HSPG) Corecettori: integrina αvβ5, FGFR1, HGF-R
AAV3	Proteoglicani contenenti eparan-solfati (HSPG)
AAV4	Acido sialico (legami α2-3-O)
AAV5	Acido sialico (legami α2-3-O e α2-3-N) Recettore del PDGF (PDGFR)
AAV6	Acido sialico (legami α2-3-N e α2-6-N)
AAV7	Non noto
AAV8	Recettore della laminina (LamR)
AAV9	Non noto (LamR?)
Parvovirus B19	Antigene P dei globuli rossi
CPV (parvovirus canino)	Recettore della trasferrina Acido sialico (acido N-glicolil-neuraminico, NeuGC)
FPV (parvovirus della panleucopenia felina)	Recettore della trasferrina

l'AAV3 si lega agli HSPG. Al contrario, AAV1, AAV4, AAV5 e AAV6 interagiscono con residui di acido sialico (acido N-acetil neuramminico), variamente legati all'estremità dei glicani della superficie della cellula. AAV8 interagisce con una proteina specifica, LamR, che nella cellula esercita funzioni multiple tra cui quella di recettore per la laminina extracellulare.

Ciclo replicativo
Dopo il legame con i recettori di superficie, l'AAV è internalizzato nella cellula tramite un processo di endocitosi mediata da recettore e si viene quindi a trovare all'interno delle vescicole endosomali. Nonostante il virus sia in grado di penetrare in svariati tipi cellulari, grazie alla proprietà del suo capside di interagire con recettori ubiquitari, l'esito dell'infezione dipende strettamente dalle condizioni fisiologiche della cellula che infetta (Fig. 3.21). Se questa è sottoposta ad uno stress genotossico (ottenuto, ad esempio, trattando le cellule con radiazioni X, radiazioni γ o agenti chimici in grado di danneggiare il DNA) oppure è infettata con un altro virus (tipicamente, con adenovirus), il DNA virale, una volta

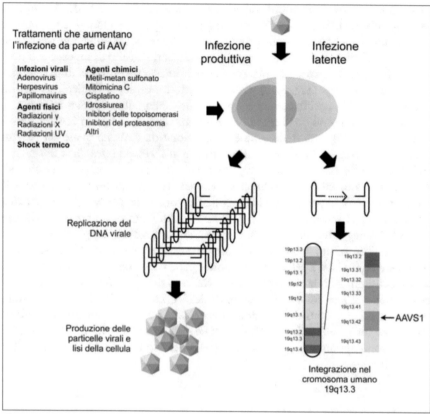

Fig. 3.21. Ciclo replicativo di AAV. Rappresentazione schematica del ciclo replicativo di AAV, in condizioni permissive (*a sinistra*) e non permissive (*a destra*). Nel secondo caso, il DNA virale si integra in maniera sito-specifica nella regione AAVS1 del cromosoma 19q13.3-qter. Ulteriori dettagli sono riportati nel testo

uscito dagli endosomi e trasportato nel nucleo, viene replicato rapidamente dalle proteine cellulari con l'ausilio essenziale della proteina Rep. In poche ore, ogni cellula produce 5×10^5-1×10^6 particelle virali, che portano alla lisi della cellula e al rilascio del virus nell'ambiente esterno.

In situazioni normali, tuttavia, la maggior parte delle cellule non è permissiva alla replicazione virale. Un'efficiente replicazione, infatti, richiede che i virioni escano dagli endosomi, vengano trasportati nel nucleo, ne venga rimosso il capside e, soprattutto, che il genoma a singolo filamento sia inizialmente convertito a doppio filamento di DNA. Un impedimento in uno qualsiasi di questi passaggi di fatto blocca l'instaurarsi di un'infezione produttiva.

In condizioni non permissive, tuttavia, in una frazione delle cellule infettate, il genoma di AAV va comunque a integrarsi in maniera sito-specifica in una determinata regione del cromosoma umano 19q13.3-qter, chiamata AAVS1 e posta immediatamente a monte del gene che codifica la proteina MBS85 (*myosin binding subunit* 85). La capacità di integrarsi in questa regione è strettamente dipendente dalla presenza della proteina Rep, che riconosce una breve regione di omologia all'interno di AAVS1 e media, quindi, con l'ausilio di una serie di proteine cellulari non ancora completamente identificate, un processo di ricombinazione semi-omologa (Fig. 3.21). Questo evento rappresenta l'unico esempio di integrazione sito-specifica che si conosca finora nelle cellule di mammifero.

Non è ancora noto quali siano i determinanti che, a livello molecolare, determinano la permissività delle cellule all'infezione da AAV nè quale sia l'esatto meccanismo con cui l'induzione di un danno al DNA o la presenza di un'altra infezione virale consentano la replicazione del virus. Evidenze sperimentali recenti indicano che il macchinario cellulare che normalmente riconosce il danno al DNA, e in particolare le proteine del complesso MRN (Mre11, Rad50 e Nbs1), si lega al genoma a singolo filamento di AAV come se fosse una struttura di DNA danneggiato e ne blocca la conversione da singolo a doppio filamento. In presenza di un danno genotossico, le proteine del complesso MRN vanno a riconoscere le regioni del DNA cellulare danneggiato, e lasciano quindi libero il DNA di AAV, consentendo la sua replicazione. Nel caso della coinfezione con adenovirus, l'effetto *helper* sulla replicazione di AAV è mediato da alcuni geni virali, ovvero quelli codificati dalle regioni precoci E1A/E1B, E2A, E4 (in particolare, E4orf6) e quello che codifica l'RNA VA-I. Le proteine E1B-55K ed E4orf6 di adenovirus sono appunto in grado di indurre la degradazione del complesso cellulare MRN.

Struttura e produzione dei vettori AAV

Il genoma dell'AAV può essere convertito in una forma a doppio filamento e clonato all'interno di un plasmide; se la sequenza delle ITR rimane intatta, le proteine Rep sono in grado di determinare l'escissione del genoma dal plasmide e iniziare la replicazione del DNA virale. Questo processo richiede esclusivamente le ITR *in cis* e la proteina Rep *in trans*. Se la cellula esprime anche le proteine codificate dal gene *cap*, il DNA a singolo filamento che si forma viene incapsidato a formare virioni infettivi grazie all'interazione delle ITR con le proteine VP1-3.

I vettori AAV vengono usualmente generati a partire dal genoma del sierotipo 2 (AAV2), clonato sotto forma di plasmide, rimuovendo tutte le sequenze virali ad eccezione delle due ITR (~145 bp ciascuna). Tra le due ITR viene clonata una cassetta di espressione costituita da un promotore, dal gene terapeutico e da un segnale di poliadenilazione (Fig. 3.20c). Per dirigere l'espressione del gene terapeutico può essere utilizzata un'estesa serie di promotori di origine cellulare o virale, costitutivi, inducibili o tessuto-specifici. La cassetta trascrizionale clonata tra le due ITR può occupare fino a circa 4-4.5 kb.

L'espressione delle proteine Rep ha un effetto tossico, in quanto esse interferiscono con diversi processi essenziali per la vitalità della cellula, quali la replicazione del DNA genomico e la trascrizione dei geni cellulari. Per questo motivo, non è possibile ottenere delle linee cellulari di *packaging* in grado di esprimere costitutivamente il gene *rep*. Quindi, i vettori AAV vengono prodotti mediante trasfezione transeunte delle cellule HEK 293 con un plasmide contenente il vettore AAV, come sopra descritto, e un plasmide contenente i geni *rep* e *cap* dell'AAV ma sprovvisto delle ITR. Per stimolare la permissività delle cellule alla replicazione di AAV, queste devono quindi essere infettate con adenovirus, o, in maniera più conveniente, trasfettate con un terzo plasmide che porta i geni *helper* di adenovirus E2A, E4 e VA-I RNA; i geni E1A ed E1B sono direttamente espressi dalle cellule HEK 293. Molti laboratori interessati alla produzione di AAV utilizzano oggi un unico plasmide *helper*, che contiene sia i geni *rep* e *cap* di AAV2 sia i geni di adenovirus; in questo caso, la produzione del vettore contempla la trasfezione delle cellule con due soli plasmidi, quello *helper* e quello corrispondente al vettore AAV (Fig. 3.22).

Dopo 48 ore dalla trasfezione, le cellule iniziano a mostrare un chiaro effetto citopatico, dovuto alla replicazione del virus, e, sia nel sopranatante della coltura sia nel lisato cellulare, si accumula una grande quantità di virioni. A differenza dei vettori retrovirali, i virioni di AAV sono molto resistenti alle manipolazioni e agli agenti chimici e fisici e possono essere efficacemente purificati mediante centrifugazione su gradiente di cloruro di cesio o iodixanolo, o tramite cromatografia. Le preparazione virali così ottenute hanno un grado di purezza tale da poter essere inoculate negli animali da esperimento o nell'uomo. I titoli che si ottengono possono arrivare a 1×10^{14} particelle virali per ml; la concentrazione di questi vettori è quindi di 5 ordini di grandezza superiore a quella dei vettori retrovirali pseudotipizzati con VSV-G e di 2-3 ordini di grandezza superiore a quella dei vettori basati su adenovirus.

Il sistema di produzione classico di AAV prevede l'utilizzo delle ITR di AAV2 congiuntamente ai geni *rep* e *cap* sempre di AAV2. Tuttavia, le proteine capsidiche corrispondenti a qualsiasi sierotipo di AAV sono in grado di riconoscere le ITR di AAV2 e di mediare l'incorporazione del genoma del vettore all'interno dei virioni. È possibile quindi cambiare il sierotipo del vettore semplicemente utilizzando, al momento della sua produzione, un gene *cap* corrispondente al sierotpo desiderato. Vengono oggi correntemente utilizzati vettori AAV portanti il capside dei sierotipi 1-9, con diverse proprietà di tropismo d'organo (vedi in seguito).

Proprietà dei vettori AAV

Quando iniettati *in vivo*, i vettori AAV risultano estremamente efficienti su particolari tipi di cellule, tutte caratterizzate dal fatto di essere differenziate in maniera terminale e di essere fuoriuscite permanentemente dal ciclo cellulare (cellule post-mitotiche). Questo è il caso dei cardiomiociti, delle fibre muscolari striate, dei neuroni, di diversi tipi cellulari della retina - tra cui le cellule ganglionari, i fotorecettori e le cellule dell'epitelio pigmentato -, e, in maniera minore, degli epatociti. In queste cellule, il genoma dell'AAV viene efficientemente

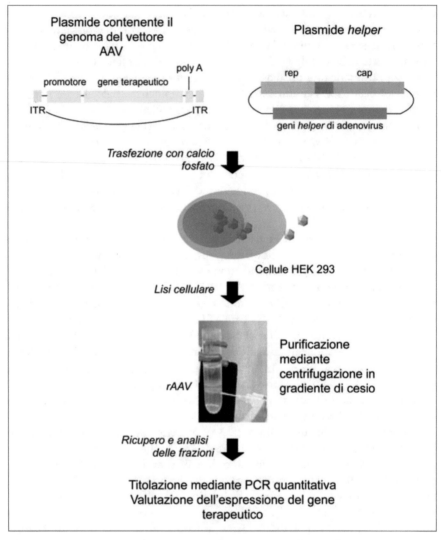

Fig. 3.22. Produzione dei vettori AAV. Per produrre i vettori AAV, due plasmidi vengono trasfettati in maniera transiente nelle cellule HEK 293. Il primo plasmide corrisponde al vettore AAV stesso, in cui la cassetta del gene terapeutico è fiancheggiata dagli *inverted terminal repeat* (ITR), il secondo codifica le proteine Rep e Cap e per le proteine di adenovirus che forniscono *in trans* le funzioni *helper*. Ventiquattro ore dopo la trasfezione, le cellule vengono lisate ed i vettori sono purificati mediante centrifugazione su gradiente di cloruro di cesio

trasportato nel nucleo e convertito in DNA a doppio filamento. Diverse copie del DNA del vettore quindi multimerizzano e rimangono in forma episomale, non integrata, nel nucleo delle cellule trasdotte.

A dimostrazione dell'importanza, nel determinare l'efficienza dei vettori AAV, del passaggio di conversione da singolo a doppio filamento di DNA del genoma virale, i vettori che portano la cassetta del gene terapeutico clonata sotto forma di due copie complementari, posizionate in tandem l'una di seguito all'altra, sono in grado di generare spontaneamente un DNA a doppio filamento, complementandosi internamente, e risultano significativamente più efficaci dei vettori tradizionali. Tali vettori, denominati AAV con auto-complementarietà (*self-complementary* AAV, scAAV) hanno tuttavia capacità di clonazione dimezzata in termini di lunghezza (max. ~2.5 kb).

Risulta importante osservare che l'integrazione del genoma del virus AAV *wild type* in una specifica localizzazione del genoma della cellula ospite (regione AAVS1) è strettamente dipendente dall'azione delle proteine Rep. Dal momento che il gene che codifica queste proteine non è presente nei vettori, la loro integrazione nel genoma della cellula ospite non avviene o, nel caso in cui in minima parte avvenga, essa è del tutto casuale in termini di specificità di sequenza. Nonostante la mancata integrazione dei vettori, le cellule che mostrano un'elevata permissività naturale all'infezione da AAV sono tutte cellule post-mitotiche, che non si dividono e persistono per molti mesi o anni, in alcuni casi quali il cuore, il cervello, la retina, per tutta la vita. Inoltre, nella loro forma episomale, il DNA dei vettori AAV non va incontro a problemi di silenziamento dell'espressione genica, come avviene nel caso dei vettori gammaretrovirali. L'espressione del gene terapeutico, quindi, viene mantenuta per periodi di tempo molto prolungati che, almeno nei roditori, corrispondono a tutta la vita dell'animale.

I diversi sierotipi di AAV mostrano un profilo di efficienza diverso nei vari tessuti, e, da un lato, aumentano l'efficienza con cui determinati tipi cellulari naturalmente permissivi vengono trasdotti mentre dall'altro ampliano il numero di organi in cui AAV può essere utilizzato (Tabella 3.4). Ad esempio, il muscolo è trasdotto in maniera particolarmente efficiente da AAV1, AAV6 (che differisce di soli 6 amminoacidi da AAV1) e AAV7; il polmone da AAV5; nella retina, i fotorecettori sono un eccellente bersaglio per AAV5 mentre l'epitelio pigmentato lo è per AAV5 e AAV4; infine, AAV8 trasduce in maniera efficiente il pancreas endocrino ed esocrino, e il fegato. Tra gli isolati più recenti, i sierotipi 8 e 9 mostrano la capacità di passare attraverso gli endoteli dei vasi sanguigni e, quando somministrati per via endovenosa o intra-peritoneale nell'animale da esperimento, sono in grado di trasdurre efficientemente il cuore e i muscoli scheletrici.

Le caratteristiche biologiche dei vettori AAV (mancata stimolazione infiammatoria e immunitaria dell'ospite, persistenza dell'espressione del trasgene, possibilità di essere prodotti ad alto titolo) e il loro peculiare tropismo per le cellule post-mitotiche hanno incoraggiato, negli ultimi 5 anni, l'allestimento di diverse decine di sperimentazioni cliniche, di cui particolare rilevanza sembrano avere quelle a livello del cervello (morbo di Parkinson e morbo di Alzheimer), della retina (amaurosi congenita) e del cuore (scompenso cardiaco).

Tabella 3.4. Tropismo d'organo dei sierotipi di AAV

Organo		Sierotipo (in ordine di efficienza)
Fegato		AAV8, AAV9
Muscolo scheletrico		AAV1, AAV7, AAV6, AAV8, AAV9, AAV2, AAV3
Sistema nervoso centrale		AAV5, AAV1, AAV4, AAV2
Occhio	Epitelio pigmentato	AAV5, AAV4, AAV1, AAV6
	Fotorecettori	AAV5
Polmone		AAV5, AAV9
Cuore		AAV9, AAV8
Pancreas		AAV8
Rene		AAV2

Vettori basati sul virus dell'herpes simplex (HSV)

Diversi aspetti della biologia del virus dell'herpes simplex di tipo 1 (HSV-1) suggeriscono il potenziale valore di questo virus quale vettore per la terapia genica. Tra questi vanno ricordati: 1) l'ampio spettro d'ospite, dal momento che molti recettori che il virus utilizza per il suo ingresso nella cellula (quali gli HSPG e la nectina 1, sono espressi diffusamente sulla superficie di numerose cellule; 2) l'alta infettività; 3) la capacità di infettare efficientemente le cellule che non si replicano; 4) il fatto che almeno metà dei più degli 80 geni noti di HSV-1 non sono indispensabili per la replicazione del virus nelle cellule in coltura e possono essere quindi rimossi per fare spazio al trasgene e alle sue sequenze regolatorie; 5) la possibilità di produrre vettori ad alto titolo senza problemi di contaminazione con virus *wild type*; infine, 6) la proprietà del virus di stabilire infezioni latenti che durano per lunghissimo tempo nei neuroni, proprietà che può essere sfruttata per esprimere geni terapeutici selettivamente in queste cellule. D'altro canto, la relativa complessità del genoma virale e l'ancora inadeguata comprensione delle proprietà molecolari di diverse delle proteine da esso codificate ne limitano ancora un utilizzo esteso.

Biologia molecolare e ciclo replicativo degli herpesvirus

La famiglia degli *Herpesviridae* comprende una vasta serie di virus, molto diffusi nella maggior parte delle specie animali, che comprende più di 130 virus diversi, di cui almeno 9 infettano l'uomo: il virus dell'herpes simplex di tipo 1 e 2 (HSV-1 e HSV-2), il citomegalovirus (CMV), il virus della varicella-zoster (VZV), il virus di Epstein-Barr (EBV) ed gli herpesvirus umani di tipo 6A, 6B, 7 e 8 (HHV-6A, HHV-6B, HHV-7 ed HHV-8).

Tutti i membri dalla famiglia condividono almeno tre caratteristiche biologiche che li caratterizzano: 1) la proprietà di codificare una vasta serie di enzimi coinvolti nel metabolismo degli acidi nucleici, tra cui la timidino-chinasi (TK), che viene utilizzata in alcune applicazioni di terapia genica dei tumori in qualità di gene suicida; vedi Sperimentazioni cliniche di terapia genica; 2) la localizzazione nucleare del sito di replicazione virale e di assemblaggio del capside; 3) la capacità di instaurare due tipi di infezione, una produttiva che porta alla produzione di nuove particelle virali e alla lisi della cellula infetta, e una latente, in cui il genoma virale è mantenuto sotto forma di molecola di DNA a doppio filamento circolare chiusa e solo una piccola frazione dei geni virali viene espressa.

I membri della famiglia degli hepervirus sono stati inizialmente classificati in tre sotto-famiglie: gli alfaherpesvirus - caratterizzati da spettro d'ospite ampio, ciclo replicativo rapido e capacità di stabilire infezioni latenti prevalentemente nei gangli sensoriali -, cui appartengono, tra gli herpesvirus umani, HSV-1, HSV-2 e VSV; i betaherpesvirus – che mostrano uno spettro d'ospite più ristretto, hanno un ciclo replicativo più lungo e sono capaci di stabilire infezioni latenti nelle ghiandole secretorie, le cellule del sistema linforeticolare e il rene -, cui appartengono CMV, HHV-6 ed HHV-7, e i gammaherpesvirus – che mostrano prevalentemente un tropismo specifico per le cellule linfoidi -, cui appartengono EBV ed HHV-8.

Organizzazione del genoma

Gli herpesvirus hanno un genoma composto da DNA a doppio filamento lineare di grandi dimensioni (120-250 kb). In particolare, il genoma di HSV-1 ha 152 kb e codifica almeno 84 geni, classificati, a seconda del momento in cui sono espressi nel ciclo replicativo del virus, in geni immediati precoci (*immediate early*, IE), precoci (*early*, E) o tardivi (*late*, L). I geni IE codificano proteine regolatorie, quelli E i fattori necessari per la replicazione virale, mentre i prodotti dei geni L sono soprattutto proteine strutturali dei virioni.

Struttura dei virioni

Tutti i membri della famiglia degli herpesvirus sono caratterizzati da una comune struttura del virione, costituita da un nucleo centrale (*core*) che contiene il DNA genomico, un capside icosaedrico composto da 162 capsomeri, una struttura dall'apparenza amorfa che circonda il capside, denominata tegumento, e un pericapside che deriva dalla gemmazione del virione dalla membrana cellulare e che contiene diverse glicoproteine virali che sporgono dalla superficie (Fig. 3.23a). Nel caso di HSV-1, sono almeno 11 le glicoproteine virali presenti sul pericapside del virione, in un numero totale superiore a 1000 unità. Il virione ha un diametro complessivo che varia dai 120 ai 300 nm.

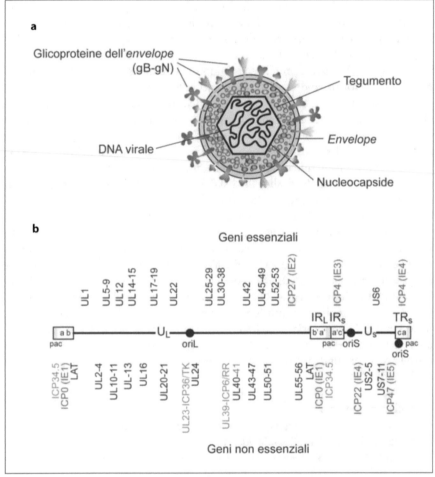

Fig. 3.23. HSV-1 e vettori derivati da questo virus. **a** Rappresentazione schematica della struttura dei virioni di HSV-1. **b** Organizzazione del genoma di HSV-1. Il genoma è costituito da una molecola di DNA lineare a doppio filamento di 152 kb, contenente più di 80 geni. È composto da due segmenti di lunghezza diversa, lungo e corto (*unique long,* U_L e *unique short,* U_S), fiancheggiati da ripetizioni invertite, chiamate TR_L (ripetizione terminale del segmento lungo) e IR_L (ripetizione interna del segmento lungo), e TR_S e IR_S. Le ripetizioni che fiancheggiano U_L sono designate ab e b'a', mentre quelle che fiancheggiano U_S a'c' e ca. Il genoma contiene due differenti origini di replicazione, oriL nel segmento lungo e oriS nel segmento corto; oriS, insieme al gene ICP4, è presente in duplice copia, dal momento che entrambi sono localizzati nelle ripetizioni invertite che fiancheggiano il segmento lungo. Circa metà dei geni sono essenziali per la replicazione del virus nelle cellule in coltura (*indicati nella parte superiore dello schema*), mentre l'altra metà non lo è (*parte bassa dello schema*). I geni indicati in blu sono geni non essenziali che sono inattivati nei vettori competenti per la replicazione finora sviluppati e descritti nel testo; i geni in rosso sono geni precoci immediati (IE) che sono mutati nei virus difettivi per la replicazione. Il genoma contiene tre segnali pac (*indicati in giallo*), indispensabili per l'incapsidamento del genoma all'interno delle particelle virali

Ciclo replicativo di HSV-1

L'infezione della cellula inizia con il legame del virus con i glicosaminoclicani (GAG) della superficie cellulare, in particolare con l'eparan solfato e il dermatan solfato, legame mediato dalle glicoproteine C e B (gC e gB) esposte sul pericapside del virus. Questa iniziale interazione è seguita da un legame più specifico tra la gD e alcuni recettori di membrana, tra cui HveA (*herpes virus entry A*) – anche conosciuta come HveM -, un membro della famiglia di recettori del *tumor necrosis factor*, TNF, ed HveC (anche chiamata nectina-1), una proteina transmembrana della superfamiglia delle immunoglobuline, espressa ad alti livelli nei neuroni sensitivi. Queste interazioni portano alla fusione del pericapside virale con la membrana della cellula e all'entrata del capside, insieme con le proteine del tegumento, all'interno del citoplasma. Il processo è mediato, con meccanismi non ancora completamente chiariti, anche dall'azione delle glicoproteine gB, gH/gL e gD.

Successivamente all'entrata nella cellula, il DNA virale viene trasportato nel nucleo, dove entra attraverso i pori nucleari e dà inizio agli eventi propri del ciclo litico. I geni virali sono espressi in maniera temporalmente regolata. Immediatamente dopo l'entrata del DNA virale nel nucleo, e in assenza di sintesi *de novo* di proteine virali, inizia la trascrizione dei 5 geni precoci immediati (IE; ICP0, ICP4, ICP22, ICP27 e ICP47). I prodotti dei geni IE attivano l'espressione dei geni precoci (E), che codificano le proteine coinvolte nella replicazione del DNA virale. Quando questa è avvenuta, le proteine IE attivano la trascrizione dei geni tardivi (L). L'espressione dei geni IE è aumentata da VP16, una proteina strutturale che agisce in sinergia con molti fattori di trascrizione cellulari sui promotori dei geni IE. I prodotti dei geni L comprendono le proteine strutturali del virus, che consentono quindi l'assemblaggio di nuove particelle virali e il completamento del ciclo litico.

Durante l'infezione primaria da HSV-1, il virus si replica dapprima nelle cellule epiteliali vicino al sito di esposizione iniziale. Il virus quindi entra all'interno delle terminazioni nervose sensitive e il capside è trasportato tramite la via del trasporto assonale retrogrado lungo il citoscheletro dell'assone fino al corpo cellulare dei neuroni dei gangli sensoriali. Una volta entrato nel nucleo di queste cellule, si instaura un'infezione latente. Questa è caratterizzata dalla presenza del genoma virale come DNA a doppio filamento circolare o sotto forma di multimeri concatemerizzati, che persistono nel nucleo in forma episomale, ovvero non integrata nel DNA della cellula ospite. In questo stato latente, tutti i geni della fase litica sono trascrizionalmente silenti, e viene unicamente espressa una famiglia di trascritti non poliadenilati denominati LAT (*latency associated transcripts*), a localizzazione nucleare. La funzione di questi RNA, che hanno una struttura simile ai *lariat*, ovvero ai prodotti che si generano durante il processamento degli introni durante lo *splicing*, non è nota; tuttavia, la loro produzione, che può persistere per l'intera vita dell'ospite, può essere utilizzata come marcatore dell'infezione virale latente.

Struttura e produzione dei vettori derivati da HSV-1

Una delle maggiori limitazioni imposte dai vettori derivati da HSV-1 è legata al fatto che il virus *wild type* è altamente patogeno *in vivo*, e che la sua iniziezione intracerebrale causa un'encefalite di solito fatale. Risulta quindi essenziale rimuovere gli elementi di patogenicità dal genoma virale prima di poter utilizzare il virus come vettore. Tre strategie alternative sono state seguite a questo scopo: 1) rimuovere tutti i geni che non sono indispensabili per la replicazione *in vitro* ma sono invece essenziali per la replicazione *in vivo*; questo genera dei vettori ancora competenti per la replicazione ma con virulenza attenuata (vettori competenti per la replicazione attenuati); 2) rimuovere tutti i geni che sono indispensabli per la tutte le forme di replicazione (vettori difettivi per la replicazione); 3) rimuovere tutto il genoma del virus ad eccezione di un'origine di replicazione e il segnale di incapsidamento (vettori ampliconi). La costruzione e le caratteristiche di ciascuno di questi vettori sono descritte di seguito.

Vettori competenti per la replicazione attenuati

Una limitata replicazione di un vettore HSV *in vivo* può risultare utile, quale strumento per propagare il trasgene veicolato anche a cellule vicine a quelle originariamente trasdotte, amplificando quindi l'efficacia terapeutica. La delezione di alcuni geni non essenziali consente in effetti di generare mutanti di HSV che sono ancora in grado di replicarsi *in vitro*, ma la cui replicazione *in vivo* è fortemente compromessa. Tra questi sono compresi alcuni geni i cui prodotti sono coinvolti nella replicazione del DNA, nella determinazione della virulenza del virus, o nell'induzione della capacità alla cellula infettata di evadere dal sistema immunitario (Fig. 3.23b). Esempi di tali proteine sono gli enzimi timidino-chinasi (TK) e ribonucleotide reduttasi (RR), due proteine indispensabili per consentire la replicazione del DNA virale nei neuroni, cellule in cui normalmente le proteine della replicazione del DNA non sono presenti; oppure il prodotto del gene *vhs* (*virion-host shut off*), che porta alla rapida destabilizzazione e al blocco della traduzione degli mRNA della cellula infettata; oppure il fattore di neurovirulenza ICP34.5, che consente la continuazione della traduzione nelle cellule infettate nonostante l'infezione attivi la chinasi cellulare PKR, che normalmente fosforila il fattore di inizio della traduzione eIF2α, bloccandone l'attività quale meccanismo di difesa antivirale. Diversi studi hanno indicato che i vettori replicativi attenuati non soltanto mostrano la capacità di replicarsi autonomamente, ma, se inoculati nel cervello, sono anche in grado di circolare in regioni diverse da quelle in cui sono stati iniettati, simili in questo al virus *wild type*.

Vettori ricombinanti difettivi per la replicazione

La replicazione litica di HSV-1 nei neuroni inizia immediatamente dopo l'entrata del DNA virale nel nucleo della cellula infettata. Qui rivestono un ruolo fondamentale i prodotti dei geni IE, che prima attivano la trascrizione dei geni E, coinvolti nella replicazione del DNA virale, e poi, quando questa è avvenuta, dei geni L, che codificano le proteine strutturali del virus. In particolare, la rimozione di due geni IE, ICP4 e ICP27, dal genoma virale previene la replicazione litica; i virus che portano la delezione di questi geni, quindi, sono in grado di replicarsi esclusivamente in laboratorio all'interno di cellule in cui le funzioni mancanti siano supplementare *in trans*. Quando inoculati *in vivo*, questi virus difettivi non sono in grado di attivare la cascata di eventi che porta all'infezione litica e quindi entrano in uno stato di persistenza assimilabile alla latenza virale. I vettori HSV difettivi, ottenuti secondo questo principio e solitamente recanti anche mutazioni aggiuntive in altri geni IE potenzialmente tossici per la cellula, persistono per lunghi periodi sia nei neuroni sia in cellule non-neuronali (Fig. 3.23b).

Vettori ampliconi

I vettori ampliconi consistono di particelle virali identiche ai virioni selvatici di HSV-1, ma il cui il genoma è costituito da una forma concatemerica di un plasmide (l'amplicone). Questo è costituito da un convenzionale plasmide di *E. coli* che porta un'origine di replicazione (generalmente l'origine ori-S) e un segnale di *packaging* (pac o "a"), entrambi derivati dal genoma di HSV-1 (Fig. 3.24). Le rimanenti porzioni dell'amplicone portano le sequenze trasgeniche di interesse; vista la capacità di incapsidazione dei virioni di HSV-1, queste possono avere dimensioni molto ampie, virtualmente fino a più di 150 kb. Questa dimensione rappresenta senza dubbio la massima capacità di clonazione raggiungibile con qualsiasi sistema di trasferimento genico attualmente disponibile.

La sostanziale differenza tra i vettori HSV-1 difettivi per la replicazione e gli ampliconi consiste nel fatto che questi ultimi sfruttano i virioni di HSV-1 per infettare la cellula bersaglio, ma successivamente persistono nella cellula senza esprimere alcun gene virale. Quindi, mentre i vettori difettivi per la replicazione presentano comunque un potenziale rischio di riattivazione, complementazione o ricombinazione con genomi di HSV-1 *wild type* latenti nel paziente, i vettori ampliconi sono del tutto sicuri da questo punto di vista. D'altro lato, la produzione di preparazioni ad alto titolo di ampliconi è considerevolmente più difficile di quanto lo sia quella dei vettori ricombinanti difettivi per la replicazione.

La produzione dei vettori ampliconi avveniva inizialmente in cellule trasfettate con il plasmide amplicone (prodotto nei batteri) e superinfettate con un virus *helper* HSV-1 difettivo, che forniva *in trans* tutte le proteine indispensabili per l'amplificazione e l'incapsidazione del DNA dell'amplicone nelle particelle di HSV-1. In questa maniera, tuttavia, si generavano preparazioni di vettore contaminate da virus *helper*. Più recentemente, questo problema è stato evitato mediante la co-trasfezione dell'amplicone con un set di 5 cosmidi parzialmente sovrapposti in grado di fornire *in trans* tutte le proteine del virus indispensabili per la replicazione del DNA virale e la produzione dei virioni. Questo sistema è stato ulteriormente migliorato mediante l'utilizzo di un crosomosoma artificiale batterico (*bacterial artificial chromosome*, BAC) quale sorgente delle proteine virali.

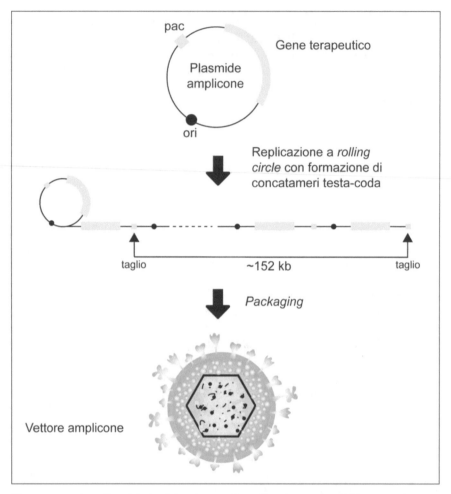

Fig. 3.24. Vettori amplicone derivati da HSV-1. Gli amplicone sono plasmidi batterici che contengono una o più cassette di espressione di un trasgene e due sequenze virali non codificanti, ovvero un'origine di replicazione del DNA (*ori*) e un segnale di taglio e incapsidamento del DNA (*pac*). Dopo trasfezione in una linea cellulare che fornisce funzioni *helper* per la replicazione di HSV-1 *in trans*, l'amplicone viene replicato con un meccanismo a cerchio rotante (*rolling circle*), che genera concatameri testa-a-coda, i quali vengono incapsidati all'interno dei virioni in forma di DNA lineare di circa 152 kb

Proprietà dei vettori derivati da HSV-1

Ciascuno dei tre tipi di vettori derivati da HSV-1 possiede caratteristiche diverse che ne guidano le possibili applicazioni nel campo della terapia genica.

Una delle principali applicazioni dei *vettori competenti per la replicazione attenuati* è in campo oncologico quali virus per la terapia oncolitica dei tumori (vedi sezione sulla terapia genica dei tumori). Diversi virus modificati sono stati finora ottenuti a questo scopo. La prima generazione conteneva mutazioni in un singolo gene tali da limitare la replicazione virale nelle cellule in fase attiva di replicazione. In particolare, i geni considerati erano il gene TK, il gene UL39, che codifica la subunità maggiore della RR (ICP6), e il gene γ34.5, che codifica il fattore di neurovirulenza ICP34.5. Mentre i primi due mutanti non sono andati oltre la sperimentazione animale a causa del rischio di tossicità, diversi mutanti alla proteina ICP34.5, che nei modelli animali hanno mostrato una considerevole efficacia antitumorale, sono attualmente in corso di sperimentazione clinica. Visto il successo di questa prima generazione di virus attenuati, si è ottenuta una seconda generazione di virus con mutazioni multiple (in particolare, ICP34.5 e ICP6, anch'esso in fase di sperimentazione clinica) e una terza generazione in cui, oltre alle delezioni dei geni sopramenzionati, i virus modificati fungono effettivamente da vettori in quanto contengono anche i geni di varie citochine (IL-4, IL-12, IL-10, GM-CSF) o della molecola co-stimolatoria B7.1, al fine di aumentare l'immunogenicità dei tumori.

Un'altra applicazione interessante dei vettori erpetici attenuati è il loro utilizzo quali vaccini vivi attenuati per l'immunizzazione contro l'infezione naturale da HSV-1. A questo fine, sono stati finora ottenuti varie combinazioni di mutanti nelle regioni che codificano le glicoproteine di superficie o i geni IE del virus, al fine di sviluppare un ceppo ideale che sia capace di replicarsi in maniera limitata, in modo da stimolare una robusta risposta immunitaria ma, al contempo, sia del tutto privo delle proprietà di neurovirulenza. La sperimentazione di questi mutanti è per ora limitata alla fase preclinica.

Infine, è interessante notare che numerosi studi hanno indicato che il tropismo di HSV-1 può essere modificato mediante la delezione o la modificazione delle glicoproteine di superficie del virus, che normalmente sono coinvolte nell'infezione. In particolare, le delezioni di gB e/o gC, la delezione di gD e la sua sostituzione con VSV-G, e la creazione di chimere tra gC e ligandi di recettori specifici può consentire alternativamente di ampliare il tropismo d'ospite o di restringerlo all'infezione di cellule che esprimono determinati recettori specifici.

I *vettori ricombinanti difettivi per la replicazione* e gli *ampliconi* sono stati invece utilizzati, finora a livello preclinico, per trasferire un'ampia varietà di geni in diversi tessuti. Nel cervello, i geni trasferiti comprendono quelli che codificano proteine con attività tossica o proapoptotica (per la terapia genica dei gliomi), neurotrofica, quali NGF o BDNF (per la terapia genica delle malattie neurodegenerative), o enzimatica, quali la tirosina idrossilasi (per la terapia genica del morbo di Parkinson). Altri studi hanno mostrato che sia i virus difettivi sia gli ampliconi possono essere utilizzati in tessuti diversi da quello nervoso, tra cui il muscolo, il cuore, il fegato, o per il trasferimento di geni con proprietà vaccinali. È prevedibile che alcuni di questi studi giungeranno alla fase di applicazione clinica nel prossimo futuro.

Vettori virali per la terapia genica: campi di applicazione e valutazione comparativa

La Tabella 3.5 presenta una sinossi di proprietà, vantaggi e svantaggi delle cinque principali classi di vettori virali per la terapia genica. Ciascuna di esse è contraddistinta da alcune caratteristiche intrinseche, che ne indirizzano l'uso verso specifici campi di applicazione.

Capacità di clonazione

I vettori attualmente disponibili differiscono ampiamente in termini di capacità di accomodare frammenti di DNA di dimensione diversa, con uno spettro che spazia da cDNA di 3-4 kb per i vettori AAV e di 8 kb per i retrovirus, fino a giungere a frammenti di DNA genomico di 30-40 kb per i vettori adenovirali *gutless* e di 150 kb per i vettori HSV amplicon. Nel valutare queste dimensioni, va tuttavia tenuto presente che la porzione codificante dei geni ha una dimensione media di 1,5 kb; ne consegue che anche la dimensione relativamente ridotta dell'AAV non impedisce tuttavia che i vettori da esso derivati possano essere utilizzati per veicolare un'estesa serie di geni terapeutici. La dimensione dei vettori diventa davvero limitante sostanzialmente in due situazioni specifiche, ovvero quando i cDNA da trasferire hanno effettivamente grandi dimensioni come, ad esempio, nel caso della distrofina (9.7 kb) o del Fattore VIII della coagulazione (>8 kb), o quando la trascrizione del gene terapeutico deve essere strettamente regolata, una proprietà che solitamente richiede la presenza di elementi genetici molto estesi, come, ad esempio, nel caso della terapia genica delle talassemie o del diabete. In queste situazioni, il ricorso ai vettori adenovirali *gutless* o agli amplicon erpetici è quanto mai auspicabile. Questi ultimi, in particolare, sembrano poter accomodare interi loci genetici, composti dall'intero gene (esoni + introni) e dai suoi elementi regolatori.

Semplicità di produzione

I sistemi di produzione delle diverse classi di vettori sono estremamente diversi. Nel caso dei vettori gammaretrovirali anfotropici ed ecotropici, la possibilità di utilizzare cellule di *packaging* rappresenta ovviamente un vantaggio rispetto ai sistemi di produzione basati sulla trasfezione transeunte. Al contrario, la produzione dei vettori AAV, dei vettori lentivirali e degli amplicon erpetici è basata sulla trasfezione transeunte di plasmidi nelle cellule produttrici. A questo proposito, va però osservato che, anche nel caso dei vettori gammaretrovirali, l'aumento di efficienza che si ottiene utilizzando la proteina VSV-G (che non può essere espressa stabilmente) è tale da far preferire oggi un approccio transeunte. Un altro problema importante relativo alla produzione dei vettori, fondamentale ovviamente per l'utilizzo clinico, è il grado di purezza delle preparazioni virali e, in particolare, la presenza di virus *helper* all'interno di queste. Questo rappresenta

Tabella 3.5. Vantaggi e svantaggi dei principali vettori virali per la terapia genica

Metodo	Vantaggi	Svantaggi
Vettori basati sui gammaretrovirus	Trasduzione efficiente Integrazione nel genoma della cellula trasdotta Buona capacità di clonazione (6-8 kb)	Bassi titoli (se non pseudotipizzati) Mutagenesi inserzionale Silenziamento dell'espressione genica Trasducono soltanto le cellule in attiva replicazione
Vettori basati sui lentivirus (HIV-1)	Trasduzione di cellule quiescenti primarie *in vivo* Integrazione nel genoma della cellula trasdotta	Bassi titoli (se non pseudotipizzati) Preoccupazioni per la sicurezza Potenziale di mutagenesi inserzionale
Vettori basati sugli adenovirus	Trasduzione molto efficiente e ad alta molteplicità Alti livelli di espressione genica Produzione di preparazioni concentrate Ampia capacità di clonazione Infezione di cellule sia in replicazione sia quiescenti Ampio spettro d'ospite	Trasduzione transeunte Stimolazione di una potente risposta infiammatoria ed immunitaria dell'ospite (vettori di prima generazione)
Vettori basati sul virus adeno-associato (AAV)	Derivato da un virus non patogeno, con un vasto spettro d'ospite Produzione di preparazioni concentrate Trasduzione ad alta molteplicità Infezione di cellule quiescenti *in vivo* Mancanza di risposta infiammatoria o immunitaria dell'ospite Espressione genica prolungata (anni)	Capacità di clonazione relativamente limitata (<5kb) Mancanza di una linea cellulare di *packaging* Tropismo limitato ad alcuni tessuti Scarsa conoscenza dei meccanismi molecolari di replicazione
Vettori basati sull'herpes simplex virus di tipo 1 (HSV-1)	Persistenza in forma latente Ampia capacità di clonazione Tropismo per le cellule neuronali	Difficili da manipolare Scarsa conoscenza delle proprietà biologiche Elementi di patogenicità difficili da eliminare

un problema molto importante quando si utilizzano gli adenovirus *gutless* o gli ampliconi erpetici prodotti con virus HSV-1 difettivo quale virus *helper*.

Efficienza di trasduzione

I vettori gammaretrovirali e lentivirali, entrambi pseudotipizzati con VSV-G, sono capaci di infettare un esteso numero di tipi cellulari. Tuttavia, uno stringente requisito dei gammaretrovirus è che le cellule infettate siano in fase di attiva replicazione. Questa caratteristica ne previene sostanzialmente l'utilizzo nella maggior parte dei tessuti *in vivo*, restringendone il campo di applicazione ai sistemi *ex vivo*. Al contrario, i vettori lentivirali sono in grado di trasdurre le cellule quiescenti in maniera relativamente efficiente, in particolare quando queste cellule siano metabolicamente attive. Queste caratteristiche ne consentono l'utilizzo per il trasferimento genico nei neuroni *in vivo* ed nelle cellule staminali ematopoietiche *ex vivo*, anche in assenza di una loro pre-stimolazione. I vettori adenovirali, in virtù dell'utilizzo del recettore CAR espresso ubiquitariamente, sono invece capaci di trasdurre la grande maggioranza dei tipi cellulari sia *in vivo* che *ex vivo*. Questi vettori di fatto rappresentano il veicolo più efficiente di trasferimento genico oggi disponibile, sia dal punto di vista del numero delle cellule trasdotte sia da quello dell'efficienza di espressione del gene terapeutico. Tuttavia, la loro efficacia è limitata, nelle cellule che si replicano, dal fatto di non integrarsi e di venire quindi progressivamente diluiti o perduti durante la duplicazione cellulare. Anche i vettori AAV utilizzano recettori ubiquitari (HSPG e acido sialico) e sono quindi internalizzati dalla maggior parte delle cellule. Tuttavia, il tropismo di questi vettori è fondamentalmente dettato dagli eventi che accadono nella cellula dopo il loro ingresso, eventi che di fatto ne restringono l'utilizzo ad alcuni specifici tessuti post-mitotici, quali il muscolo scheletrico, il cuore, il cervello e la retina. I vettori AAV, quindi, rappresentano il sistema di trasferimento genico ottimale per questi tessuti. La recente identificazione di un vasto spettro di sierotipi diversi di AAV peraltro ne sta estendendo l'utilizzo anche alle patologie di altri organi, quali il fegato, il pancreas e il polmone. I vettori gammaretrovirali e lentivirali usualmente infettano le cellule a bassa molteplicità, e, nella maggior parte dei casi, soltanto un provirus si trova integrato nelle cellule trasdotte. Al contrario, i vettori adenovirali e AAV infettano ad alta molteplicità, e solitamente nelle cellule trasdotte sono riscontrabili molte copie di vettore, non integrato nel genoma cellulare.

Persistenza

I diversi vettori virali differiscono ampiamente in termini di persistenza del proprio genoma nelle cellule trasdotte e di durata di espressione del gene che veicolano. Gammaretrovirus e lentivirus si integrano nel genoma della cellula, e vengono quindi ereditati permanentemente ad ogni divisione cellulare. Sono i vettori di scelta per il trattamento di malattie ereditarie monogeniche recessive, in cui si desidera la correzione permanente di un difetto genetico. Tuttavia, soprattutto i vettori basati sui gammaretrovirus, vanno incontro ad eventi di silenziamento dell'espressione genica nel tempo: in assenza di pressione selettiva, il DNA provirale nelle cellule trasdotte viene mutilato e silenziato definitivamente. L'AAV di norma non si integra nel genoma; tuttavia, le cellule per cui mostra tropismo *in vivo* sono post-mitotiche e a lunga sopravvivenza: il virus persiste, quindi, per periodi molto prolungati, di mesi o anni; rimanendo episomale, non va incontro ad eventi di silenziamento genico e continua a mantenere l'espressione del gene terapeutico. La durata dell'efficacia dei vettori adenovirali di prima generazione è invece fortemente limitata, non dalle proprietà intrinseche del vettore, ma dall'induzione della risposta immunitaria che elimina le cellule trasdotte: solitamente, il DNA virale e quindi l'espressione del gene terapeutico non è mantenuto per più di 10-14 giorni dal momento della trasduzione. L'uso di questi vettori è quindi limitato alle situazioni in cui la persistenza dell'effetto terapeutico non sia necessaria, come, ad esempio, nella terapia genica dei tumori o nelle vaccinazioni, o non sia desiderabile, come quando si voglia esprimere transitoriamente un fattore di crescita, ad esempio per l'induzione di angiogenesi terapeutica. Infine, i vettori basati su HSV-1 risultano molto interessanti quando si voglia esprimere per tempi prolungati un gene nel cervello, in quanto sfruttano le proprietà del virus *wild type* di persistere in forma episomale nel nucleo dei neuroni per tutta la vita dell'organismo.

Induzione di effetti indesiderati

L'utilizzo dei vettori virali è ancora fortemente caratterizzato dalla possibile insorgenza di eventi indesiderati o francamente patologici. I vettori adenovirali di prima generazione, come più volte ricordato, sono fortemente pro-infiammatori e inducono una potente risposta immunitaria. I vettori gammaretrovirali e, potenzialmente, quelli lentivirali possono indurre eventi di mutagenesi inserzionale. I vettori lentivirali, inoltre, come ampiamente discusso più sopra, continuano a suscitare quesiti relativi alla loro sicurezza, quesiti che peraltro sembrerebbero essere superati dalla recente introduzione dei vettori lentivirali di terza generazione. I vettori basati su HSV-1, infine, sia quelli difettivi per la replicazione sia quelli francamente oncolitici, suscitano preoccupazioni per la loro possibile riattivazione e conseguente neurovirulenza.

Letture consigliate

Barriere cellulari al trasferimento genico

Conner SD, Schmid SL (2003) Regulated portals of entry into the cell. Nature 422:37–44
Doherty GJ, McMahon HT (2009) Mechanisms of endocytosis. Annu Rev Biochem 78:857–902

Nichols B (2003) Caveosomes and endocytosis of lipid rafts. J Cell Sci 116:4707-4714
Plemper RK, Wolf DH (1999) Retrograde protein translocation: ERADication of secretory proteins in health and disease. Trends Biochem Sci 24:266-270
Sandvig K, van Deurs B (2005) Delivery into cells: lessons learned from plant and bacterial toxins. Gene Ther 12:865–872

Inoculazione diretta di DNA ed RNA

Braun S (2008) Muscular gene transfer using nonviral vectors. Curr Gene Ther 8:391–405
Herweijer H, Wolff JA (2003) Progress and prospects: naked DNA gene transfer and therapy. Gene Ther 10:453–458

Metodi fisici

Andre F, Mir LM (2004) DNA electrotransfer: its principles and an updated review of its therapeutic applications. Gene Ther 11(Suppl 1):S33-42
Bigey P, Bureau MF, Scherman D (2002) In vivo plasmid DNA electrotransfer. Curr Opin Biotechnol 13:443-447
Frenkel V (2008) Ultrasound mediated delivery of drugs and genes to solid tumors. Adv Drug Delivery Rev 60:1193–1208
Hagstrom JE (2003) Plasmid-based gene delivery to target tissues in vivo: the intravascular approach. Curr Opin Mol Ther 5:338-344
Heller LC, Heller R (2006) In vivo electroporation for gene therapy. Hum Gene Ther 17:890-897
Hynynen K (2008) Ultrasound for drug and gene delivery to the brain. Adv Drug Delivery Rev 60:1209–1217
Newman CM, Bettinger T (2007) Gene therapy progress and prospects: ultrasound for gene transfer. Gene Ther 14:465-475
Walther W, Stein U, Fichtner I et al (2001) Nonviral in vivo gene delivery into tumors using a novel low volume jet-injection technology. Gene Ther 8:173-180
Wells DJ (2004) Gene therapy progress and prospects: electroporation and other physical methods. Gene Ther 11:1363–1369

Metodi chimici

Beerens AM, Al Hadithy AF, Rots MG et al (2003) Protein transduction domains and their utility in gene therapy. Curr Gene Ther 3:486–494
Elouahabi A, Ruysschaert JM (2005) Formation and intracellular trafficking of lipoplexes and polyplexes. Mol Ther 11:336–347
Dass CR (2004) Lipoplex-mediated delivery of nucleic acids: factors affecting in vivo transfection. J Mol Med 82:579-591
Dincer S, Turk M, Piskin E (2005) Intelligent polymers as nonviral vectors. Gene Ther 12(Suppl 1):S139-45
Duncan R, Izzo L (2005) Dendrimer biocompatibility and toxicity. Adv Drug Delivery Rev 57:2215-2237
Fittipaldi A, Giacca M (2005) Transcellular protein transduction using the Tat protein of HIV-1. Adv Drug Delivery Rev 57:597–608

Giacca M (2004) The HIV-1 Tat protein: a multifaceted target for novel therapeutic opportunities. Curr Drug Targets Immune Endocr Metabol Disord 4:277–285

Park TG, Jeong JH, Kim SW (2006) Current status of polymeric gene delivery systems. Adv Drug Delivery Rev 58:467–486

van Dillen IJ, Mulder NH, Vaalburg W et al (2002) Influence of the bystander effect on HSVtk/GCV gene therapy. A review. Curr Gene Ther 2:307–322

Vile RG, Russell SJ, Lemoine NR (2000) Cancer gene therapy: hard lessons and new courses. Gene Ther 7:2–8

Wasungu L, Hoekstra D (2006) Cationic lipids, lipoplexes and intracellular delivery of genes. J Control Release 116:255–264

Zuhorn IS, Engberts JB, Hoekstra D (2007) Gene delivery by cationic lipid vectors: overcoming cellular barriers. Eur Biophys J 36:349-362

Vettori virali

Alba R, Bosch A, Chillon M (2005) Gutless adenovirus: last-generation adenovirus for gene therapy. Gene Ther 12(Suppl 1):S18-27

Aiken C (1997) Pseudotyping human immunodeficiency virus type 1 (HIV-1) by the glycoprotein of vesicular stomatitis virus targets HIV-1 entry to an endocytic pathway and suppresses both the requirement for Nef and the sensitivity to cyclosporin A. J Virol 71:5871-5877

Argnani R, Lufino M, Manservigi M et al (2005) Replication-competent herpes simplex vectors: design and applications. Gene Ther 12(Suppl 1):S170-7

Bessis N, GarciaCozar FJ, Boissier MC (2004) Immune responses to gene therapy vectors: influence on vector function and effector mechanisms. Gene Ther 11[Suppl 1]:S10–17

Chang AH, Sadelain M (2007) The genetic engineering of hematopoietic stem cells: the rise of lentiviral vectors, the conundrum of the ltr, and the promise of lineage-restricted vectors. Mol Ther 15:445–456

Coffin JM, Hughes H, Varmus HE (1997) Retroviruses. Cold Spring Harbor Laboratory Press, Cold Spring Harbor, New York, NY, USA

Daniel R, Smith JA (2008) Integration site selection by retroviral vectors: molecular mechanism and clinical consequences. Hum Gene Ther 19:557–568

Danthinne X, Imperiale MJ (2000) Production of first generation adenovirus vectors: a review. Gene Ther 7:1707-1714

Epstein AL (2005) HSV-1-based amplicon vectors: design and applications. Gene Ther 12(Suppl 1):S154-8

Kay MA, Glorioso JC, Naldini L (2001) Viral vectors for gene therapy: the art of turning infectious agents into vehicles of therapeutics. Nat Med 7:33–40

Mueller C, Flotte TR (2008) Clinical gene therapy using recombinant adeno-associated virus vectors. Gene Ther 15:858-863

Schambach A, Baum C (2008) Clinical application of lentiviral vectors: concepts and practice. Curr Gene Ther 8:474–482

Sinn PL, Sauter SL, McCray PB Jr. (2005) Gene therapy progress and prospects: development of improved lentiviral and retroviral vectors—design, biosafety, and production. Gene Ther 12:1089-1098

St George JA (2003) Gene therapy progress and prospects: adenoviral vectors. Gene Ther 10:1135–1141

Thomas CE, Ehrhardt A, Kay MA (2003) Progress and problems with the use of viral vectors for gene therapy. Nat Rev Genet 4:346–358

Wu Z, Asokan A, Samulski RJ (2006) Adeno-associated virus serotypes: vector toolkit for human gene therapy. Mol Ther 14:316–327

Zentilin L, Giacca M (2008) Adeno-associated virus vectors: versatile tools for in vivo gene trans-
    fer. Contrib Nephrol 159:63–77
Zufferey R, Dull T, Mandel RJ et al (1998) Self-inactivating lentivirus vector for safe and effi-
    cient in vivo gene delivery. J Virol 72:9873-9880

CAPITOLO 4

Sperimentazioni cliniche di terapia genica

A partire dal 1989, anno della prima applicazione della terapia genica nei pazienti (vedi sezione su Geni come farmaci), sono state eseguite più di 1600 sperimentazioni cliniche, che hanno coinvolto alcune decine di migliaia di pazienti. Se valutato in termini di reale effetto terapeutico conseguito, il successo complessivo di queste sperimentazioni è stato obiettivamente modesto. Salvo alcune eclatanti eccezioni, la maggior parte delle sperimentazioni si è scontrata con problematiche di ordine sia tecnologico sia biologico probabilmente superiori a quelle attese. Tuttavia, a distanza di oltre 20 anni dalla prima applicazione, le prospettive di successo a breve termine della terapia genica oggi appaiono sicuramente migliori. Infatti da un lato i progressi compiuti in termini di veicolazione sempre più efficiente degli acidi nucleici *in vivo* ed *ex vivo* e dall'altro l'identificazione di nuovi geni con potenzialità terapeutica consentono di essere estremamente fiduciosi nel successo finale della terapia genica quale strumento per il trattamento efficace di svariate patologie umane.

Sperimentazioni cliniche di terapia genica: considerazioni generali

Una fonte affidabile e aggiornata di informazioni sulle sperimentazioni cliniche di terapia genica è disponibile sul sito web http://eu.wiley.com. Quelle condotte negli Stati Uniti e nel Regno Unito sono disponibili nei database mantenuti, rispettivamente, dal Genetic Modification Clinical Research Information System (GeMCRIS®) (http://www. gemcris.od.nih.gov/) e dal Gene Therapy Advisory Committee (GTAC) del Department of Health (http://www.dh.gov.uk/ab/GTAC/index.htm).

Negli anni successivi al 1989, si è assistito a un aumento progressivo nel numero di sperimentazioni cliniche approvate dalle autorità competenti, per toccare una media di più di 100 sperimentazioni per anno, inizialmente negli Stati Uniti, Paese in cui sono tuttora condotte circa 2/3 delle sperimentazioni complessive, e successivamente anche in diversi paesi europei e in Australia. Dopo quest'entusiasmo iniziale, la morte di un paziente reclutato per una sperimentazione di terapia genica per trattare il deficit di ornitina-transcarbamilasi con un vettore adenovirale (nel 1999; vedi sezione sulla Terapia genica delle malattie del fegato), lo sviluppo di leucemia in alcuni bambini con SCID-X1 trattati con un vettore retrovirale (nel 2002; vedi sezione sulla Terapia genica delle cellule staminali ematopoietiche) e, più in generale, una crescente percezione della generale inefficacia dei protocolli proposti ha portato a una progressiva riduzione nel numero delle nuove sperimentazioni cliniche condotte negli anni successivi, a favore di maggiori sforzi nel miglioramento delle tecnologie di base e delle conoscenze biologiche.

Negli ultimi 5 anni, tuttavia, l'entusiasmo per la terapia genica è stato fortemente rinfocolato dal crescente numero di applicazioni che si giovano dei vettori AAV e dal loro successo nella terapia di alcune malattie degenerative; a partire dal 2005, sono state di nuovo circa un centinaio le sperimentazioni di terapia genica condotte annualmente in tutto il mondo, con uno spettro di applicazioni significativamente diverso da quello originale, che include oggi diverse malattie degenerative del sistema nervoso centrale, del sistema cardiovascolare e della retina.

La Figura 4.1a riporta la distribuzione delle sperimentazioni cliniche di terapia genica finora condotte in relazione alla fase di sperimentazione. Risulta immediatamente evidente che in più dell'80% dei casi si è trattato di sperimentazioni di Fase I o I/II, aventi quindi come obiettivo unico o prevalente quello di valutare la sicurezza della procedura e definire alcuni parametri assimilabili alla farmacocinetica, quali il destino del vettore o delle cellule modificate, i livelli di espressione dell'acido nucleico terapeutico e la persistenza del trattamento; queste sperimentazioni sono state condotte su un numero limitato di pazienti, tipicamente da 1 a 20. Soltanto meno del 17% delle sperimentazioni è stato di Fase II o II/III, ovvero aventi come obiettivo quello di valutare l'efficacia terapeutica dell'acido nucleico. Circa una cinquantina di sperimentazioni hanno raggiunto la Fase III, avendo avuto come obiettivo, quindi, la valutazione dell'efficacia terapeutica in un numero relativamente più esteso di pazienti, dell'ordine di diverse decine o centinaia. Queste comprendono alcune estese sperimentazioni di vaccinazione contro HIV, che hanno avuto risultato estremamente deludente, e una trentina di sperimentazioni per la terapia genica dei tumori, prevalentemente basate sulla somministrazione di vettori virali esprimenti citochine che stimolano il sistema immunitario o sull'utilizzo del gene suicida timidino-chinasi (vedi sezione sulla Terapia genica dei tumori). Infine, diverse sperimentazioni di Fase III sono attualmente in fase di compimento, ed si propongono di indurre angiogenesi terapeutica nei pazienti con ischemia del miocardio o degli arti inferiori utilizzando plasmidi o vettori adenovirali che veicolano geni pro-angiogenetici (vedi sezione sulla Terapia genica delle malattie cardiovascolari).

Il limitato numero di sperimentazioni in fase più avanzata della Fase 1 è fortemente indicativo dei problemi che la terapia genica ha incontrato a livello clinico. Basti citare, a questo proposito, le 35 sperimentazioni cliniche riguardanti la terapia genica della fibrosi cistica utilizzando il gene CFTR: sebbene più di metà di queste abbia avuto inizio prima della fine del 1995, nessuna ha raggiunto a tutt'oggi la Fase III, in quanto i risultati ottenuti non sono stati incoraggianti.

Quando le oltre 1600 sperimentazioni vengono divise per campo di applicazione (Fig. 4.1b), risulta che le malattie ereditarie monogeniche, nonostante queste siano state le prime malattie ad essere state affrontate ed esista una solida logica per tentarne il trattamento con la terapia genica, hanno costituito dal 1989 ad oggi soltanto meno del 10% delle malattie oggetto di sperimentazione clinica, comprendendo una ventina di patologie diverse. Come verrà discusso in seguito, l'interesse non prioritario per queste patologie è sostanzialmente dovuto al fatto che, nel loro complesso, le malattie genetiche con eredità monogenica recessiva rappresentano una fetta relativamente ridotta della patologia umana (meno del 2%). A tutt'oggi, la maggior parte delle sperimentazioni cliniche di terapia genica (più del 60%) hanno avuto come obiettivo la terapia dei tumori, includendo in questa categoria neoplasie di varia localizzazione e derivazione istologica, affrontate mediante l'utilizzo di una serie molto diversa di strategie terapeutiche, che spaziano dalla vaccinazione contro antigeni tumorali al trasferimento di geni citotossici attivabili farmacologicamente. Un numero progressivamente crescente di applicazioni cliniche ha come obiettivo il trattamento delle malattie cardiovascolari. Nel 1998, erano soltanto una decina le sperimentazioni in questo settore, oggi assommano a più di 140, a testimonianza della crescente percezione delle possibilità che la terapia genica offre in questo campo. Come già riportato sopra, la maggior parte delle applicazioni sono per l'induzione di angiogenesi terapeutica nella cardiopatia ischemia e nell'ischemia periferica mediante il trasferimento di geni pro-angiogenetici; nel 2008 è stato anche iniziata la prima sperimentazione per la terapia genica dello scompenso cardiaco.

Due altri settori di applicazione che hanno suscitato grande entusiasmo negli ultimi anni sono quelli delle malattie degenerative del sistema nervoso centrale, dell'occhio e della retina. Si tratta di sperimentazioni per la terapia genica del morbo di Alzheimer e del morbo di Parkinson nel cervello e per la forma di amaurosi congenita di Leber dovuta al difetto della proteina RPE65 nell'occhio. In tutti questi casi, l'iniziale successo delle sperimentazioni compiute è legato all'utilizzo di vettori basati su AAV, in virtù dello spiccato tropismo che questi vettori mostrano per i neuroni e le cellule della retina.

Infine, vanno menzionate le più di 130 sperimentazioni compiute per le malattie infettive, delle quali la grande maggioranza hanno avuto come obiettivo l'infezione da HIV-1. Si è trattato soprattutto di sperimentazioni di vaccinazione genetica, basate sul trasferimento di geni codificanti varie combinazioni di proteine virali. Purtroppo, nessuna di queste strategie, analogamente peraltro ai tentativi di indurre una risposta immunitaria direttamente utilizzando antigeni proteici, ha avuto finora successo. Non mancano peraltro tentativi diversi di indurre resistenza all'infezione da HIV-1 mediante la modificazione genetica delle cellule che sono il bersaglio naturale dell'infezione.

Più di due terzi delle sperimentazioni condotte finora si sono avvalse di vettori virali, a causa della grande efficienza di trasferimento genico che questi sistemi offrono (Fig. 4.1c). I vettori basati sui gammaretrovirus, che costituivano il principale metodo di trasferimento genico all'inizio degli anni '90, vengono oggi presi molto meno in considerazione a causa dell'incapacità di questi vettori di

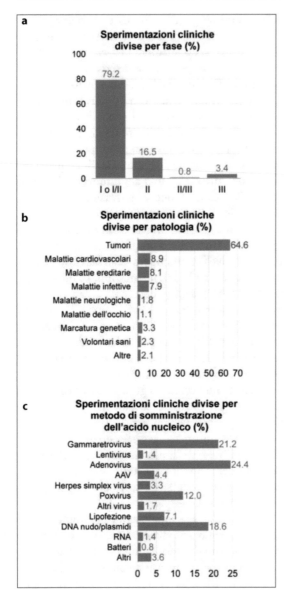

Fig. 4.1. Sperimentazioni cliniche di terapia genica. Gli istogrammi mostrano la percentuale di sperimentazioni cliniche divise per fase (**a**), patologia (**b**), e modalità di somministrazione dell'acido nucleico con funzione terapeutica (**c**)

trasdurre cellule quiescenti, della caratteristica di essere soggetti a silenziamento dell'espressione genica nel tempo e, soprattutto, dei problemi di mutagenesi inserzionale dovuti alla loro propensione ad inserirsi in corrispondenza dei geni e causarne l'inappropriata espressione; complessivamente, solo il 21% delle sperimentazioni finora condotte ha fatto uso di questi vettori. I vettori lentivirali sono apparsi alla ribalta nel 1996, e dal quel momento hanno acquisito progressiva popolarità. Tuttavia, per problemi di sicurezza, la prima sperimentazione che ha fatto uso di questi vettori è stata approvata soltanto nel 2003 per la terapia genica dell'infezione da HIV-1. Da quel momento, una trentina di sperimentazioni sono attualmente in corso o attendono approvazione, tra cui diversi studi per il trattamento di malattie ereditarie monogeniche.

I vettori adenovirali di prima e seconda generazione, che sono stati finora utilizzati in circa un quarto delle sperimentazioni, hanno suscitato importanti problematiche legate alla loro proprietà di stimolare una forte risposta immunitaria e infiammatoria; l'utilizzo di questi vettori è quindi ora prevalentemente ristretto alla terapia genica dei tumori o al trasferimento di geni che esprimono proteine contro cui si desidera stimolare una risposta vaccinale. Infine, risultano oggi molto promettenti i vettori basati su AAV, il cui uso si sta progressivamente estendendo alle sperimentazioni che prevedono il trasferimento genico nel muscolo, nel cuore, nel cervello e nella retina. Sono state finora quasi 80 le sperimentazioni che hanno fatto uso di questi vettori, prevalentemente condotte negli anni più recenti. Tra queste, particolare importanza rivestono quelle per la terapia genica dell'amaurosi congenita di Leber dovuta ad un difetto della proteina RPE65, una proteina normalmente espressa nelle cellule dell'epitelio pigmentato della retina, e per la terapia genica delle malattie neurodegenerative. In quest'ultimo settore di applicazione, sono attualmente in corso più di 10 sperimentazioni cliniche, i risultati di alcune delle quali sono estremamente promettenti, tra cui alcuni studi per la terapia del morbo di Alzheimer, del morbo di Parkinson e di errori congeniti del metabolismo con prevalenti manifestazioni cerebrali (il morbo di Batten e la malattia di Canavan).

Oltre ai vettori virali, un numero considerevole di sperimentazioni (quasi il 20%) utilizza DNA nudo, sotto forma di oligonucleotidi o plasmidi. Nel caso dei plasmidi, si tratta prevalentemente di sperimentazioni che sfruttano la capacità di alcuni tipi cellulari di internalizzare gli acidi nucleici presenti nell'ambiente extracellulare e di esprimere le corrispondenti proteine, quali le cellule che presentano l'antigene (APC), allo scopo di stimolare una risposta del sistema immunitario, o le cellule muscolari e cardiache, per l'induzione di angiogenesi terapeutica. Infine, formulazioni basate sui lipidi o polimeri cationici sono utilizzate in meno dell'8% delle sperimentazioni.

Terapia genica delle cellule staminali ematopoietiche

Una delle applicazioni della terapia genica che offre potenzialità terapeutiche più ad ampio spettro è la terapia genica delle cellule staminale ematopoietiche (*hematopoietic stem cell*, HSC), ovvero le cellule che risiedono nel midollo osseo e fungono da precursori di tutte le cellule del sangue e degli organi linfatici (globuli rossi, linfociti, granulociti, monociti/macrofagi, cellule dendritiche, piastrine). Come tutte le cellule staminali, le HSC sono capaci di proliferare mantenendo intatte le loro caratteristiche indifferenziate, mentre una frazione della loro progenie è in grado di differenziarsi nei diversi stipiti cellulari. Eleganti esperimenti condotti nel topo hanno indicato che è sufficiente una singola HSC, trapiantata in un animale in cui tutte le HSC endogene siano state inattivate con alte dosi di radiazioni, per ripopolare il midollo osseo e ricostituire completamente tutte le funzioni del sistema ematopoietico e immunitario.

Ematopoiesi e trapianto di cellule staminali ematopoietiche

Il midollo osseo è un tessuto molto eterogeneo, contenuto nella maggior parte delle ossa spugnose, che costituisce circa il 4% del peso totale dell'organismo. Oltre alle cellule staminali del tessuto ematopoietico e alla loro progenie, contiene fibroblasti (tessuto reticolare connettivo), adipociti, osteoblasti, un'abbondante rete di vasi sanguigni e cellule staminali di origine mesenchimale, potenzialmente in grado di differenziarsi in vari tipi cellulari di origine mesodermica. All'interno del compartimento ematopoietico, una piccola frazione di cellule risulta positiva per l'antigene CD34 (cellule CD34$^+$), e comprende sia la vera HSC che tutta una serie di progenitori a valle della HSC in diversi stadi di differenziamento. Il fenotipo CD34$^+$, CD38$^-$, HLA-DR$^-$ e CD90/(Thy-1)$^+$ definisce un sottogruppo che contiene le HSC più primitive, in grado di autorinnovarsi. Approssimativamente 1-4% delle cellule del midollo osseo e 0.1% delle cellule del sangue periferico esprimono l'antigene CD34; solo l'1% di queste cellule, tuttavia, ha le caratteristiche di una vera HSC (CD34$^+$/CD38$^-$). Quindi, nel midollo osseo, solo 1 cellula ogni 1×10^4 cellule mononucleate totali è realmente una HSC. Il minimo numero di HSC considerato sufficiente per l'attecchimento di un trapianto è di 1-2 milioni di cellule CD34$^+$ (corrispondenti a ~10 ml di midollo) per kg di peso corporeo del ricevente, o di $1\text{-}2\times10^4$ cellule CD34$^+$/CD38$^-$.

Nella sua formulazione più convenzionale, il trapianto di midollo osseo consiste nel prelievo di una frazione di midollo osseo dalla cresta iliaca posteriore di un donatore (trapianto allogenico) o del paziente stesso (trapianto autologo), seguito dalla sua reinfusione endovena nel paziente, il quale è stato solitamente trattato in precedenza con alte dosi di chemioterapici e/o radiazioni in modo da distruggere le HSC endogene. Una volta reinfuse, le HSC trapiantate si ristabiliscono nei compartimenti del midollo osseo e iniziano a rigenerare completamente il sistema ematopoietico. Questa procedura rappresenta ormai un'opzione terapeutica consolidata in una serie di patologie neoplastiche del sistema ematopoietico, tra cui diverse leucemie, sindromi mielodisplastiche, linfomi, nonché in diverse patologie di origine ereditaria delle cellule del sangue.

Mentre la terminologia di "trapianto di midollo osseo" è comunemente utilizzata, va tuttavia precisato che sarebbe più appropriato parlare di "trapianto di cellule staminali ematopoietiche", in quanto tali cellule si possono ottenere sia dal midollo osseo, come sopra descritto, sia dal sangue periferico mediante aferesi produttiva, una procedura che consente di estrarre dal sangue una specifica componente cellulare (in questo caso, le cellule mononucleate circolanti). In condizioni normali, la percentuale di HSC circolanti nel sangue periferico è normalmente molto bassa (~0,1% di tutte le cellule mononucleate). Per aumentare il loro numero, è quindi indispensabile stimolare la mobilizzazione delle HSC residenti nel midollo mediante trattamento, nei giorni precedenti l'aferesi, con un ciclo di chemioterapia (nei pazienti che si sottopongono ad un trapianto di HSC autologhe in corso di neoplasia) o fattori di crescita quali il G-CSF (*granulocyte-colony stimulating factor*). Questa procedura può portare a un aumento fino a 10 volte del numero di HSC presenti nel sangue periferico.

Infine, oltre al midollo osseo e al sangue periferico, una sorgente molto arricchita in HSC è il sangue che, al termine del parto, si trova nei vasi della placenta e del cordone ombelicale reciso (sangue da cordone ombelicale, *cord blood*; di media, da 40 a 70 ml per placenta). Grazie alla creazione di banche di sangue da cordone, l'utilizzo di questa sorgente di HSC è destinata progressivamente ad aumentare.

Indipendentemente dalla sorgente di prelievo (midollo osseo, sangue periferico, sangue da cordone), le HSC possono essere separate dalle altre cellule mononucleate utilizzando anticorpi che riconoscono l'antigene di superficie CD34. La purificazione viene solitamente eseguita utilizzando anticorpi coniugati a delle minuscole sfere magnetiche; questi vengono mescolati alle cellule arricchite del sangue periferico o al midollo, e i complessi sfera-anticorpo-HSC vengono separati grazie all'utilizzo di un magnete che li trattiene selettivamente, mentre le altre cellule vengono eliminate.

Trasferimento genico nelle cellule staminali ematopoietiche

Tutte le cellule del sistema ematopoietico e immunitario sono progenie della HSC: quindi, le proprietà individuali di ciascuno dei tipi cellulari differenziati che derivano da questa cellula possono essere modificate mediante trasferimento genico nella HSC stessa. La terapia genica delle HSC di fatto sfrutta le tecnologie disponibili nel contesto delle procedure di trapianto autologo, con la differenza essenziale che, mentre nel trapianto autologo le HSC vengono di solito criopreservate dopo il prelievo, in attesa di essere trapiantate, per la terapia genica esse vengono invece coltivate in laboratorio e trasdotte con un vettore virale al fine di ottenere la loro modificazione genetica permanente (Fig. 4.2).

La HSC CD34$^+$/CD38$^-$ è una piccola cellula nella fase G0 del ciclo cellulare, con la cromatina molto condensata e la membrana nucleare intatta. Non è quindi possibile trasdurla direttamente con i vettori gammaretrovirali senza averne stimolato il rientro nel ciclo cellulare e la proliferazione, in quanto il cDNA di questi vettori può accedere al DNA genomico della cellula avviene soltanto al momento della divisione cellulare, quando la membrana nucleare si dissolve. Il rientro nel ciclo cellulare delle HSC viene quindi indotto dall'aggiunta di varie citochine stimolatorie, quali G-CSF, GM-CSF (*granulocyte-monocyte colony stimulating factor*), SCF (*stem cell factor*), Flt-3L (ligando del recettore Flt-3), IL-3 (interleuchina-3), IL-6 (interleuchina-6), MDGF (*megakaryocyte growth and development factor*) e TPO (trombopoietina) (Fig.4.3). La trasduzione viene eseguita nell'arco di 24-96 ore, mediante l'aggiunta, per 2 o 3 cicli consecutivi, di sopranatanti contenenti il vettore retrovirale. Alla fine del trasferimento genico,

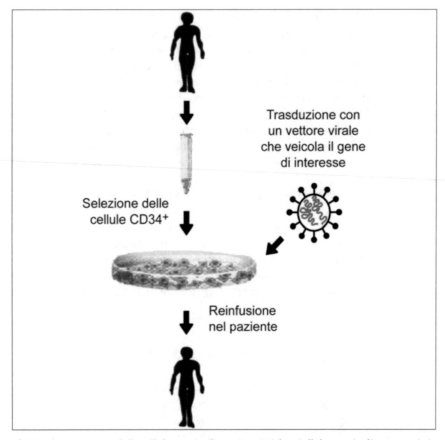

Fig. 4.2. Terapia genica delle cellule staminali ematopoietiche. Cellule staminali ematopoietiche CD34⁺ sono recuperate dal midollo osseo o dal sangue periferico del paziente, mantenute *ex vivo* per consentire il trasferimento genico usualmente utilizzando un vettore gamma- o lenti-virale, e quindi reinfuse nel paziente

le HSC vengono reiniettate nel paziente. Mediante questa procedura, l'efficienza di trasferimento genico è estremamente elevata; non necessariamente, tuttavia, questo comporta la trasduzione delle HSC con reali proprietà staminali, ovvero in grado di ripopolare il midollo *in vivo*, come discusso in seguito.

Applicazioni della terapia genica nelle cellule staminali ematopoietiche

Le principali applicazioni della terapia genica della HSC comprendono i seguenti campi di interesse:
1. terapia genica delle malattie ereditarie monogeniche del sistema ematopoietico e immunitario. Uno dei settori di maggior interesse è quello la terapia genica

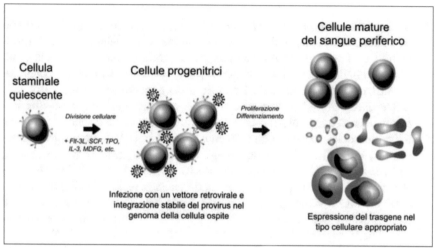

Fig. 4.3. Trasferimento genico nelle cellule staminali ematopoietiche. Le cellule staminali ematopoietiche sono cellule a riposo, che necessitano di essere stimolate con un cocktail di citochine in grado di indurre il loro rientro nel ciclo cellulare. Dopo la stimolazione, le cellule sono trasdotte con un vettore retrovirale e reinfuse nel paziente, dove continuano a proliferare e si differenziano nei diversi stipiti cellulari che derivano dalla cellula staminale ematopoietica, all'interno dei quali esprimono il gene con cui sono state trasdotte

delle malattie ereditarie monogeniche che si manifestano nei globuli rossi, nelle cellule mieloidi e nei linfociti, tra cui le immunodeficienze congenite, le talassemie e i disordini dei monociti/macrofaci quali la malattia granulomatosa cronica. La terapia genica di queste patologie, cui sono rivolte la maggioranza delle sperimentazioni, sarà descritta in dettaglio in questo Capitolo;

2. modificazione della risposta immunitaria contro antigeni tumorali o virali. Il trasferimento genico nelle HSC consente anche di modificare le proprietà dei linfociti T. In particolare, il trasferimento di geni che modificano la specificità del riconoscimento antigene-linfocita consente di re-indirizzare la risposta immunitaria contro antigeni specifici (ad esempio, indirizzare i linfociti al riconoscimento di specifici antigeni espressi da cellule infettate da un virus o dalle cellule tumorali; quest'ultima applicazione è affrontata più in dettaglio nelle sezioni sulle Subunità del *T-cell receptor* (TCR) e sulla Terapia genica dei tumori;

3. *purging* del midollo osseo. Un'altra applicazione della terapia genica della HSC è offerta dalla possibilità di interferire con i meccanismi responsabili dell'insorgenza di tumori nella progenie di questa cellula (in particolare, leucemie e linfomi). Dal momento che la trasformazione neoplastica avviene a carico della HSC, anche se poi si manifesta prevalentemente in tipi cellulari specifici che derivano da questa cellula, risulta interessante la possibilità di trasferire geni terapeutici che sopprimano selettivamente la proliferazione delle HSC neoplastiche, determinando quindi la "ripulitura" (*purging*) del

midollo da trapiantare. Ad esempio, questo è il caso della leucemia mieloide cronica (*chronic myelogenous leucemia*, CML), una malattia in cui la proliferazione delle cellule tumorali è sostenuta dalla presenza della proteina di fusione tra i geni *bcr* e *abl*. Trattamenti in grado di inibire selettivamente la proliferazione della cellule che esprimono questa proteina (ad esempio, oligonucleotidi, ribozimi o siRNA che riconoscano la giunzione tra *bcr* e *abl* a livello dell'mRNA patologico) potrebbero essere utilizzati per eliminare selettivamente le HSC tumorali nel contesto delle procedure per il trapianto autologo;

4. induzione della resistenza all'infezione da HIV-1. HIV-1 infetta prevalentemente i linfociti CD4$^+$ e i macrofagi, cellule che entrambe derivano dalla HSC. Se nella HSC vengono quindi inseriti dei geni che interferiscono con la replicazione virale, la progenie che ne deriva sarà resistente all'infezione da parte di questo virus. Questa strategia è alla base di molte applicazioni di terapia genica dell'infezione da HIV/AIDS, che saranno trattate estensivamente nella relativa sezione sulla Terapia genica dell'infezione da HIV-1;

5. aumento dell'indice terapeutico della chemioterapia. Negli ultimi anni, il trapianto di midollo osseo è stato utilizzato anche come adiuvante della terapia dei tumori solidi, principalmente di quelli della mammella, dell'ovaio, del testicolo, del neuroblastoma, del tumore a piccole cellule dei polmoni. In queste neoplasie, risulta frequentemente efficace la terapia con alte dosi di chemioterapia (la cosiddetta terapia sopramassimale); queste dosi, tuttavia, sono solitamente molto tossiche per le cellule del midollo del paziente. Il trapianto di midollo osseo autologo, quindi, in questo caso risulta efficace nel consentire il raggiungimento di dosaggi terapeutici particolarmente elevati. In questo contesto, la terapia genica può essere utilizzata per ulteriormente aumentare l'indice terapeutico della chemioterapia (ovvero la dose massima di farmaci antineoplastici sopportata dai pazienti), mediante la trasduzione di geni in grado di rendere le HSC resistenti ai chemioterapici. Diversi di questi geni sono stati originalmente identificati nel corso dello studio dei meccanismi che portano alla resistenza delle cellule tumorali alla chemioterapia. Tra questi, il più noto è *mdr-1* (*multidrug resistance-1*), che codifica una glicoproteina di membrana di 120 kDa (glicoproteina P) che appartiene alla vasta famiglia dei trasportatori di membrana ABC (*ATP-binding cassette*), in grado di espellere attivamente dalla cellula una vasta serie di farmaci con caratteristiche di idrofobicità (lipofilici). Alla stessa famiglia appartiene anche il gene *mrp-1* (*multidrug resistance-related protein*);

6. studi di marcatura genica. Un'ultima, interessante, possibilità di utilizzo del trasferimento genico nelle HSC è quella propria degli studi di marcatura genica. In questo caso, lo scopo non è propriamente terapeutico, in quanto il trasferimento stabile di un gene esogeno nel genoma delle HSC, solitamente tramite un vettore retrovirale, è utilizzato per identificare la HSC e seguire il destino della sua progenie nel tempo. Questo approccio ha consentito di rispondere a quesiti fondamentali riguardanti la biologia delle HSC stesse. Ad esempio, la marcatura genica è stata utilizzata per comprendere se la ricaduta che avviene in molti tumori ematologici dopo trapianto di midollo sia

causata dalla presenza di cellule tumorali nel trapianto o dalla mancata uccisione delle cellule tumorali nel paziente prima del trapianto. Questo avviene nella CML o in alcune leucemie acute. In queste malattie, la procedura di trapianto di midollo autologo ha scarsa efficacia, in quanto molto frequentemente il paziente ha una ricaduta, ovvero la leucemia si ripresenta dopo pochi mesi dal trapianto. Qual è la causa della ricaduta? Per rispondere a questa domanda, le cellule trapiantate sono state trasdotte con un vettore retrovirale prima di essere reinfuse. Nei pazienti con ricaduta, si è osservato che le cellule tumorali ricomparse contenevano il vettore retrovirale integrato nel loro genoma, indicando quindi che la ricaduta era dovuta alla presenza di cellule tumorali residue nel materiale trapiantato. È questa conclusione che ha suggerito l'importanza dello sviluppo di procedure di *purging* per eliminare completamente le cellule tumorali residue nel midollo osseo da trapiantare.

Infine, va menzionato che gli studi di marcatura genica con vettori retrovirali non si limitano allo studio delle proprietà delle HSC e della loro progenie, ma possono essere estesi a qualsiasi altro tipo cellulare coltivato *ex vivo*. Ad esempio, gli studi di marcatura genica sono stati applicati allo studio della cinetica dei linfociti T citotossici espansi e attivati *in vitro* contro antigeni tumorali o virali negli studi di immunoterapia adottiva (vedi sezione sulla Terapia genica dei tumori). Il primo studio in assoluto di terapia genica, eseguito nel 1989 a Bethesda negli Stati Uniti, è consistito proprio in uno studio di marcatura genica in 5 pazienti con melanoma metastatico. In questi pazienti, i linfociti che infiltravano i tumori (*tumor infiltrating lymphocytes*, TIL) erano stati purificati, trasdotti con un vettore retrovirale, espansi *ex vivo* e quindi reinfusi nei pazienti. A differenti distanze di tempo, un considerevole numero di linfociti marcati geneticamente (trasdotti) erano stati ritrovati nei tumori, indicando quindi che i linfociti mantengono la capacità di riconoscere selettivamente le cellule tumorali anche dopo l'espansione in laboratorio, e aprendo quindi la strada alla possibilità di sviluppare strategie di immunoterapia adottiva dei tumori.

Sperimentazioni cliniche di trasferimento genico nelle cellule staminali ematopoietiche: considerazioni generali

Utilizzando le procedure sopradescritte, la terapia genica ha dimostrato di essere estremamente efficace in una vasta serie di modelli animali di patologia umana, specialmente nei topi *knock-out* per gli omologhi dei geni mutati in diverse immunodeficienze gravi combinate, nella malattia granulomatosa cronica e in vari difetti del metabolismo. Sulla base di questi risultati sperimentali nel piccolo animale, estremamente incoraggianti, è iniziata la sperimentazione clinica. La prima patologia ereditaria in assoluto ad essere affrontata con la terapia genica agli inizi degli anni '90 è stata il deficit di adenosina-deaminasi (ADA), una patologia autosomica recessiva che porta allo sviluppo di una sindrome da immunodeficienza congenita dovuta prevalentemente a un difetto dei linfociti T. La prima sperimentazione clinica di terapia genica per questa patologia è

avvenuta negli Stati Uniti trasferendo nei linfociti T del sangue periferico di due
bambini, mediante un vettore gammaretrovirale, il gene che codifica l'enzima
mancante. I risultati di questa sperimentazione (cellule geneticamente modificate sono risultate persistere alcuni anni dopo il trattamento) hanno incoraggiato
anche altre sperimentazioni praticate sui linfociti o sui precursori ematopoietici
CD34+ dell'adulto o del cordone ombelicale. Ad oggi, sono state condotte diverse decine di sperimentazioni cliniche per diverse malattie ereditarie monogeniche mediante trasferimento genico nelle HSC con vettori retrovirali, utilizzando
i protocolli sopradescritti (Tabella 4.1).

I risultati della maggior parte di queste sperimentazioni sono stati alquanto
deludenti. Nonostante l'infezione *ex vivo* delle HSC sia straordinariamente efficiente (l'80-100% delle cellule vengono comunemente trasdotte dai vettori gammaretrovirali), nella maggior parte dei casi la reinfusione delle cellule ingegnerizzate nei pazienti non ha portato alla persistenza delle popolazioni cellulari trasdotte, in quanto la maggior parte delle cellule reinfuse aveva perduto le proprie
potenzialità staminali durante il periodo di coltura. Salvo eccezioni, soltanto una
piccola percentuale (0.01-1%) di cellule contenenti il provirus è risultata persistere nel paziente a distanza di anni dal trapianto: troppo poche, quindi, per conferire un beneficio terapeutico. Questo deludente risultato è dovuto al fatto che
le HSC, durante il passaggio di coltura e trasduzione *ex vivo*, perdono le proprie
capacità staminali totipotenti. In particolare, i cocktail di citochine che attualmente vengono utilizzati per indurne la proliferazione costituiscono allo stesso

Tabella 4.1. Malattie ereditarie monogeniche per le quali sono state eseguite sperimentazioni
cliniche di terapia genica nelle cellule staminali ematopoietiche. *MPS*, mucopolisaccaridosi

Manifestazione clinica	Malattia	Gene difettivo
Sindromi da immunodeficienza combinata (SCID)	SCID-X1	Catena comune γ dei recettori per le interleuchine
	ADA-SCID	Adenosina deaminasi JAK-3
	PNP-SCID	Purin-nucleoside fosforilasi (PNP)
Malattie da accumulo lisosomale	Sindrome di Hurler (MPS I)	α-L-Iduronidasi
	Sindrome di Hunter (MPS II)	Iduronato-2-solfatasi
	Malattia di Gaucher	Glucocerebrosidasi (β-glucosidasi)
	Malattia di Fabry	β-Galattosidasi-A
	Sindrome di Sly (MPS VII)	β-Glucuronidasi
Difetti dei fagociti	Malattia granulomatosa cronica (CGD)	gp91phox, gp47phox
	Deficit di adesione leucocitaria	CD18 (β2-integrina)
Altre patologie	Anemia di Fanconi di gruppo C	FANCC

tempo uno stimolo al loro differenziamento: le cellule che vengono reinfuse nel paziente, quindi, non sono più HSC propriamente dette, ma precursori già indirizzati (*committed*) a formare una progenie differenziata, e quindi con una vita relativamente limitata. La necessità di stimolare la proliferazione delle HSC consegue all'incapacità dei vettori gammaretrovirali di accedere al nucleo della cellula infettata se essa non esegue almeno un ciclo di mitosi. Nei primati (uomo compreso), la maggior parte delle HSC *in vivo* sono cellule quiescenti: soltanto una piccola frazione di esse si replica, mantenendo fisiologicamente lo stato staminale. Al contrario, una frazione rilevante di HSC dei roditori rimane fisiologicamente all'interno del ciclo cellulare, e mantiene quindi lo stato di staminalità anche durante il passaggio *ex vivo*. Questo spiega la discrepanza di risultati ottenuti dalla terapia genica nei modelli murini, in cui è risulta molto più efficace di quanto non lo sia nell'uomo e nei primati non umani.

Un'ulteriore essenziale limitazione dei vettori gammaretrovirali è legata al progressivo spegnimento dell'espressione del gene veicolato da parte della cellula trasdotta. Questo evento è la conseguenza della metilazione delle citosine nella regione del promotore LTR del vettore, un evento che è associato al rimodellamento della cromatina verso uno stato compattato e non accessibile da parte dell'apparato trascrizionale. Questa risposta cellulare all'evento di trasduzione rappresenta probabilmente un meccanismo sviluppatosi evolutivamente per preservare l'integrità dell'espressione dell'informazione genetica della cellula nei confronti dell'integrazione di elementi genetici trasponibili, quali, appunto, i retrovirus.

La perdita della staminalità della cellula trasdotta e lo spegnimento del gene terapeutico sono stati i due principali motivi dello scarso successo della maggior parte delle sperimentazioni di terapia genica delle HSC finora condotte. Per superare questi ostacoli, sono state prospettate diverse soluzioni, anche utilizzabili in combinazione. Oltre allo sviluppo di condizioni più efficienti di coltura delle HSC *ex vivo*, tali da consentire l'espansione di queste cellule senza la perdita delle proprietà staminali, queste comprendono l'utilizzo di vettori lentivirali per la trasduzione delle HSC quiescenti, il trattamento dei pazienti con farmaci che eliminino gran parte del midollo osseo per consentire l'espansione di quello trasdotto *ex vivo* e l'utilizzo di geni in grado di conferire un vantaggio selettivo alle cellule trasdotte.

Vettori lentivirali per la trasduzione delle HSC

Come già descritto nella sezione sui vettori virali, i membri della genere lentivirus della famiglia dei retrovirus (tra cui il prototipo HIV-1) sono capaci di infettare cellule in stato di quiescenza replicativa. Questa caratteristica è legata alla proprietà del complesso di pre-integrazione dei lentivirus di attraversare i pori nucleari. Nonostante questa indubbia proprietà, va tuttavia rimarcato che l'efficienza di questi vettori è molto ridotta se le cellule non sono metabolicamente attive. La HSC, purtroppo, rientra nella categoria delle cellule quiescenti, sia dal punto di vista replicativo sia da quello metabolico, ed è quindi possibile che un certo livello di stimolazione con citochine (ad esempio, soltanto con TPO, che sembrerebbe in grado di riportare le cellule dalla fase G0 alla fase G1 del ciclo cellulare) risulti comunque necessario per indurne l'attivazione. Sono attualmente in corso alcune sperimentazioni che utlizzano vettori lentivirali per la trasduzione di cellule CD34$^+$ derivate dal midollo osseo in condizioni di stimolazione limitata. I risultati di tali sperimentazioni evidentemente forniranno importanti informazioni sull'efficacia di questa strategia.

Mieloablazione parziale

Il successo nell'attecchimento di un trapianto di midollo osseo è dipendente dalla dose di HSC iniettate e dalla competizione di queste con quelle già residenti a livello del midollo dell'ospite. Per motivi squisitamente etici, tutti i protocolli iniziali di terapia genica delle HSC hanno utilizzato le procedure proprie del trapianto di midollo autologo, con la differenza che il paziente non veniva trattato con farmaci antiblastici o radiazioni prima dell'inoculo delle cellule geneticamente modificate. In queste condizioni, tuttavia, le HSC trasdotte si vengono a trovare nella condizione di dover competere con il midollo intatto del ricevente, avendo quindi scarsa possiblità di trovare adeguato spazio anatomico per la propria proliferazione e differenziamento. Per ovviare a questo problema, una ragionevole possibilità è quella di indurre, nei pazienti, una parziale mieloablazione prima del trapianto. Questa può essere ottenuta sia utilizzando dosi subletali di irradiazioni (una procedura utilizzata clinicamente per i cosiddetti "minitrapianti" allogenici, in cui il trapianto viene eseguito in assenza della distruzione totale del midollo), oppure con farmaci antiblastici relativamente maneggevoli in termini di dosaggio, quali la ciclofosfamide o il busulfano.

Trasferimento di geni in grado di conferire un vantaggio selettivo alle cellule trasdotte

Una possibilità interessante per aumentare il numero di cellule trattate *in vivo* è quello di trasdurre il gene terapeutico insieme ad un altro gene in grado di conferire un vantaggio proliferativo o di sopravvivenza alle cellule modificate in risposta ad una pressione selettiva esercitata da un farmaco. Un gene considerato a questo scopo è *mdr-1*, di cui è già stata riportata sopra la capacità di conferire, alla cellula che lo esprime, resistenza ad una varietà di chemioterapici. Esperimenti condotti mediante la trasduzione di HSC con vettori gammaretrovirali esprimenti *mdr-1*, seguita dal loro re-inoculo in pazienti sottoposti a cicli multipli di chemioterapia, hanno effettivamente indicato che la percentuale di cellule contenenti il vettore nel sangue periferico può salire fin sopra il 6% del totale a distanza di un anno dal trapianto. Tuttavia, questo approccio va comunque considerato con cautela, dal momento che in effetti non prevede una reale espansione delle HSC trasdotte, ma semplicemente l'eliminazione di quelle non trasdotte, esponendo allo stesso tempo i pazienti al trattamento con farmaci non scevri da importanti effetti collaterali.

Molte delle problematiche sopraelencate sono state affrontate nell'allestimento delle sperimentazioni cliniche per alcune delle patologie di maggior rilevanza per la terapia genica delle HSC, tra cui l'ADA-SCID, la SCID-X1, le malattie da accumulo lisosomiale, e la malattia granulomatosa cronica (CGD). Le sperimentazioni di terapia genica per queste malattie sono paradigmatiche in questo senso, e saranno quindi trattate in dettaglio di seguito.

Terapia genica dell'ADA-SCID

Il termine SCID (*severe combined immunodeficiency*, immunodeficienza grave combinata) definisce alcune rare malattie ereditarie monogeniche caratterizzate da un difetto nello sviluppo delle cellule T del sistema immunitario, concomitante ad un difetto diretto o indiretto delle funzioni delle cellule B e delle cellule natural killer (NK), che dipendono largamente dai linfociti T per la propria funzione. Questo determina l'insorgenza di episodi di infezione multipli a partire dai primi mesi di vita, usualmente molto gravi, tra cui polmoniti interstiziali, meningiti o sepsi. I bambini con SCID sono comunemente conosciuti con il termine di *bubble boys*, in quanto alcuni di essi sono riusciti a sopravvivere per alcuni anni in capsule di plastica dotate di filtri che escludono l'ingresso dei microorganismi e in cui tutto ciò che viene introdotto è preventivamente sterilizzato. La frequenza complessiva della SCID è tra 1:50.000 e 1:100.000 bambini nati vivi. Sono stati caratterizzati più di 10 difetti genetici che causano una SCID.

Circa il 15-20% delle SCID è causato dal difetto della adenosina-deaminasi (ADA), un enzima coinvolto nel metabolismo delle purine, che catalizza la conversione dell'adenosina in inosina. Nonostante questa proteina sia espressa in maniera ubiquitaria, il suo difetto è particolarmente rilevante per lo sviluppo delle cellule del sistema immunitario, causando quindi una SCID che si trasmette con ereditarietà autosomica recessiva. La mancanza di ADA causa un aumento dei livelli di adenosina e 2'-deossiadenosina nel plasma e di nucleotidi (in particolare, di dATP), nel tessuto linfoide, nei globuli rossi, nel rene e nel fegato. L'aumento della concentrazione intracellulare di metaboliti purinici determina un ritardo nella proliferazione, differenziamento e funzione delle cellule T, B e NK, con un livello di gravità inversamente correlato con i livelli residuali di ADA. In aggiunta ai difetti nelle cellule del sistema immunitario, l'accumulo di metaboliti tossici può portare ad alterazioni in organi non linfoidi, quali rene, fegato e cervello, generando quindi un quadro clinico di malattia sistemica.

L'iniezione intramuscolare, una volta alla settimana, dell'enzima ADA bovino coniugato con il glicole polietilenico (PEG-ADA; la coniugazione con il PEG aumenta la vita media della proteina impedendone la rapida degradazione da parte dell'organismo), disponibile a partire dagli anni '90, porta alla correzione del difetto metabolico, riduce il numero delle infezioni e consente la crescita dei bambini affetti. Tuttavia, l'enzima è molto costoso, il 20% dei pazienti non risponde al trattamento, e alcuni pazienti sviluppano anticorpi neutralizzanti o manifestano sintomi da autoimmunità in seguito alla terapia.

Il deficit di ADA è stata la prima malattia monogenica ad essere stata affrontata con la terapia genica. Nonostante la sua rarità, la malattia rappresenta un eccellente modello per la terapia genica, in quanto il gene ADA non richiede regolazione e un'attività enzimatica pari anche al 10% del normale è sufficiente per consentire una normale funzione immunitaria. Inoltre, le cellule con un gene ADA normale possiedono un lieve vantaggio proliferativo rispetto alle cellule con il gene mutato, suggerendo la possibilità di una loro fisiologica espansione una volta reintrodotte nei pazienti.

Dal momento che la malattia si manifesta prevalentemente a carico dei linfociti T, molti dei quali sono cellule a lunga vita, la prima sperimentazione, eseguita nel 1990 negli Stati Uniti, è stata condotta su due bambini mediante la trasduzione dei linfociti T del sangue periferico, prelevati con aferesi e coltivati *ex vivo* in presenza di un mitogeno e di IL-2 (rispettivamente per stimolarne e mantenerne la proliferazione), con un vettore gammaretrovirale in grado di trasferire il cDNA dell'enzima. Dal 1990 a tutt'oggi, sono state eseguite molteplici sperimentazioni di Fase I e II, condotte in 6 differenti centri in tutto il mondo mediante trasferimento genico nei linfociti o, più recentemente nelle cellule staminali ematopoietiche, sperimentazioni che hanno interessato una cinquantina di pazienti.

Complessivamente, i primi studi condotti sui linfociti T hanno dimostrato che l'approccio era sicuro e privo di eventi avversi. In alcuni dei pazienti, anche a distanza di 10 anni dal trapianto, sono state osservate percentuali molto elevate (fino al 20%) di linfociti trasdotti, con un miglioramento significativo della funzione immunitaria. Tuttavia, tutti i pazienti trattati in questa prima fase della sperimentazione clinica continuavano ad assumere, per motivi etici, l'enzima bovino PEG-ADA. Questo, di fatto, ha da un lato ostacolato la spontanea selezione *in vivo* delle cellule trasdotte, e dall'altro ha impedito la comprensione se il miglioramento osservato nei pazienti fosse dovuto alla terapia genica o alla somministrazione dell'enzima. Nei pazienti in cui la terapia di rimpiazzo è stata progressivamente ridotta, si è in effetti assistito ad un'espansione delle cellule T trasdotte e funzionanti, in maniera conforme all'attesa, con un miglioramento della funzione immunitaria. Tuttavia, queste cellule non sono risultate capaci di sostenere una produzione sufficiente dell'enzima, tale da consentire una correzione del difetto metabolico a livello sistemico.

Nel loro complesso, questi primi studi hanno indicato la necessità di sviluppare approcci di trasferimento genico basati sulle HSC anziché sui linfociti T del sangue periferico, al fine di ottenere una produzione più estesa e stabile di ADA in tutte le cellule del sistema ematopoietico e immunitario. Sperimentazioni in tale senso condotte parallelamente a quelle sui linfociti T avevano tuttavia dimostrato che, analogamente alle altre sperimentazioni di terapia genica delle HSC, i livelli di trasduzione permanente risultavano estremamente bassi a distanza dal trapianto. Questo problema è stato apparentemente risolto utilizzando il farmaco mielotossico busulfano per ottenere un'ablazione parziale del midollo prima della reinfusione delle cellule trasdotte *ex vivo*. La sperimentazione è stata eseguita in Italia nel 2000 su due bambini che non avevano possibiltà di essere sottoposti a trapianto di midollo allogenico e non avevano accesso alla terapia con PEG-ADA. La trasduzione delle HSC *ex vivo* aveva utilizzato metodiche standard, comuni alla maggior parte delle sperimentazioni (pre-stimolazione delle HSC con Flt-3L, SCF, TPO e IL-3 per un giorno e successiva trasduzione delle cellule per 3 giorni su superfici ricoperte da frammenti di fibronectina in cui era stato pre-adsorbito il vettore retrovirale al fine facilitarne la co-localizzazione con le cellule). Tuttavia, grazie alla mieloablazione parziale prima dell'infusione delle cellule corrette, l'efficienza di ripopolazione del sistema ematopoietico è risultata elevata (fino al 10%), ottenendo la produzione di ADA da parte di tutti i tipi cellulari che derivano dalla HSC e il conseguente ripristino della funzione immunitaria. Il medesimo protocollo è stato successivamente esteso a un numero più elevato di pazienti, con apparente successo.

Questo risultato viene considerato come un traguardo di grande valore assoluto raggiunto attualmente dalla terapia genica. Per quanto riguarda le HSC, esso ha chiaramente indicato che la via da perseguire per ottenere sufficienti livelli di ripopolazione del midollo da parte delle cellule trasdotte *ex vivo* è quella di sottoporre i pazienti a regimi di condizionamento pre-trapianto con farmaci in grado di eliminare una quota significativa dei precursori midollari endogeni. Queste acquisizioni hanno ovviamente un'importanza che si estende, oltre alla terapia del deficit di ADA, anche a tutte le altre malattie ereditarie o acquisite che richiedono il trasferimento genico nelle HSC.

Terapia genica della SCID-X1

La più frequente forma di SCID (circa il 40-60% dei casi) è dovuta al difetto di un gene posizionato sul cromosoma X, che viene quindi trasmesso con ereditarietà recessiva legata al sesso (SCID-X1). Questo gene normalmente codifica la catena comune γ (*gamma chain*, γc), una proteina condivisa dai recettori diverse interleuchine (IL). In particolare, i recettori per l'IL-2, -4, -7, -9, -15 e -21 sono costituiti dalle catene α e/o β specifiche e dalla catena γ, che invece è la medesima per tutti (Fig. 4.4); la subunità γ è una componente essenziale di questi recettori, in quanto è richiesta per l'attivazione della tirosino-chinasi JAK-3 (Janus kinase-3), che innesca la trasduzione del segnale a valle del recettore stesso. La mutazione della catena γ porta quindi all'assenza delle cellule T, che richiedono l'interazione dell'IL-7 con il suo recettore quale segnale per la propria sopravvivenza, proliferazione e differenziamento nel timo, e delle cellule *natural killer* (NK) che, analogamente, dipendono dall'azione di IL-15 per la propria crescita e differenziamento. Il numero delle cellule B è solitamente normale, ma queste cellule non sono in grado di produrre anticorpi a causa dell'assenza delle funzioni di assistenza delle cellule T. I bambini con SCID-X1 generalmente non sopravvivono dopo il primo o secondo anno di vita a causa di infezioni gravissime. L'unica terapia convenzionale possibile in questi pazienti è il trapianto di midollo osseo allogenico.

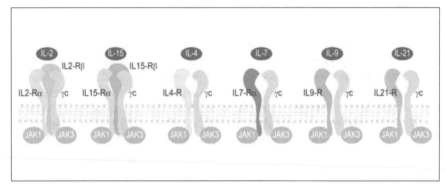

Fig. 4.4. Composizione dei recettori delle interleuchine. Il gene che codifica la catena γ (γc) è stato originariamente clonato quale componente del recettore dell'IL-2, dove interagisce con la catena IL2-Rβ. È stato successivamente compreso che la stessa proteina lega anche la catena IL15Rβ per formare il recettore dell'IL-15. La catena γ si lega anche ad altre subunità recettoriali per formare i recettori per IL-4, IL-7, IL-19 e IL-21. Questi recettori segnalano attraverso il *pathway* di JAK/STAT (*Janus-activated kinase/signal transducer and activator of transcription*). Il legame delle citochine ai rispettivi recettori determina l'attivazione di JAK1 e JAK3, che a loro volta causano la dimerizzazione di STAT, il suo trasporto nel nucleo e, alla fine, l'attivazione trascrizionale dei geni che esso controlla

Una prima sperimentazione di terapia genica per la SCID-X1 è stata compiuta alla fine degli anni '90 a Parigi. In 10 bambini con la malattia, cellule CD34$^+$ purificate dal midollo sono state pre-stimolate *ex vivo* per 24 ore con SCF, Flt-3L e MDGF, TPO e IL-3 su un substrato di fibronectina e poi trasdotte nell'arco di 3 giorni con un vettore gammaretrovirale anfotropico basato sul virus di Moloney in grado di trasdurre il gene γc. Le cellule CD34$^+$ trasdotte sono state quindi reinfuse nei pazienti, senza che questi avessero ricevuto in precedenza alcuna terapia di condizionamento. Come si può apprezzare, il protocollo utilizzato per questa sperimentazione non differiva in maniera sostanziale da quello inizialmente implementato per l'ADA-SCID o, più in generale, per la terapia genica delle HSC in altre patologie, in cui l'esito in termini di persistenza di HSC trasdotte a distanza di mesi o anni dal trapianto era stato deludente. Al contrario delle altre sperimentazioni, tuttavia, e in maniera sorprendente, la terapia genica della SCID-X1 ha invece portato ad un eclatante successo: ad un anno e mezzo dal trapianto, 9 dei 10 pazienti avevano mostrato una completa ricostituzione del proprio sistema immunitario, che aveva consentito loro di lasciare l'ambiente sterile in cui vivevano e di ritornare ad una vita del tutto normale in assenza di qualsiasi infezione. Virtualmente tutte le cellule T e NK dei pazienti esprimevano il gene γc veicolato dal vettore virale. Analoghi risultati erano stati ottenuti in parallelo in un'altra serie di 10 bambini trattati per la medesima patologia a Londra, utilizzando un protocollo di trasduzione analogo, con l'eccezione dell'utilizzo di un vettore retrovirale con sequenza leggermente diversa e pseudotipizzato con l'envelope del virus della leucemia del gibbone (*gibbon ape leukemia virus*, GaLV), al fine di aumentarne l'efficienza di traduzione.

Il successo della terapia genica della SCID-X1, reso pubblico nel 2000, è stato universalmente salutato come il primo grande traguardo clinico raggiunto dalla terapia genica. Quali erano le condizioni che lo avevano reso possibile, e quali le differenze dalle altre decine di sperimentazioni che avevano mostrato un livello modesto di persistenza delle cellule tradotte a distanza di mesi o anni dal trapianto? La risposta a questa domanda è da ricercarsi nella peculiare biologia della SCID-X1. In questa malattia, i precursori dei linfociti dei pazienti con la malattia vengono continuamente prodotti a partire dalla HSC, ma, mancando la catena γ, vanno rapidamente incontro ad apoptosi. Dopo correzione del difetto, pur partendo da un basso livello di trasferimento genico analogamente alle altre sperimentazioni, la presenza del gene corretto conferisce un enorme vantaggio selettivo ai linfociti che lo esprimono; questi quindi proliferano fino a ricostituire tutto il sistema immunitario nello spazio di pochi mesi, curando completamente la malattia.

Nonostante l'apparente successo a breve termine, questa sperimentazione ha tuttavia portato drammaticamente alla ribalta il problema della mutagenesi inserzionale causata dai vettori retrovirali. A distanza di circa 2 anni dal trapianto, due dei bambini trattati hanno sviluppato una leucemia acuta linfoblastica a cellule T (T-ALL), la cui causa si è rivelata essere l'inserzione del vettore virale all'interno del proto-oncogene LMO2 (*LIM domain only 2*), causandone l'attivazione. Successivamente, altri due bambini della coorte trattata a Parigi e, in seguito, uno dei 10 trattati a Londra hanno anch'essi sviluppato una T-ALL; anche in quest'ultimo bambino, il gene LMO2 è risultato iperespresso nelle cellule leucemiche a causa dell'inserzione del vettore.

Il gene LMO2 codifica una proteina che si lega a diversi fattori di trascrizione che regolano il differenziamento cellulare durante l'ematopoiesi. Normalmente, il gene LMO2 è attivo nelle prime fasi della timopoiesi, e viene quindi rapidamente spento durante il differenziamento delle cellule T. Funzionalmente, la proteina è da considerasi un oncogene, in quanto la sua sregolazione, dovuta a traslocazioni cromosomali, è stata associata allo sviluppo di T-ALL in alcuni pazienti e la sua espressione non regolata nel topo porta alla formazione di linfomi a cellule T. Nel caso dei due pazienti che hanno sviluppato una T-ALL nel corso della sperimentazione di terapia genica per la SCID-X1, il vettore retrovirale è stato ritrovato integrato in un caso nella regione del promotore e nell'altro all'interno del primo esone del gene LMO2; in entrambi i casi, questo portava ad un'aumentata e sregolata espressione di LMO2 nelle cellule leucemiche (Fig. 4.5). Si tratta evidentemente di un classico evento di mutagenesi inserzionale, in cui il LTR virale è in grado di attivare il promotore del gene cellulare vicino al quale si trova inserito.

È ancora controverso se l'attivazione di LMO2, ancorché inappropriata e sregolata, possa costituire da sola un evento sufficiente allo sviluppo di una leucemia. Esperimenti condotti nel topo mediante la creazione di animali transgenici o dopo trapianto di midollo trasdotto con vettori retrovirali che esprimevano il cDNA di LMO2 sembrano indicare che l'attivazione di questo gene sia responsabile di una marcata iperproliferazione delle cellule del compartimento T, ma

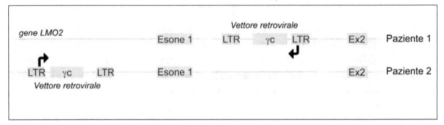

Fig. 4.5. Mutagenesi inserzionale in due bambini con SCID-X1 trattati mediante terapia genica. Nel paziente 1, il vettore retrovirale che esprime la catena γ è risultato integrato nel primo introne del gene LMO2, mentre nel paziente 2 nella regione del promotore dello stesso gene. Le *frecce* indicano la direzione della trascrizione dal LTR del vettore

anche che, in assenza di altri eventi genetici, tale iperproliferazione possa essere in realtà considerata benigna. Altri esperimenti hanno indicato che il gene terapeutico stesso, ovvero la catena γ, quando espressa a livelli inappropriati, potrebbe fungere da potenziale oncogene per la cellula, e potrebbe quindi aver contribuito allo sviluppo della patologia leucemica. La cooperazione funzionale tra LMO2 e la catena γ, il primo sregolato dall'evento di mutagenesi inserzionale e il secondo espresso in maniera costitutiva ad alti livelli, potrebbe spiegare perché soltanto nelle sperimentazioni che riguardano la SCID-X1 si siano selezionati cloni cellulari con LMO2 attivato, evento che invece non è accaduto nelle altre sperimentazioni di terapia genica delle HSC finora condotte, che hanno coinvolto più di 250 pazienti.

Dal punto di vista più generale dell'utilizzo di vettori gammaretrovirali per la terapia genica, questo risultato, e risultati analoghi riscontrati nelle sperimentazioni di terapia genica per la CGD, pongono ovviamente importanti interrogativi relativi alla sicurezza di questi vettori.

Terapia genica della malattia granulomatosa cronica (CGD)

La malattia granulomatosa cronica (*chronic granulomatous disease*, CGD) è una immunodeficienza ereditaria caratterizzata da infezioni ricorrenti di origine batterica e fungina a carico di diversi organi. La malattia è dovuta all'incapacità dei fagociti (granulociti polimorfonucleati neutrofili e macrofagi) di sostenere, dopo la fagocitosi dei microrganismi, il *burst* ossidativo, ovvero quel processo molto rapido e intenso che, utilizzando l'ossigeno, porta alla formazione numerose specie chimiche con spiccato potere ossidante. Normalmente questo processo è innescato dalla produzione di anione superossido (O_2^-); questo viene poi convertito in una serie di composti con proprietà ossidante (*reactive oxygen species*, ROS) aventi spiccato potere battericida. L'anione superossido è prodotto da una NAPDH ossidasi di membrana, chiamata anche ossidasi dei fagociti (*phagocyte oxidase*, phox), che risulta appunto difettosa nella CGD. Nei pazienti con questa malattia, la fagocitosi avviene normalmente, ma i microrganismi persistono e si moltiplicano all'interno delle cellule, portando, dal punto di vista clinico, ad infezioni persistenti e ricorrenti da parte di funghi e batteri, con la formazione di grandi masse granulomatose.

La NADPH ossidasi è un enzima multi-componente, localizzato sulle membrane dei fagociti, che accetta elettroni dall'NADPH dal lato citosolico della membrana e li dona all'ossigeno molecolare dall'altro lato della membrana, quindi o nel compartimento extracellulare o all'interno del fagosoma che contiene i microorganismi fagocitati. La NADPH ossidasi è quiescente nei fagociti a riposo, e diventa attiva in seguito al legame dei microorganismi opsonizzati a recettori sulla superficie della cellula. L'enzima consiste di almeno 5 subunità; due di queste sono proteine integrali di membrana, chiamate, dalla loro massa apparente, $p22^{phox}$ e $gp91^{phox}$; le due proteine sono anche note come subunità α e β del flavocitocromo b_{558} dal momento che $gp91^{phox}$ si associa ad una molecola FAD. Le altre tre subunità ($p47^{phox}$, $p67^{phox}$ e $p40^{phox}$) sono localizzate nel citoplasma dei fagociti in condizioni di riposo e traslocano sulla membrana per associarsi con il citocromo b_{558} in seguito all'attivazione di queste cellule.

Difetti nei geni che codificano $gp91^{phox}$, $p22^{phox}$, $p47^{phox}$ o $p67^{phox}$ determinano l'assenza dell'attività enzimatica della NADPH ossidasi e quindi causano la CGD. Dal momento che il gene del $gp91^{phox}$ è localizzato sul cromosoma X, la malattia dovuta alle sue mutazioni (ne sono note più di 350) ha un'ereditarietà legata al sesso (X-CGD; 50-70% dei pazienti); gli altri difetti sono invece ereditati come malattie autosomiche recessive. L'incidenza stimata della malattia è di 1-4:250.000; la diagnosi è usualmente fatta nei primi anni di vita a causa delle infezioni ricorrenti.

La CGD rappresenta un candidato ideale per la terapia genica, in quanto la malattia ha un'ereditarietà recessiva, il suo fenotipo si manifesta esclusivamente nelle cellule fagocitarie, e anche una correzione parziale dovrebbe probabilmente essere sufficiente, dal momento che alcune donne portatrici della malattia hanno una quantità di cellule normali inferiori al 10% eppure non sviluppano alcun sintomo. Dal momento che le cellule fagocitarie hanno una emivita breve (per i granulociti neutrofili, di poche ore), il bersaglio per il trasferimento genico è necessariamente costituito dalla HSC; in effetti, la trasduzione *in vitro* di progenitori ematopoietici CD34$^+$ dei pazienti con vettori gammaretrovirali in grado di esprimere il cDNA del gene difettivo porta alla correzione completa del difetto enzimatico nelle cellule mieloidi differenziate a partire da questi precursori.

Alla luce di queste considerazioni, sono state allestite negli ultimi anni diverse sperimentazioni di terapia genica della CGD, sia per la forma legata al cromosoma X (X-CGD; difetto di $gp91^{phox}$) sia per la forma autosomica recessiva dovuta a mutazioni di $p47^{phox}$. Una prima serie di sperimentazioni di Fase I/II, condotte negli Stati Uniti, ha utilizzato vettori gammaretrovirali e protocolli di trasduzione analoghi a quelli utilizzati dalla maggior parte delle altre sperimentazioni di terapia genica delle HSC. I risultati di queste sperimentazioni iniziali hanno effettivamente dimostrato la possibilità di correggere il difetto in maniera permanente a distanza di tempo nei pazienti. Tuttavia, i risultati sono stati deludenti in termini di numero di cellule corrette (dallo 0.004% allo 0.6% di cellule con una NAPDH ossidasi funzionante), in quanto i progenitori mieloidi corretti - a differenza dei linfociti della SCID-X1 e, in maniera minore, dell'ADA-SCID - non possiedono nessun vantaggio selettivo rispetto a quelli in cui la NADPH ossidasi non è funzionante.

Per questo motivo, nel 2002 e nel 2004 sono stati allestiti, in Europa, due ulteriori studi in cui i pazienti venivano trattati con un protocollo di moderata (nel primo) o più aggressiva (nel secondo) mieloablazione utilizzando il busulfano prima di ricevere il trapianto, in maniera analoga alla sperimentazione che aveva avuto successo per l'ADA-SCID. Nei due pazienti trattati nello studio del 2004, si è assistito ad una correzione significativa del difetto dei fagociti, con percentuali di cellule corrette del 12% e 31% e la conseguente eradicazione di infezioni batteriche e fungine pre-esistenti. L'osservazione di questi pazienti, tuttavia, ha mostrato, in maniera del tutto inattesa, un graduale incremento nel tempo del numero delle cellule contenenti il provirus, fino a raggiungere il 50-60% di tutti i granulociti del sangue periferico. Questo incremento era dovuto all'inserzione del vettore virale in prossimità di tre geni fisiologicamente coinvolti nel controllo della proliferazione cellulare, con la loro conseguente attivazione, portando quindi nuovamente alla ribalta il problema della mutagenesi inserzionale da parte dei vettori gammaretrovirali. A differenza della SCID-X1, tuttavia, in cui l'attivazione di LMO2 appare essere il principale evento leucemogeno, l'attivazione di questi tre geni appare conferire uno stato di iperproliferazione del compartimento mieloide più benigno. Rimane ancora da chiarire se questo rappresenti un evento pre-leucemogenico, aumentando la probabilità dell'instaurarsi di ulteriori mutazioni genetiche, o se sia destinato ad estinguersi nel tempo. Altri 4 pazienti con CGD trattati in seguito con un analogo protocollo mieloablativo hanno mostrato livelli significativamente più bassi di arricchimento delle cellule trasdotte dopo il trapianto.

Uno dei due pazienti con X-CGD originariamente trattati nella sperimentazione del 2004 è morto due anni e mezzo dopo la terapia genica a causa di una sepsi grave, potenzialmente indicativa della ricaduta in uno stato di immunodeficienza; in questo paziente, i livelli di espressione del cDNA di gp91^{phox}, veicolato dal vettore, risultavano estremamente bassi o quasi non dosabili, un risultato compatibile con lo spegnimento dell'espressione del trasgene nel tempo a dispetto della persistenza di un elevato numero di cellule trasdotte con il vettore.

Terapia genica delle malattie da accumulo lisosomale

I cosiddetti "errori congeniti del metabolismo" (*inborn error of metabolism*, un termine coniato dal medico inglese Archibald Garrod all'inizio del secolo scorso), oggi meglio definiti come "malattie ereditarie del metabolismo", comprendono una eterogenea serie di malattie dovute a mutazioni di singole proteine, solitamente enzimi, indispensabili per il corretto funzionamento di una determinata via metabolica. Tradizionalmente, gli errori congeniti del metabolismo erano classificati, a seconda della via metabolica interessata, in disordini del metabolismo dei carboidrati (ad esempio: galattosemia, glicogenosi o malattia da accumulo di glicogeno, intolleranza ereditaria al fruttosio), disordini del metabolismo e del trasporto degli amminoacidi (ad esempio: fenilchetonuria, omocistinuria, la maggior parte delle acidurie organiche, cistinuria, difetti del ciclo dell'urea), disordini del metabolismo degli acidi organici (ad esempio: difetto di metil-malonil-CoA mutasi) e malattie da accumulo lisosomale (vedi oltre). Attualmente, questa classificazione risulta incompleta, dal momento che negli ultimi decenni sono state scoperte mutazioni in centinaia di altri geni coinvolti in altre vie metaboliche.

Essendo prevalentemente ereditati come malattie monogeniche a eredità recessiva (dal momento che, nella maggior parte dei casi, si tratta di difetti enzimatici per i quali, negli eterozigoti, la mutazione presente in una copia del gene è compensata dall'allele *wild type*), gli errori congeniti del metabolismo rappresentano delle malattie in genere molto adatte a essere curante mediante terapia genica. Tra queste, in particolare, le malattie da accumulo lisosomale sono state, e continuano ad essere, oggetto di diverse sperimentazioni cliniche.

Le malattie da accumulo lisosomale (*lysosomal storage disorders*, LSD) rappresentano un gruppo di disordini ereditari del metabolismo dovuti al difetto di una o più proteine coinvolte nell'attività dei lisosomi. Si conoscono più di 40 difetti clinici distinti, che mostrano prevalentemente un'eredità di tipo recessivo, ed hanno un'incidenza complessiva nella popolazione di 1:7.500 bambini nati vivi. Le LSD possono essere classificate in vari gruppi, a seconda della sostanza che si accumula nei lisosomi. Tra questi, le mucopolisaccaridosi (MPS), patologie caratterizzate da un difetto nella degradazione dei mucopolisaccaridi – delle molecole di grosse dimensioni che svolgono importanti funzioni nell'ambiente extracellulare -, le sfingolipidosi, dovute ad un blocco nella degradazione lisosomiale degli sfingolipidi, e le oligosaccaridosi, dovute ad un difetto di degradazione di oligosaccaridi e glicoproteine.

La maggior parte delle LSD sono dovute alla mancanza totale o alla diminuzione significativa (<10%) dell'attività di un enzima solubile localizzato nei lisosomi. Una sottoclasse di LSD è causata da difetti di proteine non-enzimatiche, ad esempio le proteine che attivano i sfingolipidi (*sphingolipid activator proteins*, SAPs), una famiglia di glicoproteine che sono necessarie per il catabolismo dei sfingolipidi da parte di idrolasi acide specifiche. La mancanza di queste proteine causa quindi l'accumulo di sfingolipidi non metabolizzati nei lisosomi. Mutazioni di proteine integrali della membrana dei lisosomi possono anche manifestarsi come LSD. Questo, ad esempio, è il caso della sindrome di Niemann-Pick di tipo C, in cui le proteine mutate sono i due trasportatori del colesterolo NPC1 e NPC2, e delle ceroido-lipofuscinosi neuronali (CNL), caratterizzate dal deposito di materiale indigerito bruno o autofluorescente (lipofuscina) nei neuroni e dalla successiva degenerazione di queste cellule. Infine, le LSD possono anche essere causate da mutazioni di proteine richieste per il *trafficking* intracellulare degli enzimi lisosomali. Ad esempio, le mucolipidosi II e III sono causate dal difetto in una fosfo-trasferasi localizzata nell'apparato di Golgi e necessaria per l'aggiunta del mannosio-6-fosfato agli enzimi lisosomali. In assenza di questa modificazione, gli enzimi lisosomali vengono indirizzati alla via secretoria anziché essere trasportati nel lisosoma.

Le caratteristiche cliniche delle LSD sono legate all'accumulo intra-lisosomale di macromolecole non metabolizzate, che portano ad un progressivo aumento di volume dell'organo interessato e al suo malfunzionamento. I segni della malattia includono epato-splenomegalia, anormalie cardiache, difetti scheletrici, con variabile interessamento del rene, del sistema immune e del sistema nervoso centrale.

Normalmente, gli enzimi lisosomali vengono prodotti nel reticolo endoplasmico e quindi sottoposti a diverse modificazioni post-traduzionali. In particolare, nel reticolo endoplasmico vengono glicosilati; successivamente vengono trasportati nell'apparato di Golgi, dove vengono fosforilati nella posizione 6 del residuo di mannosio terminale (M6P). L'enzima così fosforilato lega quindi il recettore del mannosio 6-fosfato/IGF-II (M6P/IGFIIr), presente nell'apparato di Golgi, e il complesso enzima-recettore viene quindi indirizzato attraverso il sistema delle vescicole endosomali nel lisosoma maturo, dove l'enzima si stacca dal recettore a causa del pH acido di questi organelli. Il recettore così liberato rientra quindi nell'apparato di Golgi oppure è trasportato, sempre utilizzando il sistema delle vescicole intracellulari, sulla membrana plasmatica. Una piccola quantità di enzima sfugge alla via di trasporto verso il lisosoma e viene secreta dalla cellula. Questa frazione extracellulare si può quindi legare o al M6P/IGFIIr presente sulla superficie di tutte le cellule (nel caso l'enzima mantenga il M6P), o al recettore del mannosio normalmente presente sulla membrana plasmatica delle cellule del sistema reticolo endoteliale (nel caso l'enzima esponga residui di mannosio non modificato). Entrambi i recettori possono mediare l'endocitosi dell'enzima e il suo trasporto nei lisosomi. Questa via di internalizzazione dell'enzima extracellulare è alla base delle terapie delle LSD fondate sulla somministrazione sistemica degli enzimi lisosomali purificati o ottenuti in forma ricombinante: grazie a questi recettori, infatti, queste proteine vengono veicolate dal sangue all'interno delle cellule, per terminare nei lisosomi (Fig. 4.6).

Per diverse LSD è già stata fornita ampia dimostrazione preclinica nei modelli animali dell'efficacia curativa della terapia genica, basata sul trasferimento del cDNA del gene carente in diversi tessuti. Non è richiesto che i livelli di espressione del gene terapeutico siano strettamente controllati, e quantità di enzima anche inferiori al 10% del normale possono essere sufficienti per ripristinare un fenotipo normale. D'altro canto, tuttavia, la maggior parte degli enzimi lisosomali sono espressi ubiquitariamente e la loro assenza causa uno spettro molto ampio di manifestazioni sistemiche, incluse quelle dovute all'interessamento del sistema nervoso centrale. Solitamente, il coinvolgimento di organi multipli precluderebbe l'utilizzo di tecnologie di trasferimento genico, vista la difficoltà di eseguire una terapia genica sistemica. Tuttavia, nel caso specifico delle LSD dovute al difetto di enzimi lisosomali, come discusso sopra, le cellule dell'organismo sono in grado da un lato di secernere gli enzimi lisosomiali al di fuori della cellula e dall'altro di internalizzare gli stessi quando presenti nell'ambiente extracellulare e veicolarli nel compartimento lisosomale. Questa proprietà

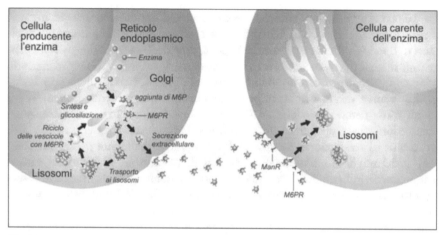

Fig. 4.6. Movimentazione degli enzimi lisosomali. Gli enzimi lisosomali appena sintetizzati (in *blu*) vengono glicosilati nel reticolo endoplasmico e vengono quindi modificati mediante aggiunta di mannosio-6-fosfato (in *rosso*) nell'apparato di Golgi, dove si legano al recettore del mannosio-6-fosfato (M6PR, in *rosso*). La maggioranza degli enzimi traslocano quindi verso i lisosomi. Una piccola quantità è invece secreta dalla cellula. Questa frazione di enzima extracellulare può legarsi a M6PR (in *rosso*) presente sulla membrana cellulare, se fosforilata, o al recettore per il mannosio (ManR, in *blu*), se non fosforilata. Entrambi questi recettori mediano l'endocitosi e il successivo trasporto nel lisosoma degli enzimi esogeni. Questo processo può avvenire sia nelle cellule modificate geneticamente sia in quelle deficitarie per la sintesi dell'enzima lisosomale. È importante osservare che il recettore M6PR è espresso in maniera ubiquitaria, mentre il recettore M6R è limitato alle cellule del sistema reticolo-endoteliale

offre quindi la possibilità di cross-correggere l'attività enzimatica anche di cellule in cui non è avvenuto il trasferimento genico.

Lo scopo generale della terapia genica delle LSD dovute a difetti enzimatici è quello di fornire livelli terapeutici degli enzimi che fanno difetto a tutti gli organi interessati sfruttando la possibilità di cross-correzione cellulare. In questo senso, la strategia finora più perseguita è stata quella di modificare cellule del paziente *ex vivo* e di rimpiantarle nuovamente nel paziente, al fine di generare una produzione continua di enzima che possa essere secreto nella circolazione e correggere il difetto in siti distanti. Le cellule che sono state considerate finora a questo scopo sono le HSC, in considerazione sia della capacità di queste cellule di ripopolare l'intero sistema ematopoietico, sia di fungere da precursori per le cellule del sistema reticolo-endoteliale e, in particolare, dei macrofagi, che sono tra i tipi cellulari più interessati dalle LSD. È importante tuttavia notare che diverse LSD coinvolgono il sistema nervoso centrale, e che, in questi casi, la cross-correzione non funziona in quanto gli enzimi lisosomali non sono in grado di oltrepassare la barriera emato-encefalica. Quindi, ogni strategia di terapia genica che voglia affrontare il problema della patologia cerebrale deve considerare il trasferimento dei geni direttamente nel cervello.

Le prime applicazioni cliniche si sono rivolte al trattamento delle forme non neuropatiche del morbo di Gaucher e, successivamente, delle mucopolisaccaridosi di tipo I (sindrome di Hurler) e II (sindrome di Hunter) (Tabella 4.1). I protocolli iniziali prevedevano il trapianto autologo di cellule CD34+ trasdotte *in vitro* con vettori gammaretrovirali recanti il cDNA dell'enzima interessato. Il trapianto veniva eseguito in condizioni di non-condizionamento, ovvero senza alcun trattamento mieloablativo. Come per la maggior parte delle altre sperimentazioni di terapia genica delle HSC, il successo è stato limitato dalla scarsa efficienza di trasduzione. Le strade che vengono attualmente perseguite sono quelle del miglioramento delle condizioni di trasduzione *in vitro* con vettori gammaretrovirali, quella della mieloablazione parziale prima di eseguire il trapianto al fine di rendere più agevole l'espansione delle cellule trasdotte, o, infine, quella dell'utilizzo di vettori lentivirali. Questi ultimi, insieme ad i vettori AAV, sono anche considerati per la loro proprietà di trasferire geni ad alta efficienza nei neuroni, e quindi quali veicoli di enzimi lisosomiali nel parenchima cerebrale dei pazienti affetti dalle forme neurologiche di varie malattie lisosomali.

Terapia genica della fibrosi cistica

Fin dall'esordio della terapia genica, era subito parso evidente che la fibrosi cistica rappresentava una patologia ideale per essere trattata con questa tecnologia. Infatti, la malattia è monogenica, è recessiva, e si manifesta principalmente in un organo, il polmone, che può essere facilmente raggiunto, anche ripetutamente, tramite una via d'accesso naturale e quindi non invasiva, tutte condizioni in linea di principio ideali per la terapia genica.

La fibrosi cistica è trasmessa con ereditarietà autosomica recessiva con una frequenza di 1:1800 bambini nati vivi. La malattia è dovuta a mutazioni del gene CFTR (*cystic fibrosis transmembrane conductance regulator*), che codifica una proteina trasmembrana di 250 kDa che appartiene alla famiglia dei trasportatori ABC. La proteina CFTR si attiva in risposta al cAMP e funge da canale per gli ioni cloro, mediando quindi la secrezione di questi ioni all'esterno della cellula. Si conoscono più di 1400 mutazioni diverse del gene CFTR; quella più frequente (60% dei casi nella popolazione caucasica) è la ΔF508, causata dalla delezione di una tripletta di nucleotidi che normalmente codificano una fenilalanina quale amminoacido in posizione 508 della proteina; la mancanza di questa fenilalanina impedisce il corretto ripiegamento della proteina e causa il suo accumulo e conseguente degradazione nel reticolo endoplasmico.

L'assenza o il mancato funzionamento della CFTR si manifestano nell'apparato respiratorio e gastroenterico. In particolare, il 90% dei pazienti con fibrosi cistica muore a causa di una patologia dell'apparato respiratorio, in quanto la mancanza della proteina determina la produzione di un muco molto denso, facilmente colonizzato da microorganismi patogeni con conseguente infiammazione cronica delle vie aree. Il trattamento attualmente disponibile nei pazienti con fibrosi cistica ha l'obiettivo di mantenere le vie aree libere e di sopprimere le infezioni delle vie respiratorie; tuttavia, nonostante il notevole progresso compiuto negli ultimi decenni in queste direzioni, la malattia porta inevitabilmente ad insufficienza respiratoria, con una mediana di sopravvivenza inferiore ai 30 anni.

Il gene CFTR fu clonato nel 1989, lo stesso anno in cui era stato eseguita la prima sperimentazione clinica di terapia genica e in cui il concetto stesso della terapia genica si cominciava a diffondere. La malattia è stata oggetto di molte sperimentazioni di terapia genica nella prima parte degli anni '90. In particolare, in quegli anni furono compiuti 25 studi clinici di Fase I/II, che coinvolsero più di 400 pazienti. La maggior parte di questi studi iniziali miravano a dimostrare l'efficacia del trasferimento genico del gene CFTR nell'epitelio nasale dei pazienti, quale modello surrogato per il polmone, al fine di consentire un accesso semplificato per la somministrazione dei vettori, la raccolta dei campioni da analizzare e, soprattutto, per garantire la sicurezza del trattamento. In questo tipo di studi, veniva valutato, in seguito al trasferimento genico, il livello di correzione delle anomalie di voltaggio transepiteliale e di trasporto ionico proprie della malattia. Una volta verificata l'efficienza del trattamento, la somministrazione dei vettori è proseguita in successive sperimentazioni direttamente a livello dell'albero respiratorio, mediante instillazione tramite broncoscopio o tramite aerosol.

La maggior parte di questi studi iniziali utilizzavano vettori adenovirali di prima generazione per trasferire il gene CFTR. Come descritto nella sezione sui vettori virali, questi vettori rappresentano ottimi strumenti per ottenere un efficace trasferimento genico ma sono penalizzati dalla loro forte immunogenicità e dalla proprietà di indurre una indesiderata e potente risposta infiammatoria. Paradigmatico in tale senso è stato il risultato di una delle prime sperimentazioni di terapia genica per la fibrosi cistica, condotta agli inizi degli anni '90 a New York, nel corso della quale 4 bambini trattati con un adenovirus di prima generazione, recante una delezione nei geni E1 ed E3, hanno sviluppato un'importante risposta infiammatoria, particolarmente grave in un bambino, in cui essa è risultata concomitante con la produzione di alti livelli di IL-6 sin da poche ore dopo la somministrazione del vettore.

Oltre ai problemi connessi con la risposta infiammatoria e l'immunogenicità che i vettori adenovirali suscitano, una delle ragioni che ha ulteriormente limitato l'efficienza di questi vettori nel polmone sono i livelli relativamente bassi di espressione del recettore per il virus (il recettore CAR) sulla membrana apicale delle cellule dell'epitelio delle vie respiratorie. L'immunogenicità dei vettori peraltro impedisce che questo problema possa essere ovviato con ripetute somministrazioni.

Per tutti i motivi sopraesposti, l'ottimismo a riguardo della relativa semplicità della terapia genica per la fibrosi cistica si è progressivamente smorzato e, in particolare, i vettori adenovirali sono stati progressivamente sostituiti da quelli basati su AAV quali veicolo del gene CFTR. In particolare, dopo diversi anni di sviluppo e validazione preclinica di un vettore basato su AAV2 da parte di una industria biotecnologica statunitense, si è giunti all'esecuzione di alcune sperimentazioni di Fase I/II sull'uomo che, purtroppo, hanno dato di nuovo esito completamente negativo, tanto da indurre l'azienda stessa a desistere dall'investimento nel 2005.

L'inefficacia di AAV2 in queste sperimentazioni non è peraltro sorprendente, se si considera che il polmone e, più in generale, tutto l'epitelio respiratorio non fanno parte dei pochi tessuti post-mitotici che sono naturalmente permissivi alla trasduzione con AAV. È tuttavia possibile che l'utilizzo di sierotipi diversi (in particolare, AAV5) possa risultare più efficace in futuro.

Parallelamente all'insuccesso complessivo dei vettori virali, più di una decina di sperimentazioni cliniche si sono avvalse di metodologie non-virali per il trasferimento del gene CFTR nell'epitelio respiratorio. In generale, la maggioranza di questi studi hanno fornito la dimostrazione, quale prova del principio, che i sistemi di trasferimento non-virali possono portare ad una ricostituzione della funzione di CFTR fino a circa il 25% del normale. A differenza dei vettori virali, tuttavia, queste formulazioni non-virali – prevalentemente basate su liposomi o lipidi cationici -, possono essere somministrate in maniera ripetuta, in modo da migliorare quindi l'efficienza complessiva di ricostituzione funzionale. Sistemi non virali per il trasferimento genico di CFTR sono attualmente impiegati in alcune estese sperimentazioni cliniche, compiute grazie al sostegno prevalente delle associazioni dei pazienti affetti dalla malattia negli Stati Uniti e nel Regno Unito.

Terapia genica delle distrofie muscolari

Lo sviluppo di metodologie che consentano un trasferimento di geni sicuro, efficiente e di lunga durata nel muscolo scheletrico rappresenta uno dei traguardi più importanti della terapia genica. Infatti, da un lato il muscolo è il tessuto in cui si manifestano, spesso in maniera drammatica, una serie di difetti ereditari delle proteine che collegano il citoscheletro alla matrice extracellulare, tali da portare allo sviluppo di varie forme di distrofia muscolare. Dall'altro, in virtù della sua accessibiltà ed estensione, il tessuto muscolare rappresenta una potenziale sorgente per il rilascio di proteine nella circolazione sanguigna, consentendo quindi la possibilità di sviluppare terapie genetiche per curare i disordini della componente solubile del sangue (ad esempio, i difetti della coagulazione) o di fornire fattori con azione locale (ad esempio, fattori proangiogenetici nella terapia della patologia ischemica degli arti inferiori).

Distrofina e proteine associate alla distrofina

Le distrofie muscolari congenite comprendono un gruppo eterogeneo di gravi malattie neuromuscolari a carattere degenerativo, determinate geneticamente, che causano atrofia progressiva della muscolatura scheletrica, con uno spettro fenotipico ampio e spesso molto grave. Nove tipi principali di difetti sono canonicamente classificati come distrofie muscolari propriamente dette (Tabella 4.2), ma esistono più di 100 malattie diverse che hanno aspetti simili a questo tipo di patologie. Inoltre, la maggioranza delle distrofie muscolari sono in realtà malattie sistemiche, il cui quadro clinico interessa, oltre che il muscolo scheletrico, anche il cuore, il tratto intestinale, il sistema nervoso, le ghiandole endocrine, la cute, l'occhio e altri organi.

La maggior parte dei geni che causano una distrofia muscolare codificano proteine che collegano il citoscheletro alla matrice extracellulare, prevalentemente rappresentate dalla distrofina e dalle proteina ad essa associate. La distrofina (427 kDa) è una lunga proteina filamentosa che si localizza sul versante citoplasmatico della membrana plasmatica delle fibre muscolari striate (sarcolemma), particolarmente concentrata in corrispondenza delle giunzioni neuro-muscolari.

Tabella 4.2. Distrofie muscolari

Malattia	Gene mutato
Distrofia muscolare di Duchenne (DMD)	Distrofina
Distrofia muscolare di Becker (BMD)	Distrofina
Distrofia muscolare di Emery-Dreifuss	Emerina, lamina A o lamina C
Distrofia dei cingoli (LGMD)	Più di 15 geni diversi
	autosomiche dominanti LGMD 1A: miotilina LGMD 1B: lamina A/C LGMD 1C: caveolina 3 e altre
	autosomiche recessive LGMD 2A: calpaina-3 LGMD 2B: disferlina LGMD 2C: γ-sarcoglicano LGMD 2D: α-sarcoglicano LGMD 2E: β-sarcoglicano LGMD 2F: δ-sarcoglicano e altre
Distrofia facio-scapolo-omerale o di Landouzy-Dejerine (FSHD)	Non noto
Distrofia miotonica o malattia di Steinert (MD)	DMPK (DM1) e ZNF9 (DM2)
Distrofia oculo-faringea (OPMD)	Poly(A)-binding protein nuclear 1 (PABPN1)
Distrofia muscolare distale (DD)	Geni diversi (disferlina, titina, desmina e altri)
Distrofia muscolare congenita (CMD)	Geni diversi (laminina α2-merosina, fukutina, collagene di tipo VI, integrina α7, e altri)

La proteina è composta da 4 domini strutturali: una regione N-terminale (*actin-binding domain*, ABD); un dominio a bastoncello centrale composto da una serie di ripetizioni composte da un fascio di tre α-eliche, simili a quelle della spectrina; un dominio ricco in cisteine (*cystein-rich domain*, CR) e una regione C-terminale (*C-terminal domain*, CT) (Fig. 4.7a). La regione N-terminale si lega ai filamenti di actina, mentre il dominio CR è essenziale per legare e localizzare sul sarcolemma un complesso di proteine denominato "complesso di glicoproteine associate alla distrofina" (*dystrophin-associated glycoprotein complex*, DGC), che ha la funzione di connettere il citoscheletro interno alla cellula alla matrice extracellulare, stabilizzando quindi il sarcolemma mentre la fibra muscolare alternativamente si allunga e si accorcia. Oltre a questo ruolo strutturale, la distrofina e le proteine del DGC partecipano ad una variegata serie di processi di segnalazione intracellulare. Sia nell'uomo sia nei modelli animali, la mancanza della distrofina causa anche la carenza secondaria, sul sarcolemma della fibra muscolare, delle proteine del DGC.

IL DGC è composto da più di 10 proteine (Fig. 4.7b). La componente centrale del complesso è il distroglicano, che viene inizialmente sintetizzato come singola proteina e succesivamente tagliato per generare il β-distroglicano (43 kDa), una proteina transmembrana, e l'α-distroglicano (156 kDa), che si associa al primo sulla parte esterna del sarcolemma. La porzione intracellulare del β-distroglicano si associa direttamente al dominio CR della distrofina, che a sua volta si connette al citoscheletro di actina. L'α-distroglicano, extracellulare, stabilisce invece legami con diverse componenti della matrice extracellulare, in particolare con la laminina α2 (merosina), ancorata alla membrana basale. Un altro sub-complesso di proteine essenziali del DGC è quello dei sarcoglicani, che si associano lateralmente al distroglicano. Si tratta di 4 molecole transmembrana (α-, β-, γ- e δ-sarcoglicano, rispettivamente di 50, 43, 35 e 35 kDa), che si associano in stechiometria uguale a formare un eterotetramero, il sub-complesso SG. Altre proteine che fanno parte del DGC sono la distrobrevina e le sintrofine, che si associano dominio CT della distrofina, e il sarcospan, una proteina transmembrana. Infine, è associata più lassamente al DGC la caveolina-3, un'isoforma della caveolina specifica del muscolo.

Distrofie muscolari di Duchenne e di Becker

La distrofia muscolare di Duchenne (DMD) è la più frequente delle distrofie muscolari, con un'incidenza di circa 1:3500 bambini maschi. La malattia, ereditata in forma recessiva quale carattere legato al sesso, è causata da un difetto del gene della distrofina, localizzato sul cromosoma X. Difetti dello stesso gene causano anche la distrofia muscolare di Becker (BMD), che ha un'incidenza inferiore (1:20.000) e un decorso clinico più mite.

Il gene della distrofina ha una lunghezza di 2.4 Mbp e possiede 79 esoni e 8 promotori tessuto-specifici; il gene richiede 16 ore per essere interamente trascritto, e, dopo lo *splicing*, l'mRNA che ne deriva ha 14 kb, di cui 11 kb corrispondono

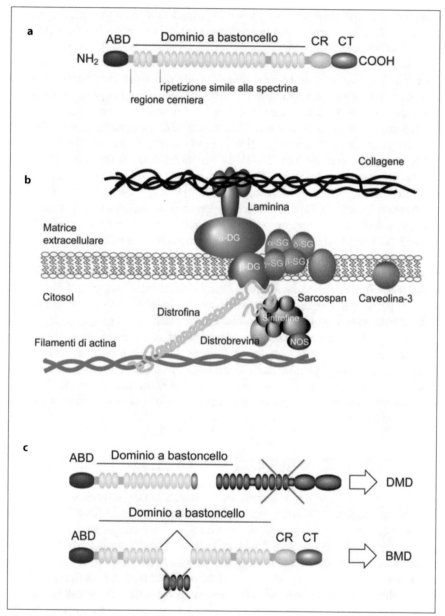

Fig. 4.7. Distrofina e complesso distrofina-glicoproteine (DGC). **a** Domini strutturali della distrofina. *ABD*, dominio che lega l'actina; *CR*, dominio ricco in cisteine; *CT*, domino C-terminale; **b** rappresentazione schematica dei maggiori costituenti del DGC (vedi testo per la descrizione); **c** mutazioni della distrofina. Le mutazioni che determinano la produzione di una proteina troncata prematuramente usualmente causano la distrofia muscolare di Duchenne (*DMD*); quelle che invece determinano delezioni nella porzione centrale della proteina tuttavia lasciando intatti i domini N- e C-terminali sono responsabile di una patologia più mite, che porta alla distrofia muscolare di Becker (*BMD*)

alla porzione codificante; la proteina è composta da 3685 amminoacidi ed ha una massa di 427 kDa. Il gene è prevalentemente espresso nel muscolo scheletrico, nel cuore e nei neuroni corticali.

È stato identificato un numero elevato di mutazioni del gene della distrofina; circa 2/3 di queste mutazioni sono delezioni che prevalentemente si localizzano in due aree del gene, una corrispondente ai primi 20 esoni del gene e l'altra centrata intorno agli esoni 45-53. Il rimanente 1/3 dei pazienti porta mutazioni puntiformi che causano l'introduzione di codoni di STOP, il cambiamento della cornice di lettura, la modificazione dei segnali di *splicing*, o mutazioni a livello del promotore. Nei pazienti con DMD, la distrofina è quantitativamente molto ridotta o è assente il dominio CT; nei pazienti con BMD, i livelli della proteina sono ridotti ma ancora visualizzabili, e i dominii ABD (N-terminale) e CT sono solitamente integri. Quindi, le distrofine presenti nei pazienti BMD usualmente portano delezioni nel dominio centrale a bastoncello della proteina (Fig. 4.7c).

La DMD ha un decorso ingravescente e devastante. Alla nascita, i bambini maschi affetti sembrano normali, e i primi sintomi insorgono tra i 3 e i 5 anni di vita sotto forma di blanda debolezza muscolare, che si manifesta con la difficoltà nel salire le scale, alzarsi nella posizione seduta o con l'incespicare frequente. Con il passare del tempo, la muscolatura si indebolisce progressivamente. Solitamente entro i 10 anni di vita gli individui affetti sono costretti sulla sedia a rotelle, e molti decedono entro il ventesimo anno di età. Non esistono attualmente terapie per la malatia, se non quelle di supporto. Infine, è importante ricordare che, oltre al muscolo scheletrico, i pazienti con DMD e BMD mostrano un interessamento più o meno marcato del cuore, interessamento che diventa progressivamente più rilevante quanto più sopravvivono i pazienti e spesso evolve in una forma franca di cardiomiopatia dilatativa.

Terapia genica delle distrofie muscolari di Duchenne e di Becker

La terapia genica delle distrofie muscolari presenta importanti problemi concettuali e tecnologici. Il muscolo scheletrico, infatti, costituisce il 40% dell'intera massa corporea, e richiede quindi lo sviluppo di tecnologie di trasferimento genico estremamente efficaci e diffusive. Inoltre, il tessuto muscolare è costituito da fibre multinucleate, incapaci di dividersi, e la cui omeostasi è mantenuta dalla replicazione e fusione di cellule staminali altamente specializzate, le cellule satelliti. È in realtà possibile trasdurre stabilmente *ex vivo* le cellule satelliti per sfruttarne il potenziale rigenerativo; tuttavia, queste cellule sono capaci soltanto di un limitato numero di duplicazioni, dopo le quali entrano in uno stato di senescenza; questa caratteristica, quindi, ne previene attualmente il possibile utilizzo a fini terapeutici.

Diverse sperimentazioni precliniche hanno avuto come obiettivo il trasferimento genico del cDNA della distrofina o delle sue varianti più corte in due comuni modelli animali naturali di DMD, il topo *mdx*, il cui gene della distrofina ha una singola mutazione puntiforme che causa la prematura terminazione della traduzione, e il cane *xmd*, un *golden retriever* la cui distrofina porta una diversa mutazione puntiforme che causa l'esclusione dell'esone 7 dalla proteina. Mentre i topi *mdx* giovani, diversamente dai bambini con DMD, mostrano un fenotipo clinico minimo, con poca e nessuna fibrosi delle fibre muscolari, i cani neonati *xmd* mostrano caratteristiche cliniche gravi assimilabili a quelle della malattia umana. A partire dal topo *mdx*, nel corso degli anni sono stati sviluppati altri modelli animali con gradi variabili di patologia, tra cui i topi *u-dko*, in cui non è presente nè la distrofina nè l'utrofina (vedi in seguito) e i topi *m-dko*, in cui, oltre alla distrofina, non è presente il fattore di trascrizione MyoD; entrambi questi topi sviluppano una distrofia muscolare che riproduce la maggior parte delle caratteristiche della malattia umana.

Questi modelli animali sono stati utilizzati per lo sviluppo di un'estesa serie di strategie di trasferimento genico a livello pre-clinico. Un primo approccio è consistito nell'utilizzo del cDNA intero della distrofina sotto forma di plasmide, inoculato direttamente nel muscolo al fine di sfruttare l'intrinseca capacità delle fibre muscolari di internalizzare DNA nudo presente nell'ambiente extracellulare. La prima sperimentazione clinica di terapia genica per le distrofie muscolari, conclusasi nel 2004, è consistita proprio nell'iniezione di un plasmide che esprimeva l'intero cDNA della distrofina sotto il controllo del promotore dei geni precoci del citomegalovirus (CMV) nel muscolo radiale di 9 pazienti con DMD o BMD. I livelli di trasduzione e quelli di espressione del gene terapeutico sono risultati relativamente bassi e la distribuzione della distrofina disomogenea. Per aumentare l'efficienza di trasfezione dopo l'iniezione diretta del plasmide, possono essere impiegate diverse strategie, che includono l'utilizzo di polimeri anfifilici assemblati a blocchi alternati, gli ultrasuoni, gli ultrasuoni insieme a microbolle, o l'elettroporazione.

Molto più efficaci, per ora nei modelli animali di DMD, si sono rivelati i sistemi di trasferimento genico basati sui vettori virali. L'intero cDNA della distrofina (14 kb) o anche la sua porzione codificante (11 kb) risultano troppo lunghi per essere clonati nei vettori AAV, lentivirali o adenovirali di prima generazione. Tuttavia, i vettori adenovirali di prima generazione possono contenere il cDNA dell'utrofina, una proteina codificata da un gene diverso posto sul cromosoma 6 e molto omologa alla distrofina sia dal punto di vista funzionale che strutturale. L'utrofina è normalmente presente alla giunzione neuromuscolare delle fibre muscolari mature, ed è anche espressa sul sarcolemma delle fibre muscolari fetali e del muscolo rigenerante. L'utrofina è anche espressa sul sarcolemma dei muscoli dei pazienti con DMD; tuttavia, i suoi livelli sono troppo bassi per vicariare la funzione della distrofina. L'iperespressione di utrofina esogena utilizzando vettori adenovirali è risultata essere in grado di migliorare in maniera significativa la patologia dei modelli animali di DMD, dal momento che la proteina riesce ad associarsi funzionalmente con le proteine del DGC, aumentandone il loro livello sul sarcolemma. Tuttavia, il trattamento con questi vettori è inficiato dalla risposta infiammatoria suscitata e, soprattutto, da quella immunitaria, che porta alla distruzione delle cellule trasdotte con il vettore nell'arco di 10-15 giorni e previene ogni possibiltà di re-inoculazione.

I vettori adenovirali che mancano di tutti i geni virali (vettori *gutless* o *helper-dependent*) hanno un'ampia capacità di clonazione (>30 kb) e possono quindi contenere il cDNA per l'isoforma muscolare completa della distrofina (14 kb). Inoltre, questi vettori persistono per tempi molto prolungati *in vivo*, generando una minima risposta infiammatoria e immunitaria; tuttavia, questi vettori sono difficili da preparare e non sono ancora giunti alla fase di sperimentazione clinica.

I vettori AAV sono senz'altro gli strumenti di trasferimento genico nel muscolo scheletrico più efficaci in questo momento, in virtù del loro specifico tropismo per questo tessuto e, molto importante, della persistenza prolungata dell'espressione dei geni che essi veicolano, in assenza di risposta infiammatoria o immunitaria dell'ospite. Tuttavia, questi vettori presentano un'importante limite nella loro capacità di clonazione, che non può eccedere le 4.5 kb. Questo limite può comunque essere rispettato grazie alla possibilità di ottenere delle varianti della distrofina molto più corte che comunque mantengono la maggior parte delle proprietà funzionali della proteina *wild type*. Partendo dalla caratterizzazione delle mutazioni riscontrate in diversi pazienti con forme relativamente meno gravi di BMD e corroborando queste osservazioni nei modelli animali, sono state infatti ottenute delle minidistrofine (~6-7 kb) e diverse microdistrofine (~4 kb) in grado di vicariare in maniera soddisfacente la funzione della proteina parentale (Fig. 4.8). Queste versioni ridotte della distrofina presentano delezioni comuni della regione centrale a bastone e nel dominio C-terminale della proteina parentale, lasciando intatti i domini

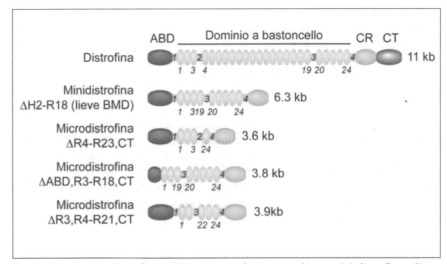

Fig. 4.8. Mini- e micro-distrofine. La Figura mostra la struttura di una mini-distrofina e di tre micro-distrofine. Queste proteine compensano la mancanza della distrofina nei modelli animali di malattia. La composizione dei domini simili alla spectrina di queste proteine (numeri sotto la struttura) è indicata in relazione alla proteina *wild type*

funzionali essenziali della proteina, in particolare quello ricco in cisteine (CR). Le minidistrofine hanno una dimensione tale da poter essere veicolate da vettori adenovirali, le microdistrofine anche da vettori AAV. In effetti, vettori AAV in grado di trasferire il gene per una microdistrofina si sono rivelati molto efficaci nel ripristinare la funzionalità muscolare nei modelli animali di DMD. Sulla base di questi risultati, è iniziata una sperimentazione clinica di Fase I/II, basata sull'inoculazione di un vettore AAV5 che veicola una minidistrofina nel bicipite di una serie di pazienti con DMD.

Come discusso sopra, ogni auspicato successo terapeutico nei pazienti dipende in larga misura dalla possibiltà di iniettare i vettori per via endovenosa (anche in maniera distrettuale), e dalla loro capacità di diffondere a quante più fibre muscolari possibile. Questo processo, tuttavia, richiede che i vettori, presenti nel sangue, siano in grado di passare le giunzioni tra le cellule endoteliali dei vasi, o che le attraversino mediante un processo di transcitosi, per giungere in contatto con il sarcolemma della fibra muscolare. AAV2 è estremamente inefficiente in questo processo, a meno che la permeabilità endoteliale non sia indotta aumentando a livello distrettuale la pressione sanguigna (ovvero iniettando i vettori esercitando una pressione idrodinamica). Alternativamente, nel topo *mdx* è possibile ottenere la trasduzione di più del 90% dei muscoli mediante l'utilizzo di un vettore AAV6 iniettato insieme con il fattore di crescita VEGF, un potente induttore di permeabilità vascolare. Infine, i vettori pseudotipizzati con i più recenti sierotipi di AAV, AAV8 e AAV9, sono capaci spontaneamente di alti livelli di trasduzione del muscolo e del cuore dopo inoculazione endovenosa, senza alcun trattamento permeabilizzante, in virtù dell'intrinseca capacità del loro capside di oltrepassare la barriera endoteliale. Questi vettori, quindi, rappresentano i vettori AAV di scelta per il trasferimento genico nel muscolo scheletrico e nel cuore.

Alcune mutazioni della distrofina che causano la terminazione precoce della proteina o la rimozione di una porzione della regione centrale mantenendo la normale cornice di lettura nella metà C-terminale, generano delle proteine sufficientemente funzionali, tali da causare soltanto sintomi minori di tipo BMD. Al contrario, più del 75% dei pazienti con DMD hanno mutazioni del gene che cambiano la cornice di lettura dell'mRNA e determinano la sintesi di una distrofina troncata (Fig. 4.7c). Questi pazienti, quindi, potrebbero trarre giovamento se l'esone contenente il codone di STOP prematuro fosse escluso dall'mRNA (*exon skipping*). Questa strategia, illustrata nella Figura 4.9 utilizzando un esempio tratto da una recente sperimentazione - vedi in seguito - può essere perseguita mediante il trattamento delle cellule con oligonucleotidi antisenso (ASO) che si appaino e quindi mascherino i normali segnali di *splicing* dell'esone interessato sul pre-mRNA, portando quindi all'esclusione dell'esone patologico dall'mRNA maturo. Dal momento che ASO con una struttura di DNA non modificata sono rapidamente degradati nella cellula, per indurre un'esclusione dell'esone più persistente possono essere utilizzati acidi nucleici modificati chimicamente, quali ASO fosforotioati, morfolino, LNA, PNA o ENA (vedi sezione sui Geni come farmaci). Queste modifiche chimiche da un lato aumentano la resistenza alle nucleasi e dall'altro aumentano l'affinità di legame all'acido

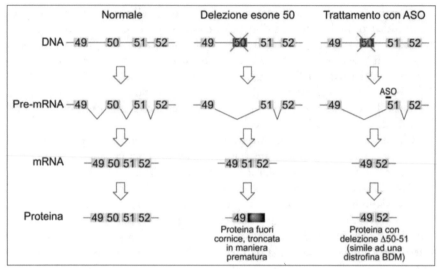

Fig. 4.9. Induzione di *exon skipping* mediante oligonucleotidi antisenso. Il pannello *a sinistra* mostra la composizione in introni ed esoni del gene normale della distrofina, nella regione tra gli esoni 49 e 52. In un paziente con una delezione dell'esone 50, a livello dell'mRNA l'esone 49 viene unito all'esone 51, il che genera uno slittamento della cornice di lettura e l'introduzione di un codone di STOP a livello dell'esone 51 (*pannello centrale*). Se le cellule sono trattate con un oligonucleotide antisenso (ASO) che si lega a una sequenza interna all'esone 51, indispensabile per l'inclusione di questo esone nel mRNA durante il processo di *splicing*, l'esone 51 viene escluso. Questo ripristina la cornice di lettura corretta del mRNA e consente la sintesi di una distrofina che, pur mancando degli amminoacidi codificati dagli esoni 50 e 51, è comunque funzionale (*pannello a destra*)

nucleico bersaglio. L'efficienza di queste diverse molecole nell'indurre l'esclusione dell'esone nelle cellule in coltura è variabile; soltanto poche di queste molecole sono state effettivamente sperimentate in un modello animale costituito da un topo knock-in in cui è stato introdotto il gene umano della distrofina. Attualmente, due sperimentazioni cliniche per l'induzione di *exon skipping* sono in progresso. La prima verifica l'effetto di un ASO basato su uno scheletro fosforotioato contenente molecole di ribosio con modificazioni 2'-O-metile (2OMePS), la seconda su di un morfolino, inoculati entrambi prima per via intramuscolare e successivamente per via sistemica. I risultati iniziali della prima sperimentazione (basata sulla strategia delineata nella Figura 4.9) sono già disponibili. Questa sperimentazione era stata condotta iniettando l'ASO nel muscolo tibiale anteriore e analizzando le modificazioni istologiche indotte dal trattamento un mese dopo. I risultati ottenuti hanno dimostrato la ricostituzione dell'espressione della distrofia nel sarcolemma della maggioranza dei pazienti, con livelli totali di proteina pari al 3-12% del normale, un risultato quindi molto incoraggiante.

Terapia genica delle distrofie dei cingoli

Benché numericamente meno frequenti e di impatto socio-sanitario minore rispetto alla DMD, alcune delle distrofie causate da difetti delle proteine del DGC possono essere oggetto di grande interesse per la terapia genica in quanto tali proteine sono di dimensioni minori rispetto alla distrofina e quindi i cDNA che le codificano possono essere facilmente veicolati da vettori AAV. Questo è il caso di diverse distrofie dei cingoli (*limb-girdle muscular dystrophy*, LGMD). Queste comprendono un gruppo clinicamente e geneticamente eterogeneo di disordini neuromuscolari caratterizzati da debolezza dei muscoli prossimali del cingolo pelvico e del cingolo scapolare, di variabile gravità e progressività. Esistono almeno 5 forme di LGMD con eredità autosomica dominante (LGMD1, da A ad E) e almeno 10 forme con eredità autosomica recessiva (LMGD2, da A a J) (Tabella 4.2). In particolare, le forme gravi e ad esordio precoce sono solitamente causate da mutazioni nei geni che codificano il sarcoglicano α (LGMD 2D), β (LGMD 2E), γ (LGMD 2C) e δ (LGMD 2F). L'assenza di ciascuna di queste proteine causa la scomparsa dell'intero complesso dal sarcolemma, determinando quindi distrofia muscolare da un lato e cardiomiopatia dall'altro.

Il primo modello animale di LGMD ad essere disponibile è stato il criceto siriano (*Syrian hamster*) Bio14/6, che porta una larga delezione del gene del sarcoglicano δ, e sviluppa distrofia muscolare e cardiomiopatia dilatativa. Questo animale rappresenta un eccellente modello animale per lo sviluppo di approcci di terapia genica che abbiano come bersaglio sia il muscolo sia il cuore.

Recentemente, sono state condotte due sperimentazioni cliniche di Fase I/IIa in Francia e negli Stati Uniti per valutare la sicurezza e, in via preliminare, l'efficacia, dell'inoculazione intramuscolare in un singolo muscolo dell'avambraccio di vettori AAV1 che veicolavano i geni dei sarcoglicani γ ed α, rispettivamente, in pazienti con LGMD di tipo 2C e 2D. I primi risultati ottenuti dalla seconda di queste sperimentazioni hanno indicato che il trattamento è in grado di ripristinare l'espressione dell'intero complesso del sarcoglicano nei muscoli trattati, incoraggiando quindi l'allestimento di ulteriori studi clinici.

Terapia genica dell'emofilia

Con il termine di "emofilia" vengono indicate alcune malattie ereditarie dovute alla mancanza o al malfunzionamento di alcune delle proteine della coagulazione. La forma più comune (l'emofilia A) è dovuta a un difetto del gene che codifica il Fattore VIII (FVIII) della coagulazione; l'emofilia B è invece dovuta a un difetto del Fattore IX (FIX). L'interesse della terapia genica per l'emofilia deriva da molteplici ragioni, che comprendono: 1) la disponibilità di modelli animali di malattia che mimano la patologia umana, di dimensioni sia piccole (topi *knock-out*) sia grandi (cane con emofilia B); 2) la possibilità di misurare l'efficacia del trattamento dal punto di vista funzionale con semplici saggi standardizzati che valutano l'efficienza della coagulazione; 3) l'esigenza di ottenere un livello relativamente basso di correzione per fornire un beneficio terapeutico ai pazienti, dal momento che l'1-5% della quantità normale di FVIII o FIX dovrebbero essere sufficienti a garantire un miglioramento della sintomatologia e il 30% garantirebbe un fenotipo normale; 4) la constatazione che i difetti molecolari responsabili di entrambe le malattie sono dovuti alla mancata produzione o al malfunzionamento di proteine circolanti; altri tessuti, quindi, e non necessariamente il fegato, potrebbero essere utilizzati per la produzione di queste proteine dopo trasferimento dei relativi cDNA; tra questi, in linea di principio, il muscolo, le cellule endoteliali e i fibroblasti; 5) infine, la valutazione degli altissimi costi richiesti per il trattamento sostitutivo, costi che lo rendono proibitivo per la vasta maggioranza dei pazienti affetti.

Emofilie

L'emofilia A (difetto di FVIII) ed emofilia B (difetto di FIX) hanno una prevalenza globale di 1:5000 maschi; l'emofilia B è 5 volte meno frequente dell'emofilia A. Insieme alla malattia di von Willebrand, dovuta alla mancanza del fattore omonimo (vWF), che causa un difetto dell'emostasi primaria, l'emofilia A e B comprendono dal 95% al 97% di tutti i difetti ereditari della coagulazione. Le rimanenti emofilie, generalmente trasmesse con un'ereditarietà autosomica recessiva, sono rare, con una prevalenza nella popolazione generale di 1:500.000 per la mancanza di FVII e 1:2 milioni per la mancanza di protrombina (FII) e FXIII; rari anche il difetto di FXI, una volta definito emofilia C, che causa una malattia meno importante ed è relativamente più comune negli ebrei Ashkenazi, e l'ipofibrinogenemia, causata da un difetto nel fibrinogeno.

Dal punto di vista clinico, l'emofilia A e l'emofilia B sono indistinguibili; le forme gravi sono caratterizzate da sanguinamenti ripetuti (anche con cadenza settimanale) nelle articolazioni, particolarmente dolorose in quanto il sangue irrita le membrane sinoviali. L'unica terapia disponibile è quella di sostituzione, che consiste nella somministrazione del fattore mancante sotto forma di proteina ricombinante (disponibile dagli anni '90) o di emoconcentrati che lo contengono (disponibili dagli anni '70). Il costo degli emoconcentrati per la terapia di un adulto con emofilia negli Stati Uniti è stimato essere tra 50.000 e 100.000 dollari per anno.

Terapia genica dell'emofilia A e B

La lunghezza del cDNA del FVIII (>8 kb) pone un'importante problema di clonazione all'interno della maggior parte dei vettori convenzionali. Al contrario del FVIII, il cDNA di FIX ha una lunghezza di 1,4 kb e può quindi essere contenuto in tutti i vettori attualmente disponibili, consentendo anche l'inserzione di elementi genetici che ne dirigano la trascrizione regolata o tessuto-specifica.

Una prima sperimentazione clinica per l'emofilia A è stata condotta alla fine degli anni '90 mediante il trasferimento genico del cDNA di FVIII mancante del dominio B non essenziale nel fegato utilizzando un vettore retrovirale basato su Mo-MLV. Il risultati sono stati estremamente modesti, sottolineando ulteriormente che i vettori gammaretrovirali hanno la capacità di infettare soltanto cellule mitotiche. Nel caso degli epatociti, risulta pertanto efficace l'utilizzo di questi vettori dopo parziale epatectomia (al fine di stimolare la rigenerazione epatica) o infondendoli nel fegato del neonato (in cui gli epatociti sono ancora in attiva replicazione). Entrambi questi approcci sono per ora limitati ai modelli animali e non sono progrediti alla sperimentazione clinica.

Al contrario dei gammaretrovirus, alta efficienza di trasduzione del fegato e produzione di FVIII ed FIX anche al di sopra dei livelli fisiologici sono state ottenute mediante l'utilizzo di vettori adenovirali di prima generazione sia nei topi *knock-out* sia nel cane con l'emofilia B. Tuttavia, l'utilizzo di questi vettori è accompagnato da una risposta infiammatoria che genera un'importante tossicità epatica, e la loro immunogenicità determina un rapido calo nella produzione del fattore terapeutico. In particolare nel cane con l'emofilia B, immediatamente dopo l'iniezione dei vettori si assiste ad una produzione al di sopra dei livelli fisiologici di FIX, che poi cala all'1% del normale in sole tre settimane e allo 0.1% dopo 2 mesi dall'infusione del vettore. Analoghi risultati sono stati anche osservati mediante l'inoculazione di un vettore adenovirale per FIX nel fegato di primati non umani.

La generazione dei vettori adenovirali *gutless* consente la veicolazione dell'intero cDNA di FVIII, ed esperimenti condotti nel topo hanno effettivamente dimostrato il perdurare dell'espressione del transgene in assenza di segni di tossicità epatica. Tuttavia, la transizione di questi risultati all'uomo non sembra scevra di pericoli. Un unico paziente è stato finora reclutato per una sperimentazione che prevedeva l'inoculazione, a bassi dosaggi, di un vettore *gutless* nel fegato. Il paziente ha mostrato segni di infiammazione, mialgia e febbre subito dopo l'inoculazione, segni peraltro non preoccupanti e già osservati al momento dell'inoculazione di questo tipo di vettori. Tuttavia, 7 giorni dopo l'inoculazione sono comparsi segni transitori di danno epatico, suggerendo che, anche utilizzando gli adenovirus *gutless*, l'indice terapeutico è relativamente basso. Queste considerazioni hanno suggerito di non reclutare ulteriori pazienti in questa sperimentazione.

Molto più avanzata è invece la sperimentazione clinica che utilizza i vettori AAV, in virtù sia della percepita sicurezza di questi vettori sia della loro capacità di esprimere il proprio transgene per periodi molto prolungati nelle cellule postmitotiche. A causa della loro capacità di clonazione relativamente limitata, le sperimentazioni si sono prevalentemente rivolte alla terapia genica dell'emofilia B. In effetti, questi vettori si sono rivelati estremamente efficienti nel correggere il difetto sia nei topi *knock-out* sia nel cane emofilico, mostrando un effetto terapeutico duraturo. Sulla base di questi incoraggianti risultati, una prima sperimentazione di Fase I/II è stata condotta nel 1999 mediante inoculazione intramuscolare di un vettore AAV2. L'osservazione dei pazienti ha effettivamente rivelato che l'utilizzo di questi vettori è sicuro, e che l'espressione di FIX è persistita per almeno alcuni anni dopo l'inoculazione. Tuttavia, i livelli del fattore circolante si sono rivelati troppo bassi (<1-2% del normale) per consentire un beneficio terapeutico ai pazienti.

Molto più positivi sono stati i risultati ottenuti con i vettori AAV nel fegato, mediante inoculazione nella vena porta o iniezione diretta nel parenchima epatico. Dopo questi trattamenti, livelli terapeutici o anche superiori a quelli fisiologici di FIX sono stati riscontrati nei topi, nel cane emofilico e nei primati non umani. Questi risultati hanno stimolato l'allestimento di una sperimentazione clinica che prevedeva l'inoculazione nella vena porta di un vettore AAV2 in cui il cDNA di FIX era sotto il controllo di un promotore epato-specifico. Alla dose di vettore più alta tra quelle utilizzate, uno dei pazienti trattati ha mostrato una quantità di FIX circolante superiore al 10% del normale, con un picco a 2 settimane dall'inoculazione e una persistenza per almeno 4 settimane. Contrariamente a quanto osservato nei modelli animali, tuttavia, la produzione del fattore è successivamente scesa in maniera progressiva ed è divenuta non dosabile dopo 14 settimane dall'infusione. Questo evento inaspettato sembra non essere legato alla presenza di anticorpi contro FIX, ma dovuto allo sviluppo di una risposta immunitaria contro le proteine del capside del vettore AAV, in virtù della quale gli epatociti trasdotti sono eliminati dai linfociti T CD8$^+$ dei pazienti. Questa risposta immunitaria, che non è osservabile nei modelli animali, potrebbe essere dovuta al fatto che AAV2, utilizzato per veicolare il transgene, è un comune agente infettivo dell'uomo e non di altre specie animali, e quindi la trasduzione potrebbe aver riattivato una risposta immunitaria contro le proteine di superficie del virus. Secondo questa interpretazione, la cinetica ritardata della risposta immunitaria sarebbe da connettersi alla lunga persistenza delle proteine del capside di AAV nelle cellule trasdotte (il gene per le proteine del capside non è infatti presente nei vettori, e non avviene quindi sintesi *de novo* di queste proteine). Se questa risulterà effettivamente essere la corretta interpretazione degli eventi osservati, la problematica potrebbe essere risolta tramite la transitoria immunosoppressione dei pazienti che ricevono il vettore per un periodo di tempo sufficiente affinché le proteine del capside internalizzate dalle cellule vengano completamente degradate o mediante l'utilizzo dei nuovi sierotipi di AAV cui l'uomo non è naturalmente esposto. In particolare, AAV8 sembra mostrare un tropismo epatico 10-100 volte superiore ad AAV2, almeno nel topo, utilizzando vie di internalizzazione e processamento intracellulare diverse da AAV2.

Terapia genica dei tumori

Le neoplasie maligne rappresentano la seconda causa di morte dopo le malattie cardiovascolari. Ogni anno, più di 12 milioni di nuovi casi di tumore vengono diagnosticati, e 7 milioni di individui muoiono per queste patologie in tutto il mondo. Nonostante gli enormi progressi compiuti negli ultimi anni, i più moderni approcci terapeutici (chirurgia, radioterapia, chemioterapia e terapia biologica) risultano efficaci soltanto in due pazienti su tre. Quindi, l'esigenza d sviluppare nuove strategie terapeutiche è oggi impellente.

In maniera molto semplificata, i tumori maligni insorgono quale conseguenza, da un lato, dell'accumulo di mutazioni genetiche che portano alla proliferazione cellulare incontrollata e, dall'altro, dall'incapacità del sistema immunitario di contrastare questo evento. La terapia genica dei tumori, quindi, può perseguire due approcci alternativi, ovvero quelli di aggredire direttamente le cellule tumorali o di stimolare il sistema immunitario a riconoscerle e distruggerle. Le strategie finora adottate dagli studi clinici di terapia genica dei tumori – studi che, come riportato nei capitoli precedenti, rappresentano la maggior parte delle sperimentazioni cliniche di terapia genica finora condotte – sono presentate nella Tabella 4.3. I protocolli sperimentali che hanno come obiettivo diretto le cellule tumorali possono avere tre finalità, ovvero quelle di: 1) inibire la proliferazione delle cellule tumorali, ripristinando il controllo fisiologico del ciclo cellulare o bloccando la funzione di alcune proteine essenziali per la replicazione; 2) indurre un effetto tossico specifico nelle cellule tumorali trasferendo all'interno di queste un gene suicida; 3) sfruttare la proprietà di alcuni virus, opportunamente modificati, di replicarsi in maniera selettiva nelle cellule tumorali, determinando la loro distruzione.

Alternativamente, la terapia genica dei tumori può mirare a stimolare le funzioni anti-tumorali del sistema immunitario. Questo obiettivo può essere perseguito: 1) aumentando l'efficacia della presentazione antigenica degli antigeni tumorali (vaccinazione antitumorale); 2) aumentando la risposta citotossica contro le cellule tumorali; 3) re-indirizzando il sistema immunitario contro le cellule tumorali mediante la modificazione genetica dei linfociti CD8$^+$ citotossici. Esiste una differenza concettuale importante tra gli approcci che causano il blocco della proliferazione cellulare o inducono una tossicità specifica nel tumore e quelli che mirano ad aumentare l'efficienza del sistema immunitario a svolgere la sua funzione di sorveglianza antitumorale. I primi, infatti, richiedono che tutte le cellule neoplastiche siano direttamente o indirettamente interessate dal trattamento; i secondi, invece, confidano nell'efficacia del sistema immunitario, attivato in modo specifico, per la distruzione delle cellule non raggiunte direttamente dal trattamento di terapia genica, e delle metastasi da esse derivate.

Infine, un'applicazione della terapia genica nella terapia dei tumori consiste nel perseguire il miglioramento dell'indice terapeutico della chemioterapia antitumorale, trasferendo all'interno delle HSC geni, quali *mdr-1*, in grado di rendere queste cellule resistenti ai comuni farmaci antiblastici. Quest'applicazione è già stata discussa nella sezione sulla Terapia genica delle cellule staminali ematopoietiche.

Inibizione della proliferazione o della sopravvivenza delle cellule tumorali

Una delle strategie utilizzate per la terapia genica dei tumori ha come obiettivo quello di trasferire, all'interno delle cellule tumorali, geni o acidi nucleici non codificanti in grado di inibirne la proliferazione o di determinarne l'apoptosi. Dal punto di vista molecolare, i tumori sono caratterizzati dall'alterazione dei meccanismi che normalmente controllano la proliferazione cellulare, alterazione

Tabella 4.3. Strategie per la terapia genica dei tumori

Cellula bersaglio	Strategia	Obiettivo	Gene terapeutico
Cellule del tumore	Inibizione della proliferazione delle cellule tumorali	Ripristino delle funzioni genetiche di controllo del ciclo cellulare	Geni oncosoppressori (p53, Rb, BRCA1)
			Oligonucleotidi antisenso, ribozimi, siRNA o anticorpi intracellulari contro oncogeni, cdc2, cicline, PCNA, recettori tirosino-chinasici, trasduttori del segnale, ecc.
	Trasferimento di geni suicidi nelle cellule tumorali	Induzione di citotossicità specifica nelle cellule che esprimono il gene suicida	Geni che attivano un profarmaco citotossico, ad esempio HSV-TK
	Virus oncolitici	Replicazione selettiva del virus nelle cellule tumorali e loro lisi	
Cellule del sistema immunitario	Immunoterapia	Aumento della stimolazione antigenica da parte delle cellule tumorali (immunizzazione attiva, vaccinazione antitumorale)	Antigeni specifici dei tumori (TSA e TAA; vedi Tabella 4.4)
			Geni che codificano citochine che aumentano la presentazione dell'antigene (IL-2, IL-12, IFN-γ, GM-CSF)
		Aumento della risposta T citotossica contro le cellule tumorali	Geni che codificano citochine immunoregolatorie (IL-2, IL-12, IL-7, GM-CSF, IFN-γ, IL-6, TNF-α)
			Geni che codificano proteine co-stimolatorie (B7, ICAM-1, LFA-3)
			Geni che codificano proteine immunogeniche (alloantigeni del MHC di classe I e II)

	Modificazione genetica delle cellule T effettrici per indirizzarle verso le cellule tumorali (immunoterapia adottiva)	Geni del TCR
Cellule staminali ematopoietiche (HSC)	Miglioramento dell'indice terapeutico della chemioterapia antitumorale — Trasferimento nelle HSC di geni che prevengono la tossicità della chemioterapia	Mdr-1

in larga parte dovuta alla mutazione di diversi geni oncosoppressori quali p53, Rb e BRCA1. Il trasferimento, all'interno delle cellule tumorali, degli alleli normali di questi geni mutati è in grado di ricostituire il fisiologico controllo del ciclo cellulare. Altri possibili cDNA terapeutici sono quelli che codificano le forme mutate e non funzionali di proteine che trasducono segnali proliferativi quali c-Jun o H-Ras.

Alternativamente, diverse sperimentazioni hanno utilizzato vari geni terapeutici (oligonucleotidi antisenso variamente modificati, ribozimi, siRNA, anticorpi intracellulari) in grado di inibire l'espressione o la funzione di proteine cellulari essenziali per la proliferazione cellulare o che controllano la sopravvivenza della cellula tumorale. La Tabella 2.2 nella sezione sui Piccoli RNA con funzione regolatoria riporta i principali approcci clinici di terapia genica dei tumori che fanno uso di oligonucleotidi con funzione antisenso.

Terapia genica con geni suicidi

Un secondo approccio di terapia genica dei tumori è rappresentato dal trasferimento, nelle cellule tumorali, di geni che causano la morte cellulare in maniera controllabile farmacologicamente. Il paziente viene trattato con un farmaco che di per sè è inattivo (profarmaco), e che viene attivato esclusivamente nelle cellule in cui si è trasferito il gene terapeutico, solitamente grazie ad un'attività di tipo enzimatico della proteina codificata da questo gene. Questo approccio è anche definito "prodrug gene therapy", ovvero terapia genica con geni che attivano pro-farmaci.

La strategia più utilizzata è l'iniezione intratumorale di vettori virali che codificano il gene della timidino-chinasi (TK) del virus dell'herpes simplex di tipo 1 (HSV-1). L'espressione intratumorale di HSV-TK è innocua di per sè, ma diventa tossica quando il paziente viene trattato con farmaci quali il ganciclovir, originariamente sviluppato per la terapia dell'infezione da virus erpetici, in quanto l'enzima (a differenza della timidino-chinasi delle cellule umane) è in grado di fosforilare il profarmaco e di renderlo attivo. Il risultato di questa attivazione è il blocco della sintesi del DNA e la conseguente morte cellulare per un meccanismo di apoptosi (Fig. 4.10). Questo tipo di approccio è potenzialmente molto interessante in quanto le cellule trasdotte con il gene HSV-TK, in presenza di ganciclovir, sono in grado di rilasciare metaboliti tossici anche alle cellule immediatamente vicine anche se queste non sono state trasdotte direttamente con il gene, creando quindi un effetto di diffusione dell'efficacia terapeutica che va al di là dell'efficienza stessa di trasferimento genico (bystander effect). Il bystander effect richiede il contatto diretto delle cellule, in quanto il trasferimento dei metaboliti tossici avviene attraverso le giunzioni strette (gap junction) che si formano tra cellula e cellula in diversi tessuti.

La principale applicazione clinica che ha fatto uso del gene HSV-TK è consistita in una estesa sperimentazione di Fase III, che ha incluso più di 40 centri nel Nord America e in Europa, ed ha reclutato più di 200 pazienti con neoplasia

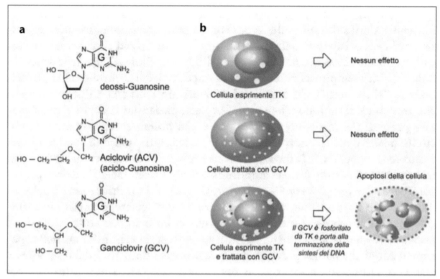

Fig. 4.10. Terapia genica con profarmaci utilizzando la timidino-chinasi di HSV-1. **a** Struttura chimica della deossi-Guanosina e dei suoi analoghi strutturali aciclovir (*ACV*) e ganciclovir (*GCV*); **b** terapia genica con geni suicidi. In una cellula che esprime la timidino-chinasi (*TK*), il profarmaco è attivato dall'enzima e blocca la sintesi del DNA, portando la cellula a morte per apoptosi

cerebrale (glioblastomi, astrocitomi), una patologia gravata di una prognosi infausta a prescindere da qualsiasi terapia convenzionale. In questi pazienti, sono state direttamente iniettate, nel corso di un intervento chirurgico per la rimozione della massa tumorale, le cellule *packaging* che producevano un vettore retrovirale in grado di trasdurre il gene HSV-TK. Sfortunatamente, i risultati di questa sperimentazione clinica sono stati deludenti in termini di allungamento della vita dei pazienti, probabilmente a causa della scarsa efficienza di traduzione del gene suicida in un numero sufficiente di cellule tumorali.

Risultati più incoraggianti sono emersi dall'utilizzo di vettori adenovirali (sia difettivi per la replicazione sia oncolitici) in sperimentazioni di Fase I o II nelle quali il gene HSV-TK da solo o in combinazione con la citosina-deaminasi (un enzima di origine batterica che rende attivo il profarmaco 5-fluorocitosina convertendolo a 5-fluorouracile, largamente utilizzato come farmaco antiblastico) sono stati utilizzati per la terapia del carcinoma della prostata. Alcune evidenze sperimentali suggeriscono che i vettori adenovirali siano in grado di trasdurre il gene terapeutico in un numero maggiore di cellule; inoltre, la risposta immunitaria che solitamente accompagna l'utilizzo di questi vettori potrebbe essere un efficiente adiuvante nella terapia antitumorale. È attualmente in corso una estesa sperimentazione clinica di Fase III in Europa che prevede l'utilizzo di un vettore adenovirale con il gene HSV-TK anche per la terapia del glioblastoma.

Un'altra applicazione interessante del gene HSV-TK nel campo della tera-pia genica deriva dal suo utilizzo per controllare farmacologicamente l'espan-sione di cellule iniettate nei pazienti a fini terapeutici, ad esempio nei proto-colli di immunoterapia adottiva che utilizzano cellule allogeniche (vedi in seguito). Un esempio specifico di tale applicazione è il controllo della prolife-razione dei linfociti T citotossici nel pazienti con leucemia o linfoma trattati con trapianto di midollo allogenico. In questi pazienti, i linfociti T del dona-tore presenti nel trapianto svolgono un ruolo preminente, in quanto hanno effetto positivo nel riconoscere e distruggere le cellule tumorali residue (*graft-versus-leukemia*, GvL). Tuttavia, gli stessi linfociti riconoscono anche i tessuti normali del ricevente, e sono quindi responsabili della malattia del trapianto contro l'ospite (*graft-versus-host disease*, GvHD). Il loro utilizzo nei trapianti, quindi, deve essere dosato con accuratezza; in particolare, è importante con-trollare la proliferazione incontrollata di questi linfociti una volta reinfusi nel paziente. A questo scopo, risultati incoraggianti sono stati ottenuti nelle spe-rimentazioni che hanno previsto la trasduzione dei linfociti T del donatore *ex vivo* con vettori gammaretrovirali esprimenti HSV-TK. Dopo infusione nei pazienti riceventi, i linfociti trasdotti sono sopravvissuti per molti mesi e si sono rivelati efficienti nell'esercitare attività antitumorale. Nei pazienti che hanno sviluppato la GvHD, è stato possibile controllare efficacemente questa patologia mediante trattamento con ganciclovir. L'efficacia del trasferimento del gene HSV-TK nel trapianto allogenico è attualmente in corso di valutazio-ne in un'estesa sperimentazione di Fase III.

Virus oncolitici

Il concetto di poter curare i tumori umani infettando il paziente con virus che si replicano selettivamente nelle cellule tumorali e quindi le lisano, lasciando intat-te quelle normali, nasce da alcune osservazioni aneddotiche, le prime delle quali risalgono a più di 100 anni fa, secondo le quali pazienti con tumori avanzati gua-rivano in seguito ad un'infezione virale non meglio caratterizzata. A dispetto del-l'indubbio interesse di queste osservazioni, la ricerca di virus naturali che fosse-ro realmente oncolitici, e cioè mostrassero un tropismo selettivo per le cellule tumorali distruggendole, ha generalmente portato a risultati scoraggianti. Tuttavia, va considerato che, per la loro replicazione intracellulare, la maggior parte dei virus deve neutralizzare le medesime proteine cellulari (quelle codifica-te dai geni oncosoppressori, o coinvolte nei *checkpoint* del ciclo cellulare, o che regolano l'apoptosi) che risultano mutate o comunque inattivate durante il pro-cesso di trasformazione neoplastica. Alla luce di queste considerazioni, una deci-na di anni fa è stato proposto l'utilizzo terapeutico di un mutante di adenovirus in grado di replicarsi selettivamente nelle cellule in cui la proteina oncosoppres-soria p53 risultasse inattivata, come peraltro è il caso di molti tumori umani.

Nella sua forma *wild type*, l'adenovirus contiene due geni precoci localizzati nella regione E1, i geni E1A ed E1B; come descritto nella sezione sui Vettori virali, entrambi questi geni sono deleti nei vettori adenovirali di prima generazione, che risultano quindi incapaci di replicarsi autonomamente. La proteina E1A interagisce con le proteine della cellula che regolano il ciclo cellulare, quali la proteina Retinoblastoma (Rb), che viene inattivata da questa interazione, consentendo quindi l'entrata della cellula nella fase S e la replicazione virale. L'azione di E1A peraltro stimola l'attivazione di p53, che porta ad un blocco della proliferazione della cellula o ne induce l'apoptosi, fermando quindi la replicazione del virus. Nel corso dell'infezione con Adenovirus *wild type*, la proteina virale E1B si lega a p53 e la inattiva, prevenendo quindi il blocco alla replicazione virale e l'induzione di apoptosi. E1B riveste quindi un ruolo fondamentale nella replicazione di adenovirus; ne consegue che l'infezione di cellule normali da parte di un mutante di adenovirus che porta una delezione in questo gene si estingue rapidamente, in quanto le cellule infettate vanno incontro ad apoptosi e non producono progenie virale. Viceversa, le cellule tumorali in cui p53 è inattivato risultano del tutto permissive all'infezione. In queste cellule, anche un mutante E1B-negativo si replica molto efficientemente, causando la lisi delle cellule e la massiccia liberazione di particelle virali che diffondono e infettano altre cellule tumorali vicine (Fig. 4.11).

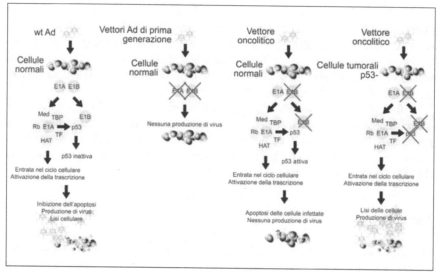

Fig. 4.11. Vettori adenovirali oncolitici. Adenovirus *wild type* (*wt*) esprime due geni, *E1A* ed *E1B*, di cui il primo è richiesto per indurre la progressione del ciclo cellulare e attivare la trascrizione mediante la sua interazione con una serie di proteine cellulari (*in giallo*), mentre il secondo (*E1B*) inibisce l'attivazione di p53 e la conseguente induzione di apoptosi. Entrambi questi geni sono deleti nei vettori adenovirali per la terapia genica, che sono quindi incapaci di replicarsi autonomamente. Nei vettori adenovirali oncolitici, E1A è intatto, consentendo quindi la replicazione del virus, mentre E1B è mutato, restringendo quindi questa replicazione alle cellule tumorali in cui p53 è inattivo, in quanto, nelle cellule normali, la replicazione virale induce rapidamente apoptosi

Un siffatto adenovirus privato del gene E1B, chiamato *dl1520* o meglio conosciuto con il nome commerciale di ONYX-015, è stato originariamente utilizzato in sperimentazioni cliniche di Fase I e II mediante iniezione intratumorale diretta nei tumori recidivanti del capo e del collo; in seguito alla sperimentazione originaria, più di altre 15 sperimentazioni che coinvolgono più di un centinaio di pazienti sono oggi in corso negli Stati Uniti; una variante del virus, chiamata H101, viene utilizzata anche in Cina. I risultati delle prime sperimentazioni che hanno utilizzato ONYX-015 hanno chiaramente indicato che, mentre il trattamento è ben tollerato anche utilizzando dosi fino a 1×10^{13} particelle virali, e gli effetti indesiderati si limitano a febbre moderata e senso di affaticamento, l'efficacia dell'inoculazione del virus quale unico agente terapeutico è estremamente limitata e probabilmente indipendente dalla presenza di mutazioni in p53. Infatti, pare che la maggior parte dell'effetto terapeutico si eserciti mediante l'attivazione del sistema immunitario, l'inibizione dell'angiogenesi tumorale o la sensibilizzazione delle cellule tumorali ad agenti chemioterapici simultaneamente somministrati.

Meno avanzate, ma inizialmente promettenti, sono anche le sperimentazioni cliniche con altri virus oncolitici difettivi. Tra questi, vanno ricordati i mutanti del virus HSV-1 nei tumori cerebrali (gliomi) ma anche in altri tumori solidi quali melanomi e carcinomi, o i mutanti del virus vaccinico nei melanomi. In particolare, sembra interessante l'utilizzo di vettori basati su HSV-1 che portano mutazioni nel gene che codifica la proteina virale ICP34.5, un fattore di neurovirulenza. Questo virus modificato appartiene alla categoria dei vettori erpetici competenti per la replicazione attenuati (vedi sezione sui Vettori virali) ed ha mostrato un eccellente profilo di sicurezza e di efficacia nella sperimentazione animale pre-clinica.

Infine, va anche menzionata la possibilità di inserire, all'interno del virus oncolitico, geni che codificano proteine con funzione immunomodulatoria, in particolare le stesse citochine utilizzate dai vettori tradizionali per l'immunoterapia antitumorale (vedi in seguito), al fine di stimolare simultaneamente la risposta immunitaria contro le cellule tumorali.

Immunoterapia dei tumori

Il vasto campo dell'immunoterapia dei tumori include una serie di applicazioni essenzialmente basate su tre approcci diversi, che consistono in: 1) somministrazione di molecole (usualmente, anticorpi) che riconoscono le cellule tumorali (immunoterapia passiva); 2) stimolazione diretta del sistema immunitario a riconoscere antigeni espressi dalle cellule tumorali (immunizzazione attiva o vaccinazione antitumorale); 3) infusione di cellule immunitarie attivate *ex vivo* contro le cellule tumorali (immunoterapia adottiva).

L'*immunoterapia passiva* si prefigge il trattamento dei tumori con molecole che riconoscono bersagli specifici espressi dalle cellule tumorali e ne inibiscono la funzione o stimolano la distruzione delle cellule che le esprimono.

L'applicazione più efficace di immunoterapia passiva è quella che prevede l'utilizzo di anticorpi monoclonali contro specifici antigeni tumorali. Esempi di tali anticorpi monoclonali sono quelli che hanno come bersaglio il recettore dell'*epidermal growth factor* (EGFR), espresso dal carcinoma del colon-retto (cetuximab); il HER2/neu (recettore codificato dal gene *c-erbB2*), espresso in diversi carcinomi mammari (trastuzumab); l'antigene CD20 espresso dalle cellule tumorali nei linfomi non-Hodgkin a basso grado a cellule B (rituximab) o il bevacizumab, che ha come bersaglio il *vascular endothelial growth factor* (VEGF). Complessivamente, più di una quindicina di anticorpi monoclonali con potenziale funzione antitumorale sono oggi utilizzati a livello clinico, mentre quelli in fase di sperimentazione sono ormai alcune centinaia. In linea di principio, la terapia genica potrebbe essere utilizzata per esprimere i geni di tali anticorpi sotto forma di anticorpi *single-chain* (vedi sezione sugli Anticorpi e anticorpi intracellulari), con l'ovvio vantaggio di ottenere una produzione endogena sostenuta e continua della molecola terapeutica; tuttavia, nessuna applicazione di tale tipo è finora giunta alla sperimentazione clinica.

Diverse sperimentazioni di terapia genica, invece, sono state condotte nell'ambito sia dell'immunizzazione attiva sia dell'immunoterapia adottiva, sperimentazioni che utilizzano le strategie delineate nella Figura 4.12. A questo proposito,

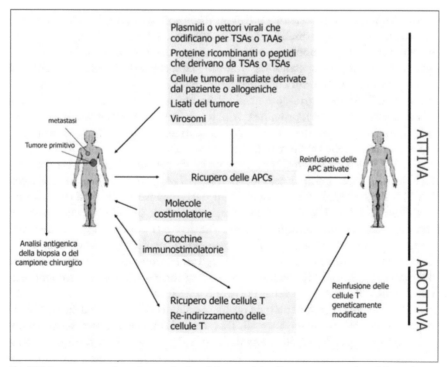

Fig. 4.12. Immunoterapia attiva e adottiva dei tumori (vedi testo per una descrizione dettagliata). *APC*, cellula presentante l'antigene

sembra anche importante rimarcare che gli stessi concetti di immunoterapia passiva, immunizzazione attiva e trasferimento adottivo di cellule immunitarie attivate possono essere anche applicati alla terapia delle malattie infettive.

Vaccinazione antitumorale

L'*immunizzazione attiva* o *vaccinazione antitumorale* consiste nella diretta stimolazione del sistema immunitario del paziente, e in particolare dei suoi linfociti T citotossici (*cytotoxic T lymphocytes*, CTL), a riconoscere e distruggere le cellule tumorali. La terapia genica può contribuire in maniera sostanziale al raggiungimento di questo obiettivo, in almeno due maniere, ovvero trasferendo i geni che codificano gli antigeni contro cui si desidera stimolare una risposta immunitaria e potenziando l'efficacia della risposta immunitaria stessa (Tabella 4.3). La maggior parte delle sperimentazioni cliniche di terapia genica attualmente in corso ha di fatto come obiettivo proprio la vaccinazione antitumorale.

Antigeni delle cellule tumorali

I protocolli di immunizzazione attiva antitumorale sfruttano le differenze antigeniche tra le cellule normali e quelle tumorali. Gli antigeni tumorali riconosciuti dalle cellule T possono essere divisi in due categorie principali. La prima è quella degli antigeni specifici dei tumori (*tumor specific antigen*, TSA), i cui determinanti sono presenti esclusivamente nelle cellule tumorali e non nei tessuti normali. Il secondo gruppo è quello degli antigeni associati ai tumori (*tumor associated antigen*, TAA), proteine normali che sono però espresse a livelli elevati nelle cellule tumorali mentre sono presenti solo a livelli bassi o non sono espresse affatto nelle cellule normali (Tabella 4.4).

Tra i TSA sono compresi la regione variabile dell'anticorpo espresso dai linfociti tumorali nei linfomi a cellule B o del *T-cell receptor* (TCR) nei linfomi a cellule T. Sia nelle cellule B sia in quelle T, il riarrangiamento dei geni delle immunoglobuline o del TCR, rispettivamente, genera delle proteine di cui la regione che funziona da sito combinatorio per l'antigene (i domini V_H e V_L nel caso degli anticorpi, i domini $V\alpha$ e $V\beta$ nel caso dei linfociti T) rappresenta anche un determinante antigenico unico. Queste regioni possono essere clonate a partire dalle cellule tumorali utilizzando la PCR ed espresse quali proteine ricombinanti o clonate nel contesto di vettori plasmidici o virali.

Altri TSA sono rappresentati da proteine cellulari che portano delle mutazioni rispetto alle proteine umane normali. Tra queste vi sono alcune proteine oncosoppressorie, quali p21 o p53, che mutano durante il processo di trasformazione neoplastica generando così nuovi epitopi, o le proteine di fusione generate da traslocazioni che avvengono specificamente nelle cellule tumorali. L'esempio paradigmatico di quest'ultima categoria è la proteina di fusione tra i geni cellulari *bcr* e

Tabella 4.4. Antigeni delle cellule tumorali

		Antigene	Tumore
Antigeni presenti esclusivamente nelle cellule tumorali (*tumor specific antigen*, TSA)	Antigeni specifici delle cellule tumorali	Idiotipo dell'anticorpo espresso dalle cellule tumorali	Linfomi a cellule B
		T-cell receptor (TCR) espresso dalla cellule tumorali	Linfomi a cellule T
	Proteine cellulari mutate che partecipano al processo di trasformazione tumorale	Proteina p21^{ras} mutata Proteina di fusione p210$^{bcr-abl}$ Proteina p53 mutata	~10% dei tumori Leucemia mieloide cronica >50% dei tumori
	Proteine di origine virale espresse dalle cellule tumorali	Proteine E6, E7 del virus del papilloma umano (HPV)	Carcinoma della cervice uterina
		Proteina EBNA-1 del virus di Epstein-Barr (EBV)	Morbo di Hodgkin Linfomi EBV-positivi
Proteine normali espresse abnormemente dalle cellule tumorali (*tumor-associated antigen*, TAA)	Proteine normali espresse a livelli molto elevati	PSA, HER2/neu, MUC-1	Diversi carcinomi
	Antigeni oncofetali	CEA, AFP	Diversi carcinomi
	Antigeni di differenziamento	Melan-A/MART-1, tirosinasi, gp100	>50% dei melanomi
	Antigeni CTA (*cancer-testis antigen*)	Proteine delle famiglie MAGE, BAGE, GAGE, LAGE, PRAME, NY1-ESO-1, ecc.	Melanoma, tumore della vescica, tumore del polmone non a piccole cellule, e altri tumori

abl che è responsabile dello sviluppo della leucemia mieloide cronica (CML). Infine, alcuni virus partecipano in maniera causale al processo di trasformazione tumorale, e alcuni dei loro geni rimangono presenti ed espressi nelle cellule tumorali. Questo è il caso del virus del papilloma umano (HPV), associato praticamente alla totalità dei casi di carcinoma della cervice uterina, in cui le proteine E6 ed E7 partecipano e sono responsabili del processo di trasformazione neoplastica. Oppure il virus di Epstein-Barr (EBV), in cui la proteina EBNA-1 continua ad essere espressa in molti linfomi.

La seconda categoria di antigeni tumorali è rappresentata dai TAA, costituiti da proteine normali espresse in maniera inappropriata nei tumori. In alcuni casi si tratta di proteine non mutate che normalmente sono espresse a bassi livelli in condizioni normali ma ad alti livelli nei tumori, come l'antigene prostatico PSA (*prostatic specific antigen*) nel carcinoma della prostata o la proteina MUC-1 nel tumore della mammella e altri carcinomi. Altri TAA sono proteine normalmente espresse soltanto durante lo sviluppo embrionale, prima che il sistema immunitario diventi immunocompetente; se questi antigeni – definiti "antigeni oncofetali" - vengono espressi dalle cellule neoplastiche essi possono indurre una risposta immunologica. Questo è il caso dell'alfa-fetoproteina (AFP) e del CEA (*carcino-embryonic antigen*). L'AFP è espressa a livelli di milligrammi/ml nel siero fetale e a livelli nanogrammi/ml nel siero dell'adulto normale; altissimi livelli tuttavia si ritrovano nei pazienti con carcinoma epatico. Il CEA è una glicoproteina di membrana espressa delle cellule gastrointestinali ed epatiche nel feto tra il secondo e il sesto mese di gestazione; viene ri-espressa in circa il 90% dei pazienti con carcinoma colorettale in stadio avanzato e in circa il 50% dei pazienti con carcinoma colorettale in stadio iniziale, nonché in altri carcinomi. I livelli di CEA vengono comunemente utilizzati per seguire l'evoluzione della malattia dopo la rimozione chirurgica del carcinoma colorettale.

Un'altra categoria di TAA è rappresentata dai cosiddetti "antigeni di differenziamento", ovvero proteine che, normalmente, vengono espresse soltanto durante il processo di differenziamento di un determinato tipo cellulare – in particolare, dei melanociti - ma non nelle cellule differenziate, mentre la loro espressione ridiventa elevata nelle cellule tumorali. Esempi di questi antigeni sono le proteine tirosinasi, gp100 e MART-1/Melan-A dei melanomi.

Infine, in molti tumori, i TAA sono costituiti dai cosiddetti "antigeni specifici dei tumori e del testicolo" (CTA, *cancer-testis antigens*), proteine che normalmente vengono espresse esclusivamente nelle cellule germinali del testicolo e non in altri tipi cellulari. Nel corso della trasformazione tumorale, l'espressione molti di questi geni viene attivata in maniera aberrante, e le cellule tumorali esprimono quindi abbondanti livelli delle rispettive proteine. Si conoscono oggi almeno 44 famiglie di CTA; la maggior parte dei geni che codificano queste proteine sono tipicamente localizzati sul cromosoma X nel contesto di *cluster* che raggruppano geni multipli con alti livelli di omologia (ad esempio, la famiglia dei geni MAGE-A, GAGE ed SSX). La funzione della maggior parte di queste proteine non è ancora nota; alcune di esse sembrano essere coinvolte nel controllo della struttura della cromatina durante il processo di spermatogenesi. Il tumore della vescica, il tumore del polmone non a piccole cellule e il melanoma esprimono alti livelli di diversi CTA; l'espressione è più moderata nel tumore della mammella e della prostata e bassa nel tumore del rene e del colon.

Vaccinazione antitumorale

La stimolazione del sistema immunitario a reagire contro un antigene tumorale può essere ottenuta con varie modalità, sia direttamente *in vivo* o *ex vivo* (Fig. 4.12). L'antigene può essere inoculato nel paziente sotto forma di: 1) cellule tumorali intere inattivate con radiazioni, sia derivate dal tumore primitivo sia rappresentate da linee cellulari allogeniche; 2) lisati cellulari ottenuti da queste cellule; 3) proteine ricombinanti corrispondenti ai TAA od ai TSA; 4) peptidi sintetici; 5) capsidi virali, derivati da virus differenti, che veicolano l'antigene di interesse (virosomi); oppure, utilizzando la terapia genica, sotto forma di 6) DNA nudo plasmidico; 7) DNA veicolato da un vettore virale. Queste ultime due strategie prendono il nome collettivo di *vaccinazione a DNA*, o *vaccinazione genetica* o *immunizzazione a DNA*. Le varie strategie di somministrazione dell'antigene possono essere anche utilizzate *ex vivo* su *antigen presenting cell* (APC) purificate, solitamente costituite da cellule dendritiche (*dendritic cell*, DC). Le principali sorgenti di DC per le sperimentazioni cliniche sono le cellule CD34$^+$ del midollo osseo o del sangue periferico, le DC circolanti o i monociti. Le DC ottenute in laboratorio possono essere trattate (in gergo di laboratorio: "caricate" o "pulsate") con gli antigeni desiderati in varia forma (in particolare, peptidi sintetici, lisati tumorali o RNA ottenuto dalle cellule tumorali) e re-iniettate nei pazienti, usualmente intraderma o sottocute. Le DC così trattate migrano negli organi linfoidi secondari (in particolare, nei linfonodi), dove aumenta l'espressione delle loro molecole co-stimolatorie e inizia quindi la stimolazione delle cellule CD8$^+$ a proliferare, differenziare e disseminarsi nei tessuti periferici.

La vaccinazione utilizzando antigeni proteici sotto forma di peptidi o proteine ricombinanti è in grado di stimolare prevalentemente una risposta di tipo umorale, ovvero basata sulla produzione di anticorpi, in quanto gli antigeni vengono presentati prevalentemente attraverso le molecole MHC di classe II, che stimolano la proliferazione dei linfociti T CD4$^+$ *helper*. Al contrario, la vaccinazione a DNA, dal momento che è basata sulla produzione intracellulare dell'antigene, è in grado di generare, oltre alla produzione di anticorpi e di linfociti T CD4$^+$, anche quella di linfociti CD8$^+$ citotossici (CTL). Inoltre, la proteina antigenica viene espressa endogenamente nella sua forma nativa, senza passaggi di denaturazione o modificazione come accade per gli antigeni ricombinanti: la risposta immunitaria dell'ospite è pertanto diretta contro un antigene identico a quello naturale. Infine, l'espressione dell'antigene è prolungata, ed è quindi in grado di generare una significativa memoria immunologica. Il DNA plasmidico viene inoculato *in vivo* per via intramuscolare o intradermica. In entrambi i casi sono le DC a catturare il plasmide e a presentare la proteina da esso codificata alle cellule T; le fibre muscolari, infatti, esprimono bassi livelli delle molecole MHC di classe I e mancano delle proteine co-stimolatorie indispensabili per una efficace presentazione antigenica.

Quando i vaccini genetici basati sul DNA plasmidico vengono paragonati a quelli basati sull'utilizzo di vettori virali – tipicamente, adenovirus o virus vaccinico -, i primi intuitivamente mostrano alcuni immediati vantaggi. In particolare, i vaccini plasmidici possono essere ottenuti e purificati in grande quantità ed essere maneggiati e conservati senza particolari precauzioni, essendo il DNA plasmidico una molecola relativamente stabile. Inoltre, i vaccini che utilizzano virus possono generare una risposta immunitaria dominante contro degli antigeni virali, tale quindi da diminuire quella specifica contro la proteina di interesse. Infine, la produzione da parte dell'ospite di anticorpi neutralizzanti contro il virus in seguito alla prima somministrazione del vettore virale può impedire la sua re-somministrazione a scopo di richiamo. D'altro canto, la presentazione antigenica che fa seguito alla trasduzione virale dura significativamente più a lungo di quella ottenuta mediante DNA plasmidico. Le due modalità di somministrazione del DNA dell'antigene, tuttavia, non si escludono a vicenda, in quanto esse possono essere opportunamente alternate per l'immunizzazione primaria e i successivi richiami.

Sperimentazioni cliniche di vaccinazione antitumorale che utilizzano la terapia genica

In diversi modelli animali di tumorigenesi adottiva, in cui cellule tumorali vengono impiantate in topi singenici e viene quindi valutata la crescita dei tumori che ne derivano, la vaccinazione profilattica con un'estesa serie di TAA dimostra un effetto protettivo molto efficace. In contrasto alla loro efficacia profilattica, tuttavia, i vaccini basati sui TAA si rivelano meno efficaci nel determinare l'eradicazione di un tumore già impiantato. Analogamente ai modelli animali, scarso successo è stato anche riscontrato in una serie di sperimentazioni cliniche di terapia genica dei tumori che utilizzavano, quale unico strumento terapeutico, il trasferimento di geni che codificano vari TAA, veicolati da vettori plasmidici (tra questi, CEA, Mela-A/MART-1 e gp100): nonostante l'utilizzo di grandi quantità di plasmide (5-10 mg) inoculato per via intramuscolare, la risposta immunitaria osservata è stata limitata e l'impatto clinico molto modesto.

Per ottenere una più vigorosa attivazione del sistema immunitario, possono essere migliorati sia il livello di espressione dell'antigene sia l'efficacia della sua presentazione. Il trasferimento genico dell'antigene risulta più efficace quando i plasmidi che lo codificano vengono veicolati con la tecnica del *gene gun*, oppure tramite elettroporazione o, meglio, mediante l'utilizzo di vettori virali. Le sperimentazioni cliniche hanno fatto finora uso di due tipi di vettori, quelli basati sui poxvirus ricombinanti e quelli basati su adenovirus. Per quanto riguarda i poxvirus, che sono stati quelli maggiormente utilizzati, i primi studi hanno utilizzato ceppi di virus vaccinico competente per la replicazione, successivamente sostituiti da ceppi non replicativi in cui sono stati deleti geni di virulenza (virus NYVAC) o da ceppi adattati a replicarsi nelle cellule aviarie ma non in quelle di mammifero (virus vaccinico modificato Ankara, MVA). Infine, più recentemente, per ovviare a preoccupazioni legate alla potenziale patogenicità dei vettori basati sui poxvirus umani, sono stati utilizzati i poxvirus che causano il vaiolo aviario quali il canaripox (ceppo attenuato ALVAC) o il fowlpox, incapaci di replicarsi nelle cellule di mammifero. Gli antigeni tumorali utilizzati sono MUC-1 per il tumore dei polmoni e della prostata, le proteine di HPV E6 ed E7 per il tumore della cervice uterina, la proteina oncofetale 5T4 per diversi carcinomi, e i TAA MAGE-1 e MAGE-3 per i melanomi. Per quanto riguarda i vettori adenovirali, le sperimentazioni cliniche finora condotte hanno rivelato che questi virus sono meno efficaci dei poxvirus, probabilmente a causa degli alti e diffusi livelli di immunità contro adenovirus nella popolazione, preesistenti alla vaccinazione antitumorale. Sul versante del miglioramento della presentazione antigenica, diverse sperimentazioni associano l'antigene tumorale a geni che codificano citochine immunostimolatorie, tra cui, tipicamente, interleuchina-2 (IL-2), IL-12, interferone-γ (IFN-γ), *granulocyte macrophage-colony stimulating factor* (GM-CSF) (Tabella 4.3).

Un altro problema contro cui si scontrano le sperimentazioni cliniche di vaccinazione tumorale è legato alla scarsa immunogenicità intrinseca di diversi tumori, nonostante l'espressione di TSA o TTA, e allo sviluppo di meccanismi di evasione dal sistema immunitario. La pressione selettiva esercitata dal sistema immunitario e l'intrinseca instabilità genetica delle cellule tumorali determinano la selezione di popolazioni cellulari in cui l'espressione delle molecole MHC di classe I, indispensabili per l'attivazione dei CTL, è ridotta, oppure in cui mancano le molecole co-stimolatorie, indispensabili per un'efficace presentazione antigenica, o in cui i livelli di espressione degli antigeni tumore-specifici sono depressi.

Per ovviare ad alcuni di questi problemi, sono sostanzialmente tre gli approcci che diverse sperimentazioni cliniche stanno utilizzando, basati sul trasferimento di: 1) geni che codificano citochine immunomodulatorie in grado di stimolare i CTL (IL-2, IL-12, IL-7, GM-CSF, IFN-γ, IL-6, TNF-α); 2) geni che codificano proteine co-stimolatorie (quali B7-1, ICAM-1, LFA-3), in grado, quindi, di portare ad una presentazione efficace degli antigeni tumorali ai CTL; 3) geni che codificano proteine allogeniche (ad esempio, la molecola HLA-B7), in grado quindi di cambiare l'identità immunologica delle cellule tumorali e farle riconoscere come estranee dal sistema immunitario (Tabella 4.3).

Le sperimentazioni cliniche che hanno finora utilizzato i diversi approcci sopradescritti sono state dirette principalmente alla terapia di diversi tipi di carcinomi o melanomi in fase avanzata, generalmente metastatici. I risultati iniziali di diversi studi hanno dimostrato una significativa riduzione della massa tumorale primitiva in seguito alla vaccinazione antitumorale, e spesso anche di alcune delle metastasi. Tuttavia, mancano ancora dati significativi sull'aumento della sopravvivenza dei pazienti trattati, dati che alcune sperimentazioni di Fase II o III stanno ora cercando di ottenere.

In maniera alquanto sorprendente, alcuni dei pazienti reclutati per le sperimentazioni finora eseguite sono risultati completamente guariti dal tumore, con la scomparsa sia del tumore primitivo sia delle sue metastasi in seguito alla vaccinazione. Ad esempio, questo è il caso di un singolo paziente di un gruppo di 16 con melanoma metastatico in cui è stato somministrato un adenovirus ricombinante esprimente l'antigene MART-1. A questo proposito va tuttavia rimarcato che simili risultati definitivi di guarigione sono stati osservati soltanto in maniera aneddotica (e, quindi, non statisticamente significativa), indicando che il successo della vaccinazione antitumorale è legato a variabili di tipo clinico e sperimentale che non sono ancora comprese appieno, e che probabilmente sono diverse da paziente a paziente. Ancorché aneddotici, questi risultati peraltro rafforzano l'entusiasmo per un approccio di tipo vaccinale per la terapia dei tumori.

Immunoterapia adottiva

Una forma alternativa di immunoterapia consiste nel trasferimento "adottivo" di immunità cellulare (*immunoterapia adottiva*), in cui CTL allogenici specifici per determinati antigeni vengono attivati ed espansi *ex vivo* e poi infusi nel paziente (Fig. 4.12). Il trasferimento adottivo di cellule T allogeniche rappresenta di fatto nell'uomo l'unica strategia di immunoterapia senza vettori virali che abbia mostrato capacità curative nei confronti di tumori. Infatti, già alla fine degli anni '70 si era osservato che la percentuale di recidiva di leucemie o linfomi dopo trapianto di midollo osseo era significativamente minore nei pazienti sottoposti a trapianto allogenico rispetto a quelli che ricevevano il midollo autologo. Questo effetto era appunto mediato dalla reattività dei linfociti T del donatore contro le cellule tumorali del trapiantato (GvL). Quindi, una strategia potenzialmente efficace per l'immunoterapia dei tumori potrebbe consistere nell'espansione e attivazione *ex vivo*, seguita dalla loro reinfusione *in vivo*, di linfociti T autologhi del paziente selezionati per riconoscere ad alta affinità e avidità gli antigeni espressi dal tumore. Linfociti CD8$^+$ (CTL) autologhi diretti contro antigeni tumorali possono in effetti essere ottenuti direttamente dal paziente, ad esempio prelevandoli dal tumore stesso quali TIL (*tumor infiltrating lymphocytes*; vedi sezione sui Geni come farmaci) ed espandendoli mediante coltura *ex vivo*. Questa procedura, tuttavia, solitamente genera quantità limitate di CTL in grado di riconoscere gli antigeni di interesse con alta affinità.

Una maniera più efficace per ottenere grandi quantità di CTL aventi la specificità di riconoscimento antigenico desiderata è quella di espandere grandi quantità di linfociti CD8$^+$ primari del paziente, indipendentemente dalla loro specificità, e utilizzare quindi la terapia genica per modificare il bersaglio che essi riconoscono mediante il trasferimento dei geni del recettore delle cellule T (*T-cell receptor*, TCR). Come discusso nella sezione sui Geni terapeutici, la modalità più semplice per modificare la specificità del TCR è quella di trasferire, all'interno di un linfocita T, i geni che codificano le catene α e β specifiche per l'antigene di interesse. Sono oggi disponibili i cloni corrispondenti alle catene α e β di TCR specifici per diversi TAA, tra cui gli antigeni di differenziamento dei melanomi

Melan-A/MART-1 e gp100, l'antigene CTA NY-ESO-1 o un epitopo della proteina mutata p53. Quando questi geni sono trasferiti all'interno dei linfociti T, usualmente utilizzando un vettore gammaretrovirale in cui le due catene sono separate da un IRES, essi conferiscono a queste cellule la specificità di riconoscimento dell'antigene desiderato, e quindi la capacità di distruggere le cellule che lo presentano. Una recente sperimentazione clinica è consistita nel trattamento di 15 pazienti con melanoma metastatico resistente a qualsiasi terapia convenzionale con linfociti autologhi, prelevati dai pazienti stessi, ingegnerizzati per esprimere il TCR contro la proteina Melan-A/MART-1. In due dei pazienti trattati, i linfociti infusi sono risultati persistere in numero molto elevato per almeno 2 mesi dopo l'infusione, determinando una regressione marcata delle lesioni metastatiche.

Terapia genica delle malattie neurodegenerative

I neuroni del sistema nervoso centrale sono tipicamente cellule post-mitotiche altamente differenziate, la cui capacità di proliferazione cessa completamente dopo la nascita. Inoltre, un vasto numero di neuroni muore progressivamente durante il corso della vita. Alcuni studi indicano che ogni individuo possiede, alla nascita, circa 19-22 miliardi di neuroni neocorticali, di cui ne vengono perduti, in condizioni fisiologiche, più di 80.000 al giorno, quindi con una perdita complessiva che, all'età di 80 anni, riduce di più del 10% il contenuto neuronale neocorticale. D'altra parte, negli individui adulti, al di fuori di poche aree dove apparentemente esistono cellule potenzialmente in grado di proliferare e differenziarsi in nuovi neuroni (cellule staminali neuronali), la vasta maggioranza delle regioni del cervello non possiede alcuna capacità di rigenerazione.

Oltre a questo depauperamento neuronale fisiologico, una serie di malattie specifiche causa un'accelerazione patologica della perdita dei neuroni, determinando quindi l'insorgenza di vere e proprie malattie neurodegenerative. Queste sono caratterizzate da una perdita neuronale più o meno diffusa, che può interessare determinati tipi neuronali (ad esempio, i neuroni colinergici nel morbo di Alzheimer o i motoneuroni nel caso della sclerosi laterale amiotrofica) o determinate aree cerebrali (ad esempio i neuroni dopaminergici della *substantia nigra* nel morbo di Parkinson).

Il progressivo invecchiamento generale della popolazione sta aumentando in maniera estremamente significativa la prevalenza delle malattie neurodegenerative, che insieme alle malattie neurologiche di origine vascolare (ictus) ormai sono da annoverarsi tra le prime quattro cause di morte e di invalidità nei Paesi Occidentali. Ad esempio, si stima che tra 6 e 7 milioni di individui siano attualmente affetti da morbo di Alzheimer (la principale causa di demenza) nell' Europa Occidentale, mentre la prevalenza di questa malattia raddoppia ogni 5 anni nelle persone oltre i 65 anni, fino a raggiungere 1 persona su 3 negli ottantenni.

Nella maggior parte delle malattie neurodegenerative sfugge ancora la causa prima dell'accelerata perdita neuronale, ancorché in alcune malattie sia noto il meccanismo patogenetico responsabile del loro sviluppo. Indipendentemente dalla causa, tuttavia, un obiettivo terapeutico comune a tutte le neurodegenerazioni rimane quello di preservare il più a lungo possibile la vitalità e la funzione dei neuroni cerebrali residui. Il raggiungimento di questo obiettivo è reso perseguibile dalla scoperta che una serie di fattori solubili (citochine) esercitano un ruolo trofico e protettivo sui neuroni.

Già negli anni tra il 1920 e il 1940 era stato osservato che la sopravvivenza dei neuroni dipende dal rilascio di fattori solubili, prodotti in quantità limitata, da parte dei tessuti bersaglio delle loro proiezioni assonali. Questi fattori sono stati originariamente denominati con il nome collettivo di *fattori neurotrofici*. Questo termine oggi comprende una vasta serie di citochine che agiscono selettivamente sui neuroni, ma anche fattori che esercitano varie funzioni in altri distretti. I fattori neurotrofici di interesse più squisitamente neurologico sono raggruppabili in tre famiglie principali: 1) le neurotrofine propriamente dette, il cui prototipo è il *nerve growth factor* (NGF); gli altri membri della famiglia, strettamente correlati dal punto di vista strutturale con il NGF, comprendono il *brain-derived neurotrophic factor* (BDNF) e le neutrofine 3 e 4/5 (NT-3 e NT-4/5); 2) la famiglia del *glial cell line-derived neurotrophic factor* (GDNF), che comprende anche la neurturina (NTN), l'artemina (ART) e la persefina (PSP), tutti aventi somiglianza strutturale con il *transforming growth factor*-β (TGF-β); 3) un gruppo di citochine strutturalmente correlate con l'interleuchina-6, tra cui il *ciliary neurotrophic factor* (CNTF) e il *leukemia inhibitory factor* (LIF).

I fattori neurotrofici rivestono un ruolo fondamentale durante lo sviluppo del sistema nervoso; negli organismi adulti, diversi di essi esercitano un'azione anti-apoptotica e sono quindi importanti per il mantenimento della sopravvivenza neuronale. Di grande interesse è l'osservazione che, in svariati modelli animali caratterizzati da un danno neurodegenerativo, la loro somministrazione è in grado di prevenire la morte neuronale e migliorare significativamente la sintomatologia patologica. Basandosi su queste osservazioni, diverse sperimentazioni terapeutiche si sono basate sulla somministrazione di questi fattori quali proteine ricombinanti solubili. Questi fattori, tuttavia, non passano la barriera emato-encefalica e devono quindi essere somministrati mediante infusione nel liquido cefalo-rachidiano; alcuni di essi, tuttavia (ad esempio, il NGF nel trattamento del morbo di Alzheimer), generano importanti effetti collaterali quando somministrati per questa via, effetti che ne limitano o prevengono del tutto l'utilizzo clinico.

Alla luce di queste osservazioni, quindi, è evidente che la possibiltà di somministrare questi fattori tramite la terapia genica in modo da ottenerne la produzione limitata esclusivamente nelle regioni volute risulta di grande interesse.

Terapia genica del morbo di Alzheimer

Con ll termine "demenza senile" ci si riferisce a una sindrome clinica, tipica dei soggetti anziani, che si manifesta con perdita della memoria e alterazioni delle facoltà cognitive (linguaggio, capacità di risolvere problemi, criterio di giudizio, capacità di calcolo, attenzione, capacità manuali, ecc.) di gravità tale da compromettere le funzioni sociali e occupazionali del soggetto. Il morbo di Alzheimer è la forma più comune di demenza che si osserva nelle persone anziane. Esso colpisce circa il 7% dei soggetti che hanno superato i 65 anni e circa il 40% di quelli che hanno superato gli 80 anni. Visto il progressivo aumento dell'età media della popolazione mondiale, il morbo di Alzheimer costituisce quindi uno dei principali problemi della sanità pubblica. La malattia è sostenuta da una serie di alterazioni che interessano selettivamente i neuroni colinergici di regioni cerebrali specifiche, in particolare la neocortex, l'area entorinale, l'ippocampo, l'amigdala, i nuclei della base, la porzione anteriore del talamo e parecchi nuclei monoaminergici del tronco dell'encefalo.

Una serie molto estesa di evidenze sperimentali indica che il fattore neurotrofico NGF è in grado sia di prevenire la morte neuronale sia di stimolare la funzione dei neuroni colinergici del sistema nervoso centrale dei roditori e dei primati; inoltre, la somministrazione del NGF migliora le capacità di apprendimento e di memoria.

Nel 2001 è stata allestita una prima sperimentazione clinica per la somministrazione del cDNA del NGF in 8 pazienti con morbo di Alzheimer in fase iniziale. Fibroblasti del derma ottenuti dai pazienti mediante biopsie cutanee sono stati coltivati in laboratorio, trasdotti *ex vivo* con un vettore retrovirale esprimente il cDNA del NGF, selezionati, espansi, e, infine, impiantati per via stereotattica vicino al *nucleus basalis* di Meynert. Questa regione del cervello contiene i soma di neuroni colinergici che proiettano verso l'intera corteccia cerebrale e che tipicamente vanno incontro a degenerazione nel corso della malattia. A distanza di 5 anni dall'impianto delle cellule, non sono state riscontrate reazioni avverse in nessuno dei pazienti trattati. Fatto interessante, l'analisi della funzionalità cerebrale mediante tomografia ad emissione di positroni (PET) ha mostrato un significativo aumento nell'attività metabolica in tutta la corteccia, un risultato compatibile con una preservata funzionalità del *nucleus basalis*. Risultati analogamente promettenti sono stati ottenuti valutando le prestazioni cognitive dei pazienti.

Nonostante il numero relativamente modesto dei pazienti nel gruppo trattato non consenta di trarre conclusioni definitive, questi risultati nel loro complesso indicano il ruolo benefico che il rilascio del NGF potrebbe rivestire nel rallentare la progressione del morbo di Alzheimer. Con lo sviluppo della tecnologia dei vettori AAV, l'approccio *ex vivo* utilizzato in questa prima sperimentazione viene ora sostituito dal trasferimento genico del cDNA del NGF usando questa classe di vettori.

Terapia genica del morbo di Parkinson

Il morbo di Parkinson è una condizione patologica comune, che ha una prevalenza di 1-3% dopo i 65 anni e rappresenta quindi la seconda forma più frequente di patologia neurologica. La malattia è tipicamente dovuta alla progressiva perdita dei neuroni dopaminergici nella *pars compacta* della *substantia nigra*, uno dei nuclei della base che riveste un ruolo fondamentale nel sistema extrapiramidale di controllo motorio.

I nuclei della base comprendono una serie di formazioni subcorticali, estesamente interconnesse tra di loro, le cui principali afferenze derivano dalla corteccia cerebrale e dal talamo e le cui principali proiezioni sono dirette alla corteccia cerebrale attraverso il talamo e ad alcuni nuclei del tronco dell'encefalo (Fig. 4.13a). Essi, quindi, rappresentano le principali componenti di circuiti rientranti cortico-sottocorticali che mettono in connessione la corteccia cerebrale e il talamo.

I nuclei della base comprendono 4 formazioni nervose: 1) lo striato, costituito da tre importanti suddivisioni: il nucleo caudato, il *putamen* e lo striato ventrale; 2) il *globus pallidus* o pallido, suddiviso in un segmento esterno e un segmento interno; il segmento interno del pallido è funzionalmente simile alla *pars reticulata* della substantia nigra, e i neuroni di entrambe le strutture utilizzano come neurotrasmettitore l'acido γ-amminobutirrico (GABA); 3) la *substantia nigra*, che si trova nel mesencefalo, composta da una *pars reticulata* e da una *pars compacta*; i neuroni della *pars reticulata* utilizzano come neurotrasmettitore il GABA, mentre quelli della *pars compacta* utilizzano la dopamina; 4) il nucleo subtalamico, strettamente connesso anatomicamente con entrambi i segmenti del pallido e con la *substantia nigra*; i suoi neuroni sono glutammatergici ed eccitatori.

Tra i nuclei della base, è lo striato la formazione che riceve le principali afferenze neuronali dalla corteccia cerebrale, dal talamo, dal mesencefalo e dai nuclei del rafe. I due nuclei da cui prendono invece origine le vie efferenti dei nuclei della base sono il pallido interno e la *pars reticulata* della substantia nigra. I neuroni che proiettano da queste strutture inibiscono tonicamente i loro nuclei bersaglio nel talamo e nel tronco dell'encefalo. Lo striato (nucleo afferente) e il pallido interno e la *pars reticulata* della *substantia nigra* (nuclei efferenti) sono connessi da due vie, che hanno una funzione di modulazione opposta sui segnali inibitori in uscita (Fig. 4.13b). La via diretta è composta da neuroni GABAergici che direttamente connettono lo striato con i due nuclei efferenti; la via indiretta connette inizialmente lo striato con il pallido esterno (neuroni dello striato GABAergici); poi il pallido esterno con il nucleo subtalamico (neuroni GABAergici); e infine il nucleo subtalamico con i due nuclei efferenti (neuroni glutammatergici). La via diretta e la via indiretta hanno effetti opposti: la via diretta inibisce i due nuclei efferenti, e quindi determina l'attivazione del talamo e aumenta di conseguenza l'attività delle proiezioni talamo-corticali. Al contrario, l'attivazione della via indiretta, che consiste nell'eccitazione dei due nuclei efferenti suscitando sul talamo un effetto inibitorio, ha come risultato quello di provocare un'ulteriore inibizione dei neuroni talamo-corticali. Di conseguenza, l'attivazione della via diretta facilita il movimento, mentre l'attivazione della via indiretta lo inibisce. I neuroni dopaminergici della *pars compacta* della *substantia nigra* proiettano sullo striato e influenzano in maniera diversa la via diretta e indiretta. I neuroni dello striato che seguono la via diretta possiedono recettori per la dopamina del tipo D1, che facilitano la trasmissione sinaptica, mentre i neuroni della via indiretta possiedono recettori del tipo D2, che invece la riducono. Nonostante queste opposte azioni sinaptiche, tuttavia, dal momento che la via diretta e indiretta hanno funzione contraria, il risultato netto delle afferenze dopaminergiche è in entrambi i casi il medesimo, ovvero una riduzione dell'inibizione dei neuroni talamo-corticali e una conseguente facilitazione dei movimenti iniziati dalla corteccia. Nel morbo di Parkinson viene a mancare l'attività dopaminergica sullo striato e aumenta quindi l'attività dei nuclei efferenti (pallido interno e *pars reticulata* della substantia nigra). A sua volta, aumenta l'inibizione dei neuroni talamo-corticali il cui compito è quello di facilitare l'inizio del movimento.

I sintomi della malattia cominciano a manifestarsi quando il livello della dopamina nello striato diventa meno del 40% del normale. Essenzialmente consistono in una caratteristica triade, che contraddistingue la cosiddetta sindrome extrapiramidale, ovvero: 1) tremore a riposo, usualmente degli arti, che si riduce quando il movimento diventa volontario; 2) rigidità muscolare, che determina un caratteristico pattern di movimento e di postura e un'espressione amimica

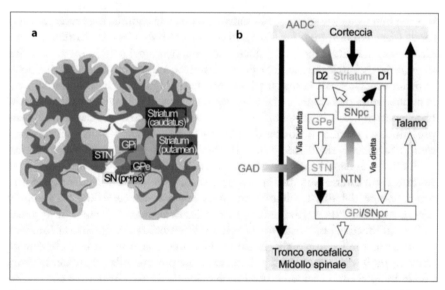

Fig. 4.13. Nuclei della base e principali approcci di terapia genica per il morbo di Parkinson. **a** Rappresentazione schematica della localizzazione anatomica dei nuclei della base (*GPi*, segmento interno del globo pallido; *GPe*, segmento esterno del globo pallido; *pc*, pars compacta); *pr*, pars reticulata; *SN*, substantia nigra; *STN*, nucleo subtalamico; **b** rappresentazione schematica dei circuiti attivatori (*frecce nere*) e inibitori (*frecce bianche*) dei nuclei della base. D1 e D2 indicano i neuroni dopaminergici dello striato. Le frecce rosse indicano le regioni bersaglio dei tre principali approcci di terapia genica attualmente in corso per il morbo di Parkinson, basati sulla somministrazione dei geni che codificano *AACC* (decarbossilasi degli L-amminoacidi aromatici), *GAD* (decarbossilasi dell'acido glutammico) e *NTN* (neurturina)

della faccia; 3) bradichinesia, che causa difficoltà ad iniziare e arrestare i movimenti, e una generale lentezza (ipocinesi). Diversi pazienti vanno anche incontro a depressione e altri sintomi neuropsichiatrici, probabilmente causati dalla degenerazione di altri circuiti dopaminergici del cervello.

La terapia di sostituzione con L-3,4-diidrossifenilalanina (L-DOPA), un precursore della dopamina, è utilizzata nelle fasi avanzate della malattia e si rivela estremamente utile in quanto migliora in maniera significativa l'acinesia, la rigidità e lo sbilanciamento posturale dei pazienti; la somministrazione concomitante di farmaci anticolinergici è spesso richiesta per controllare in maniera ottimale anche il tremore a riposo. La L-DOPA è usualmente somministrata in combinazione con un inibitore della dopa-carbossilasi (carbidopa), che previene la distruzione della L-DOPA nel sangue e nei tessuti periferici, e aumenta quindi la quantità di farmaco in grado di passare la barriera emato-encefalica. Dopo 5-10 anni di terapia con L-DOPA, i pazienti di solito diventano meno tolleranti al farmaco e il loro trattamento diventa complicato. Nei pazienti con malattia avanzata e sintomi incontrollabili dalla terapia farmacologica, la chirurgia offre un'estrema opzione terapeutica. Questa consiste nella creazione, sotto guida stereotattica, di una piccola lesione solitamente a livello del globo pallido interno (pallidotomia), al fine di inibire la funzione di questa regione. Recentemente, è stata sviluppata una tecnica alternativa alla chirurgia, definita stimolazione cerebrale profonda (*deep brain stimulation*, DBS), in cui un elettrodo viene impiantato chirurgicamente, di solito a livello del nucleo subtalamico o del pallido interno, al fine di stimolare elettricamente la regione. L'elettrodo è posizionato utilizzando la risonanza magnetica e la registrazione fine degli impulsi elettrici da singoli neuroni; una volta posizionato, viene collegato con un filo ad uno stimolatore elettrico a batteria, usualmente impiantato sotto la pelle vicino alla clavicola. Questa procedura è in grado di ridurre del 50-60% la sintomatologia che caratterizza il morbo Parkinson, risultando quindi di grande ausilio alla terapia farmacologica.

Il morbo di Parkinson presenta molte caratteristiche che lo identificano come un candidato interessante per la terapia genica. La malattia è caratterizzata prevalentemente dal difetto di una specifica regione del cervello (la *substantia nigra*), raggiungibile mediante le moderne tecniche stereotattiche, che si presta quindi all'inoculazione distrettuale mirata di vettori recanti geni con funzione terapeutica. Inoltre, ancorché la causa della malattia non sia completamente chiarita, molti dei meccanismi patogenetici che portano alla morte dei neuroni dopaminergici sono noti, ed è altrettanto evidente il ruolo protettivo che diverse citochine esercitano in questo processo.

Dopo più di 10 anni di sperimentazioni precliniche in modelli animali della malattia, prevalentemente costituiti da piccoli animali o animali di grande taglia (tra cui primati non umani) trattati con sostanze tossiche in grado di indurre selettivamente la distruzione dei neuroni dopaminergici della *substantia nigra* (quali la 6-idrossidopamina – 6-OHDA – o la 1-metil-4-fenil-1,2,3,6-tetraidropiridina – MPTP), sono recentemente progredite alla fase clinica tre sperimentazioni. Queste hanno tratto vantaggio dalle proprietà dei vettori AAV i quali, inoculati per via intracranica, sono in grado di trasdurre selettivamente i neuroni con alta efficienza e veicolare in essi geni che vengono espressi per periodi molto prolungati. I tre approcci sperimentali attualmente perseguiti prevedono l'inoculazione, sotto guida stereotattica, in specifiche regioni cerebrali di tre diversi vettori AAV sierotipo 2 (AAV2; Fig. 4.13b).

1. La prima sperimentazione clinica in assoluto di terapia genica per il morbo di Parkinson è consistita nel trasferimento del gene che codifica l'enzima decarbossilasi dell'acido glutammico (*glutamic acid decarboxylase*, GAD) nel nucleo subtalamico. Questa sperimentazione ha preso spunto dal relativo successo della DBS nel controllare i sintomi nelle fasi avanzate del morbo di Parkinson. Il GAD è l'enzima limitante nella via sintetica dell'acido γ-aminobutirrico (GABA), il principale trasmettitore con funzione inibitoria nel cervello. Nel morbo di Parkinson, i due principali nuclei efferenti inibitori dei gangli della base (globo pallido esterno e *pars reticulata* della *substantia nigra*) sono continuamente stimolati lungo la via indiretta dal nucleo subtalamico iperattivo e disinibito, le cui terminazioni assonali rilasciano il neurotrasmettitore eccitatorio glutamato. L'iperproduzione di GABA conseguente al trasferimento del gene GAD nel nucleo subtalamico converte lo stesso da eccitatorio ad inibitorio, normalizzando quindi l'efferenza complessiva dell'intero circuito dei gangli della base. In una prima sperimentazione clinica di Fase I in 12 pazienti, l'inoculazione di un vettore AAV-GAD nel nucleo subtalamico ha determinato un significativo miglioramento della funzione motoria, in assenza di effetti collaterali o di risposta immunologica. Sulla base di questo promettente risultato è attualmente in corso una sperimentazione più estesa di Fase II.

2. Un secondo approccio di terapia genica per il morbo di Parkinson si proponeva di modificare la storia naturale della malattia prevenendo o rallentando la degenerazione dei neuroni della *substantia nigra*. In questo approccio, è stato utilizzato un vettore AAV per trasferire il gene della neurturina (NTN) ai neuroni del *putamen*, che rappresentano il principale bersaglio degli assoni dopaminergici. La NTN è un fattore di crescita, membro della famiglia del GDNF, con cui condivide i recettori e i meccanismi di azione. Una sperimentazione di Fase I basata sull'inoculazione di un vettore AAV2 veicolante il gene NTN (chiamato CERE-120) nel *putamen* si è mostrata sicura ed ha generato risultati preliminari indicativi di efficacia. Sulla base di questa sperimentazione, è stato organizzato uno studio più esteso di Fase II, che ha previsto il reclutamento di quasi una sessantina di pazienti negli Stati Uniti; 2/3 di questi pazienti hanno ricevuto il vettore AAV2-NTN inoculato nel *putamen* per via stereotattica, mentre 1/3 fungeva da gruppo di controllo. Sfortunatamente, i risultati di questa sperimentazione, resi pubblici alla fine del 2008, non hanno mostrato rilevanti variazioni tra il gruppo trattato e quello di controllo, sottolineando ancora una volta le essenziali differenze che esistono tra sperimentazione clinica sui pazienti e sperimentazione su modelli animali.

3. Un terzo approccio si è basato sull'utilizzo di AAV2 per il trasferimento del gene che codifica l'enzima decarbossilasi degli L-amminoacidi aromatici (*aromatic L-amino acid decarboxylase*, AADC) nello striato al fine di aumentare la conversione della L-DOPA fornita farmacologicamente in dopamina.

L'enzima AADC converte la L-DOPA in dopamina sia nei neuroni dello striato sia nei neuroni dopaminergici residui nella *substantia nigra*. Durante il decorso naturale della malattia, i livelli di AADC scendono, rendendo quindi necessarie dosi sempre maggiori di L-DOPA per mantenere terapeutici i livelli di dopamina. Tuttavia, il L-DOPA fornito farmacologicamente ai pazienti a dosi elevate determina la comparsa di effetti collaterali gravi, dovuti prevalentemente all'eccessiva stimolazione delle vie mesolimbiche che hanno conservato livelli normali di AADC. Il trasferimento del gene AADC nello striato è in grado di aumentare la sensibilità all'L-DOPA e di aumentare quindi la finestra terapeutica in cui questo farmaco può essere utilizzato. Un simile approccio è stato di grande successo in un modello di morbo di Parkinson nella scimmia, in cui l'effetto terapeutico del gene trasferito è perdurato per almeno 3 anni dal momento dell'inoculazione del vettore. Una sperimentazione di Fase I recentemente conclusa, basata sulla somministrazione di un vettore AAV2-AADC nel *putamen*, ha mostrato miglioramenti significativi nei pazienti trattati, nonostante la procedura chirurgica per l'inoculazione del vettore si sia rivelata associata ad un aumento del rischio di emorragie intracraniche.

Terapia genica del morbo di Huntington

Il morbo di Huntington (o corea di Huntington; il termine "corea", dal greco *choros*, danza, fu introdotto da Paracelso per descrivere i tipici movimenti involontari rotatori e sinuosi che presentano alcuni pazienti) è una forma di disturbo ipercinetico associato ad alterazioni funzionali dei nuclei della base. La malattia interessa circa 5-10 individui ogni 100.000 abitanti, ed è trasmessa ereditariamente. Si manifesta tra la terza e quinta decade di vita, e progredisce inesorabilmente con un progressivo deterioramento neurologico fino alla morte, che di solito avviene dopo 15-20 anni dall'esordio. Per le caratteristiche cliniche invalidanti, la progressione inesorabile e le ricadute sociali che lo caratterizzano, il morbo di Huntington è unanimemente considerato una delle più devastanti malattie neurologiche che affliggono l'uomo.

Al contrario del morbo di Parkinson, il morbo di Huntington è causato dalla perdita prevalente dei neuroni striatali da cui origina la via indiretta. Di conseguenza, si ha una riduzione dell'inibizione dei neuroni del segmento esterno del pallido e ciò provoca una scarica eccessiva di questi neuroni e l'inibizione dei neuroni del nucleo subtalamico. Questo causa un'eccessiva attività motoria, che provoca la comparsa di sintomi caratteristici quali movimenti involontari (discinesia) e diminuzione del tono muscolare (ipotonia). I movimenti involontari sono di tipo diverso: movimenti lenti di contorsione delle estremità (atetosi), movimenti repentini casuali degli arti e dei muscoli della faccia (corea), movimenti violenti di grande ampiezza dei segmenti prossimali degli arti (ballismo) e posture abnormi associate a movimenti più lenti eseguiti con la co-contrazione dei muscoli agonisti e antagonisti (distonia).

La malattia si trasmette con un'ereditarietà autosomica dominante, con penetranza molto alta. Il gene responsabile, localizzato sul cromosoma 4, è stato identificato nel 1993. Il primo esone del gene contiene, negli individui normali, alcune ripetizioni (<40) della sequenza trinucleotidica CAG, che codifica l'amminoacido glutamina. I pazienti presentano un'amplificazione di queste ripetizioni; quando queste superano il numero di 40, esse diventano instabili e tendono ad aumentare di generazione in generazione, causando la comparsa sempre più precoce della malattia nei familiari affetti, un fenomeno definito *anticipazione*. La proteina codificata dal gene, (denominata huntingtina) ha localizzazione citoplasmatica; quando il gene va incontro all'amplificazione delle triplette, la proteina si trova ad avere un'estesa serie di glutamine che causano la precipitazione della proteina nel nucleo dei neuroni, e la loro successiva degenerazione e morte. Sebbene il morbo di Huntington sia caratterizzato da perdita diffusa di neuroni in tutto il cervello, questo fenomeno compare più precocemente nello striato, con la perdita selettiva dei neuroni striatali da cui origina la via indiretta. Di conseguenza, si ha una riduzione dell'inibizione dei neuroni del segmento esterno del pallido; questo evento provoca l'eccitazione eccessiva di questi neuroni e l'inibizione dei neuroni del nucleo subtalamico. La conseguante inattivazione funzionale del nucleo subtalamico fornisce una spiegazione dei sintomi coreiformi; la rigidità e l'acinesia che si osservano nelle fasi avanzate della malattia sono invece associate alla perdita dei neuroni striatali che proiettano al segmento interno del pallido.

Non esiste attualmente alcuna terapia specifica per la malattia. Nei modelli animali di malattia, la somministrazione di fattori neurotrofici, quali il NGF, il BDNF e il CNTF, ha dimostrato di proteggere i neuroni dalla degenerazione e di prevenire la progressione della malattia. Traendo vantaggio da queste osservazioni, è stata eseguita una prima sperimentazione clinica, che è consistita nella trasfezione del cDNA del CNTF in una linea cellulare coltivata in laboratorio, seguita dalla selezione di cloni in grado di esprimere elevati livelli del fattore e dall'impianto di queste cellule, per via stereotattica, nel ventricolo laterale di 6 pazienti all'interno di capsule costituite da un polimero sintetico semipermeabile, tale da consentire lo scambio di piccole molecole ma impedire la diffusione delle cellule impiantate e prevenire la risposta immune. La sperimentazione è durata 2 anni, ed ha previsto la sostituzione delle capsule ogni 6 mesi. La procedura è risultata essere sicura, ma soltanto 11 delle 24 capsule impiantate si sono rivelate in grado di rilasciare CNTF al momento del recupero dopo 6 mesi.

Sull'onda dell'iniziale successo dei vettori AAV nel morbo di Parkinson, e dell'analoga efficienza dei vettori lentivirali nella trasduzione dei neuroni in diversi modelli animali, sono attualmente in corso di allestimento sperimentazioni cliniche in cui questi vettori sono utilizzati per veicolare i cDNA dei fattori neurotrofici sopramenzionati, con l'obiettivo di prevenire o rallentare la neurodegenerazione.

Infine, va ricordato che una vera terapia eziologia del morbo di Huntington dovrebbe avere come obiettivo l'inattivazione selettiva dell'allele della huntingtina mutato. Questo ambizioso traguardo potrebbe oggi essere raggiunto mediante l'iniezione di siRNA, sotto forma di RNA sintetici o veicolati quali shRNA da vettori AAV e lentivirali, specificamente indirizzati contro l'allele patologico. Esperimenti preliminari in modelli murini della malattia indicano la fattibilità di una strategia così concepita, ma molti problemi sperimentali devono essere ancora risolti prima di poter considerare un approccio di interferenza a RNA diffuso nel cervello.

Terapia genica della sclerosi laterale amiotrofica

Le malattie dei motoneuroni sono causate da difetti nel sistema a due neuroni che normalmente regola la motilità volontaria. Questo sistema è composto da un neurone superiore, il cui soma è localizzato nello strato V della corteccia primaria motoria, che proietta un lungo assone verso il tronco encefalico e il midollo spinale per raggiungere un motoneurone inferiore, che a sua volta proietta il suo assone attraverso i nervi cranici e spinali per raggiungere le fibre muscolari. L'attività motoria avviene quanto il motoneurone superiore eccita il mononeurone inferiore che a sua volta stimola la contrazione muscolare. Gli altri centri motori del sistema nervoso (quali il cervelletto e i gangli della base) servono a regolare l'output di questo asse di trasmissione nervosa.

La malattia dei motoneuroni più diffusa è la sclerosi laterale amiotrofica (*amyotrophic lateral sclerosis*, ALS), caratterizzata dalla degenerazione progressiva sia dei motoneuroni superiori che di quelli inferiori. Altre patologie, tutte trasmesse ereditariamente, a differenza della ALS interessano invece selettivamente i motoneuroni superiori o quelli inferiori. Tra queste, la più rilevante è l'atrofia muscolare spinale (spinal muscular atrophy, SMA), una malattia degenerativa degli α-motoneuroni delle corna anteriori del midollo spinale.

La terapia genica rappresenta indubbiamente una promessa importante per la terapia di queste malattie. Tuttavia, l'obiettivo rimane ambizioso, in quanto richiede, in linea di principio, la modificazione genica di circa 1 milione di neuroni corticospinali e da 100.000 a 200.000 motoneuroni inferiori. Un metodo per ottenere la trasduzione è quello di iniettare il gene terapeutico, opportunamente veicolato, direttamente nel cervello e nel midollo spinale, dove si trovano i corpi cellulari di questi neuroni. Alternativamente, nel caso dei motoneuroni inferiori, è possibile iniettare vettori virali che trasportano il gene terapeutico nei nervi periferici o nel muscolo bersaglio, sfruttando i meccanismi fisiologici di trasporto retrogrado, che sono in grado di trasportare macromolecole biologiche dagli assoni o dalle giunzioni neuromuscolari indietro verso il soma cellulare. Il trasporto retrogrado dall'assone al soma cellulare appare particolarmente efficace per i vettori adenovirali e i vettori erpetici, mentre è meno efficiente (e comunque meno studiato al momento) per i vettori AAV e lentivirali.

L'ALS è una malattia neurodegenerativa del sistema motorio che solitamente colpisce individui nella metà della vita adulta e mostra una progressione inesorabile tale da causare la morte del 50% dei pazienti entro 3 anni dall'esordio. La malattia ha una prevalenza di 6 pazienti ogni 100.000 individui. Le caratteristiche cliniche della malattia sono indicative della perdita di neuroni a tutti i livelli del sistema motorio, dalla corteccia alle corna anteriori del midollo spinale. A seconda delle regioni colpite prevalentemente, i sintomi sono principalmente caratterizzati da disturbi a livello bulbare (disartria, disfagia, dispnea, labilità emozionale), cervicale (interessamento dei muscoli degli arti superiori, con debolezza muscolare, presenza di fascicolazioni o crampi, spasticità) o lombare (interessamento dei muscoli degli arti inferiori).

La malattia è dovuta alla degenerazione e morte cellulare selettiva dei motoneuroni. I fattori eziologici non sono noti, e sono stati variabilmente, ma in maniera finora poco convincente o non esclusiva, associati all'eccesso di stress ossidativo intracellulare, alla presenza di livelli troppo elevati di neurotrasmettitori excitotossici (quale il glutammato), all'assunzione di farmaci o di altre sostanze neurotossiche, o alla presenza di infezioni virali. Dal 5 al 10% dei pazienti ha una storia familiare positiva per la malattia; nella maggioranza di queste famiglie, l'eredità è autosomica dominante e, circa nel 20% di questi casi, sono presenti mutazioni del gene che codifica la rame/zinco superossido dismutasi (Cu/Sn SOD o SOD1). Tuttavia, va ricordato che la grande maggioranza dei pazienti con ALS presenta la malattia in forma sporadica non familiare, in assenza di alcuna mutazione genica nota.

Diversi fattori neurotrofici si sono dimostrati capaci di rallentare il processo degenerativo nel modello murino di ALS. Tra questi vi sono fattori con azione specifica sui neuroni (ad esempio, GDNF o CNTF), ma anche, più recentemente, fattori la cui azione è più nota in altri distretti, quali IGF-1 e VEGF-A o VEGF-B. La somministrazione di alcuni di questi fattori neurotrofici nell'uomo sotto forma di proteine ricombinanti per via sistemica o nel liquido cerebrospinale, ha avuto tuttavia esito scoraggiante, anche in quanto i dosaggi indispensabili a garantire l'effetto neurotrofico causano importanti effetti collaterali. La terapia genica potrebbe risolvere questo problema, in quanto sarebbe in grado di sostenere un rilascio locale e prolungato dei fattori senza un iperdosaggio sistemico. In effetti, la somministrazione di vettori AAV o lentivirali (basati su EIAV) che veicolano i cDNA di GDNF, di IGF-1 o di VEGF sono in grado di sostenere un rilascio locale e prolungato di questi fattori, tale da portare ad significativo miglioramento sintomatologico e un aumento della sopravvivenza nel modello murino di ALS. In particolare, questi vettori sono stati iniettati nei muscoli respiratori e in quelli degli arti inferiori dei topi SOD1(G93A) e, dalle giunzioni neuromuscolari, si sono rivelati capaci di penetrare negli assoni ed essere trasportati per via retrograda nel soma dei neuroni dei gangli spinali, dove hanno esercitato un significativo effetto terapeutico. Il potenziale successo di questo approccio sarà saggiato a breve sull'uomo.

Oltre all'utilizzo di fattori neurotrofici, una serie di sperimentazioni nei modelli animali di ALS ha sfruttato il trasferimento di geni in grado di prevenire l'apoptosi dei neuroni (tra cui *bcl-2*, che regola la via di apoptosi che parte dal mitocondrio, o le proteine IAP, che regolano l'attività delle caspasi) o di geni che diminuiscono l'attività eccitotossica del neurotrasmettitore glutammato, il cui aumento è considerato uno dei meccanismi patogenetici più importanti per lo sviluppo della malattia. Uno dei geni considerati a questo proposito è EEAT2 (*excitatory amino acid transporter 2*), che codifica una proteina di membrana che trasporta il glutammato al di fuori della cellula.

Infine, il trattamento delle forme di ALS dovute a mutazioni di SOD1 è perseguibile anche mediante l'utilizzo di siRNA aventi quali specifico bersaglio l'mRNA di questo gene. Una prova iniziale di tale approccio è stata recentemente ottenuta mediante lo sviluppo di un vettore lentivirale in grado di esprimere un siRNA indirizzato contro la proteina mutata SOD1(G39A) e il suo utilizzo nel modello transgenico murino mediante inoculazione intramuscolare, seguita dal trasporto retrogrado del vettore nelle motoneuroni spinali.

Terapia genica delle malattie dell'occhio

L'occhio rappresenta un organo molto adatto alle applicazioni di terapia genica. Infatti, esso è facilmente accessibile e presenta una struttura anatomica altamente compartimentalizzata, che da un lato consente la somministrazione locale di vettori con scarsa probabilità che questi possano diffondere per via sistemica, e dall'altro rappresenta un sito relativamente protetto dall'eventuale aggressione da parte del sistema immunitario. Inoltre, il tessuto intra-oculare comprende diverse popolazioni cellulari che non si replicano e che possono essere trasdotte con precisione utilizzando quantità relativamente limitate di vari vettori recanti i geni terapeutici. Infine, l'efficienza della terapia genica nell'occhio può essere valutata con semplicità utilizzando vari metodi non invasivi, quali l'oftalmoscopia e l'elettroretinogramma, e molti modelli animali che mostrano patologie molto simili a quelle umane sono attualmente disponibili.

La Figura 4.14a riporta una rappresentazione schematica della struttura anatomica dell'occhio. Per la somministrazione di vettori o geni terapeutici sono perseguibili tre vie, che consistono nell'iniezione: 1) nella camera anteriore; 2) nell'umor vitreo; 3) nello spazio sub-retinico. L'inoculazione nella camera anteriore può essere utilizzata per la somministrazione di geni con effetto terapeutico nelle malattie della cornea; la trasduzione di questa struttura, inoltre, può essere anche ottenuta *ex vivo* nel contesto delle procedure di trapianto della cornea. L'inoculazione nel vitreo ha invece come specifico bersaglio le cellule nervose ganglionari, la prima stazione di trasmissione dell'impulso nervoso che deriva dai fotorecettori. In particolare, queste cellule vanno incontro a degenerazione nei pazienti con glaucoma: l'inibizione dell'apoptosi di queste cellule mediante terapia genica, quindi, potrebbe essere di utilità nei pazienti con glaucoma refrattario alla terapia farmacologica. Di gran lunga più interessante per la portata delle implicazioni terapeutiche è però la possibilità di somministrare geni e vettori per via subretinica, ovvero nello spazio virtuale tra la parte neurosensoriale e l'epitelio pigmentato della retina (*retinal pigmented epithelium*, RPE); la somministrazione della soluzione contenente il materiale genetico determina la separazione temporanea di questi due strati, che poi si riconnettono spontaneamente. La via subretinica consente l'accesso sia alle cellule del RPE sia ai fotorecettori, e

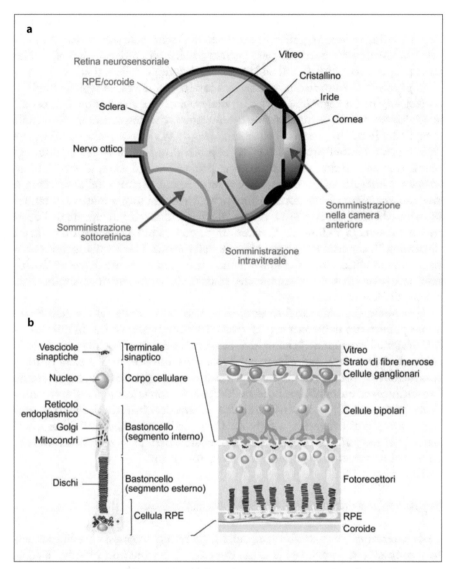

Fig. 4.14. Anatomia dell'occhio e istologia della retina. **a** Rappresentazione schematica della struttura anatomica dell'occhio, con l'indicazione delle principali vie di accesso per la terapia genica. L'inoculazione subretinica consiste nell'iniezione tra la retina neurosensoriale e il RPE, seguita dal temporaneo distacco dei due strati, che poi si ricongiungono spontaneamente. **b** *A destra*, rappresentazione schematica della retina con l'indicazione dei principali strati di cellule. La struttura di un fotorecettore a bastoncello insieme a una cellula del RPE è mostrata nell'ingrandimento nella *parte sinistra* della figura. Nella struttura dei fotorecettori si possono identificare tre parti, ovvero un segmento interno, in cui sono localizzati il nucleo e gli organelli della cellula; un segmento esterno, caratterizzato dalla presenza di una serie di strutture membranose definite "dischi", sulle quali sono posizionati i pigmenti che reagiscono allo stimolo dei fotoni; e una terminazione sinaptica, che permette la trasmissione dell'informazione del fotorecettore alle cellule neuronali

consente quindi lo sviluppo della terapia genica per le malattie degenerative della retina quali la retinite pigmentosa e altre malattie correlate per le quali non esiste attualmente alcuna terapia, per le malattie iperproliferative quali il retinoblastoma, e per i disordini dovuti ad ipervascolarizzazione della retina.

Il processo di fototrasduzione, ovvero la conversione di un segnale luminoso (fotoni) in un segnale elettrico, avviene nei coni e nei bastoncelli, cellule specializzate aventi la funzione di fotorecettori, che trasmettono un segnale sinaptico alle cellule nervose della retina (Fig. 4.14b). La membrana di queste cellule contiene una proteina GPCR (*G-protein coupled receptor*) a sette segmenti transmembrana associata ad una proteina G, l'opsina, di cui l'ultimo segmento è legato ad un cromoforo, il retinale, un derivato della vitamina A che può assumere diverse forme isomeriche. Nella sua forma inattiva, il retinale assume la conformazione 11-cis, che si adatta ad un sito di legame dell'opsina per formare la rodopsina. Quando un fotone colpisce la rodopsina, questo determina l'isomerizzazione del retinale dalla forma 11-cis alla forma tutto-trans, una modificazione che innesca una conseguente cascata di eventi biochimici cui segue una diminuzione nel rilascio del glutammato a livello delle sinapsi dei fotorecettori.

Il segmento esterno dei fotorecettori è in contatto con le cellule del RPE, lo strato più esterno della retina, di derivazione neuroectodermica. In queste cellule avviene il cosiddetto "ciclo visivo", ovvero il processo biochimico avente lo scopo di rigenerare il retinale, in modo da consentire un nuovo ciclo di fototrasduzione. Il retinale tutto-trans lascia il fotorecettore, attraversa lo spazio sub-retinico, ed entra nelle cellule del RPE; qui è prima ridotto a retinolo tutto-trans (vitamina A), poi esterificato dall'enzima lecitin-retinolo-aciltrasferasi (LRAT) e quindi convertito a retinolo 11-cis dalla isomerasi RPE65. Infine, il retinolo 11-cis può essere conservato come tale o ossidato a retinale 11-cis, che ritorna al fotorecettore per generare nuova rodopsina.

Terapia genica delle degenerazioni congenite della retina

Le degenerazioni (o distrofie) congenite della retina, trasmesse ereditariamente, rappresentano la principale causa di cecità di origine non infettiva e comprendono un'eterogenea serie di difetti molecolari nelle proteine coinvolte nella trasduzione del segnale luminoso, nel ciclo visivo e nella struttura e metabolismo dei fotorecettori e delle cellule del RPE. Sono conosciuti più di 150 geni diversi i cui prodotti sono importanti per questi processi e le cui mutazione possono essere responsabili di degenerazione retinica (vedi il sito RetNet, http://www.sph.uth.tmc.edu/retnet/). Attualmente, non esiste alcuna terapia per queste malattie.

Il prototipo delle malattie degenerative della retina è la retinite pigmentosa (RP), un gruppo di malattie ereditarie caratterizzate dalla presenza di depositi di pigmento alla periferia della retina, con una prevalenza di 1 su 3,500 persone, corrispondenti a 1,5 milioni di persone al mondo. I pazienti con RP mostrano cecità notturna, progressiva perdita della visione periferica e, alla fine, perdita anche della visione centrale. Questi progressione sintomatologia è legata alla degenerazione precoce dei bastoncelli, seguita dalla degenerazione più tardiva dei coni. La malattia può essere ereditata in maniera autosomica dominante, recessiva o legata al cromosoma X, ed è causata dal difetto di più di 100 diversi geni che agiscono a livello dei fotorecettori o delle cellule del RPE (vedi OMIM; http://www.ncbi.nlm.nih.gov/omim/).

In aggiunta alla RP, sono state descritte molte altre cause di degenerazione retinica. Quese comprendono, tra le altre, l'amaurosi congenita di Leber (*Leber's congenital amaurosis*, LCA), caratterizzata da cecità nella prima infanzia e avente una prevalenza di 1 bambino affetto ogni 100.000 nati. Questa malattia può essere dovuta al difetto di almeno 11 geni diversi, che vengono espressi o nei fotorecettori o nelle cellule del RPE.

Per diverse di queste malattie, sono disponibili animali di piccola taglia (topi, ratti) o grossa (cane, maiale) che presentano mutazioni spontanee nei medesimi geni che portano a degenerazione retinica nell'uomo, o sono stati ottenuti con tecnologie trangeniche o *knock-out*. In questi animali, è stata estesamente dimostrata la possibilità di trattare la patologia con una varietà di approcci di terapia genica, che consistono essenzialmente: 1) nel trasferimento di una copia normale dei geni difettivi nelle forme autosomiche recessive, in particolare utilizzando vettori AAV; 2) nell'utilizzo di ribozimi o siRNA specificamente indirizzati contro gli alleli mutati nelle forme dominanti di degenerazione, sia quali molecole di RNA sintetico sia espressi come shRNA da parte di vettori virali; 3) nel trasferimento di geni che codificano fattori neuroprotettivi (GDNF, CTNF, BDNF, e altri) o antiapoptotici (ad esempio, Bcl2), in grado di prevenire la progressione della degenerazione dei fotorecettori. Tutti gli approcci utilizzati, tuttavia, richiedono che il trattamento sia eseguito prima che la degenerazione delle cellule retiniche sia già avvenuta, ovvero molto precocemente nel decorso della malattia.

Particolarmente esaltante è stato il successo ottenuto in una particolare forma di LCA, quella dovuta al difetto del gene RPE65, che rappresenta circa il 10% dei casi di LCA. La proteina RPE65 è un enzima essenziale nel ciclo visivo in quanto funge da isomerasi per la sintesi dell'11-cis-retinolo. Il difetto di RPE65 porta a cecità completa nella primissima infanzia; tuttavia, a differenza della maggior parte degli altri casi di difetti retinici, i fotorecettori si mantengono anatomicamente intatti per molti anni, in assenza di significativa degenerazione. Per questo motivo, la malattia rappresenta un ottimo candidato per il trattamento con la terapia genica. Inoltre, è disponibile un modello della malattia di grosso animale, costituito dai cani Briard, che sono affetti da una mutazione spontanea di RPE65 e presentano una malattia praticamente identica a quella umana. In questi cani, l'iniezione di un vettore AAV che veicola il cDNA di RPE65 nello spazio sottoretinico è risultata in grado di ripristinare il funzionamento della retina dal punto di vista elettrofisiologico e, ben più rilevante, la visione, analizzata con test comportamentali. Il ricupero della funzione visiva è risultato stabile per almeno 3 anni dal trattamento.

Sulla base di questi entusiasmanti risultati, nel 2007 è iniziata la sperimentazione clinica sull'uomo, condotta da due diversi centri clinici, uno nel Regno Unito e l'altro negli Stati Uniti. Per ragioni etiche e pratiche, queste prime sperimentazioni si erano rivolte a pazienti in una fascia di età non giovanissima, anche se è atteso che il potenziale di ricupero di questi individui sia minore di quello dei neonati affetti dalla malattia, dal momento che la mancanza della funzione fotorecettoriale sin dalla nascita comunque porta ad una degenerazione retinica progressiva e ad un'incompleta innervazione funzionale della corteccia visiva. I risultati ottenuti in questi primi studi sono stati malgrado tutto estremamente incoraggianti, sia in termini di ricostituzione della funzione elettrica della retina, misurata dal punto di vista strumentale, sia, cosa ben più rilevante, in termini di percezione soggettiva della visione da parte dei pazienti trattati. Alla luce di questi risultati, la sperimentazione sta oggi coinvolgendo un numero più elevato di pazienti, anche in età più giovane.

Terapia genica della neovascolarizzazione retinica

Diverse malattie comuni dell'occhio sono caratterizzate dalla formazione di una rete vascolare ipertrofica patologica nella retina e nella coroide. Tra queste, vanno ricordate la retinopatia che insorge in corso di diabete mellito (retinopatia diabetica), la degenerazione della macula legata all'età (*age-related macular degeneration*, AMD) e la retinopatia del prematuro (*retinopaty of prematurity*, ROP). La retinopatia diabetica e la AMD rappresentano due delle più frequenti cause di perdita progressiva della visione nell'adulto, e affliggono milioni di persone in tutto il mondo.

Nei pazienti diabetici, l'iperglicemia danneggia i vasi sanguigni di tutto l'organismo e in particolar modo quelli di minor diametro (microangiopatia diabetica). A livello della retina, il danno si manifesta con la dilatazione della parete (microaneurisimi), con la presenza di aumentata permeabilità vascolare, e con la formazione di essudati molli (i cosiddetti *cotton wools*, batuffoli d'ovatta) e di piccole emorragie retiniche. Questi aspetti anatomo-patologici configurano il quadro della retinopatia diabetica non proliferativa. Con l'avanzare della malattia, l'ischemia che consegue al danno microvascolare diventa sempre più importante, e compaiono ampie zone di sofferenza retinica causa dell'insorgenza di ipervascolarizzazione retinica (retinopatia diabetica proliferativa). I capillari neoformati si sviluppano su tutta la superficie della retina, e hanno una parete fragile che si rompe facilmente, generando emorragie vitreali che, a lungo termine, portano alla formazione di tessuto fibroso cicatriziale il quale, contraendosi progressivamente, può provocare il distacco della retina. Almeno il 70% dei pazienti con diabete, dopo 20-30 anni di malattia, sviluppa un qualche grado di retinopatia; la retinopatia diabetica, quindi, rappresenta la principale causa di cecità nei pazienti di età inferiore ai 50 anni.

La degenerazione maculare legata all'età (AMD) è invece la più comune causa di abbassamento e perdita irreversibile della visione nelle persone anziane, riscontrabile, con gravità diversa, in più del 30% degli individui con 75 anni o più; le forme gravi colpiscono circa il 7% delle persone in questo gruppo di età. Dal punto di vista clinico, l'AMD è divisa in due sottotipi: quello atrofico, caratterizzato dalla presenza di materiale amorfo (druse) all'interno o sotto il RPE e dalla presenza di aree di atrofia, e quello essudativo, caratterizzato dal distacco del RPE o dalla neovascolarizzazione della coroide, o da entrambe. Dal punto di vista anatomo-patologico, la caratteristica principale della forma essudativa della AMD è la formazione aberrante di vasi sanguigni, che si dipartono dai vasi coroidali, penetrano la membrana di Bruch e si diffondono nello spazio subretinico. Dal momento che la neovascolarizzazione avviene in prossimità della macula - la regione della retina caratterizzata dalla massima concentrazione di fotorecettori, che facilitano la visione centrale e permettono la visione ad alta risoluzione -, le persone che sono affette dalla forma essudativa di AMD diventano progressivamente incapaci di leggere, non sono in grado di riconoscere le persone o di guidare, e frequentemente la malattia progredisce verso la totale cecità. Prima dello sviluppo delle terapie biologiche (vedi in seguito), soltanto il 5% di questi pazienti potevano essere trattati mediante fotocoagulazione con il laser, chirurgia o terapia fotodinamica, terapie peraltro altamente distruttive per la funzione della retina.

Sia nella retinopatia diabetica sia nella degenerazione maculare legata all'età, l'ipervascolarizzazione retinica è secondaria all'instaurarsi di uno stato di ipossia, che determina la produzione locale di fattori pro-angiogenetici, in particolare del *vascular endothelial growth factor* (VEGF; vedi sezione sulla Terapia genica delle malattie cardiovascolari). In vari modelli sperimentali, la neovascolarizzazione della retina può essere di fatto inibita bloccando questo fattore con una varietà di approcci diversi, alcuni dei quali basati su molecole proprie della terapie genica. Questi approcci possono essere raggruppati in tre classi principali, descritte qui di seguito.

1. Inibizione della funzione dei recettori del VEGF sulle cellule endoteliali. Questo può essere ottenuto mediante l'utilizzo di farmaci che inibiscono la funzione enzimatica dei recettori attivati dal VEGF o con siRNA che riducono la loro espressione.

2. Utilizzo di molecole che bloccano il VEGF solubile e ne prevengono il legame con i propri recettori. Possono essere utilizzati, in qualità di molecole terapeutiche, anticorpi monoclonali (bevacizumab, ranibizumab), recettori solubili o aptameri (pegaptanib). La somministrazione di anticorpi monoclonali per via intravitreale (una somministrazione al mese) rappresenta oggi lo standard della terapia farmacologica avanzata per la neovascolarizzazione retinica.

3. Inibizione della produzione di VEGF. Questo obiettivo può essere ottenuto con oligonucleotidi antisenso, ribozimi o, più modernamente, con siRNA. In particolare, l'utilizzo di siRNA è oggi al centro dell'interesse di diverse aziende biotecnologiche ed ha già portato all'esecuzione di alcune sperimentazioni cliniche di fase I e II. Uno dei farmaci prodotti è il bevasiranib, un siRNA contro VEGF di cui uno studio clinico multicentrico condotto su

129 pazienti ha inizialmente dimostrato l'efficacia e la mancanza di effetti avversi. Questo ha rappresentato in assoluto la prima applicazione terapeutica dell'RNAi nell'uomo.

In aggiunta a VEGF, altri fattori pro-angiogenetici che sostengono il processo di neovascolarizzazione retinica sono IGF-1, HGF, PDGF, FGF e TGFβ; anche questi fattori possono quindi rappresentare il bersaglio di terapie specifiche. Inoltre, è stato recentemente sviluppato un trattamento, basato sull'utilizzo di siRNA, mirato a inibire l'espressione del gene RTP801, che recenti studi hanno dimostrato essere fortemente indotto dall'ipossia in maniera indipendente da VEGF. L'utilizzo di questo siRNA è attualmente in corso di sperimentazione clinica di fase I/II.

Oltre all'iperproduzione locale di fattori pro-angiogenetici quali il VEGF, il processo di ipervascolarizzazione retinica è anche legato ad una diminuzione nella produzione di fattori anti-angiogenetici che vengono normalmente prodotti a livello della retina per mantenere l'omeostasi dei vasi sanguigni. Uno dei potenti fattori anti-angiogenetici, selettivamente prodotti dalle cellule del RPE, è il PEDF (*pigment epithelium-derived factor*), che è prodotto abbondantemente in condizioni normali ed è responsabile del mantenimento dello stato avascolare della cornea e del vitreo. I livelli di produzione di questo fattore sono ridotti nei pazienti con retinopatia diabetica proliferativa o altre forme di neovascolarizzazione retinica. Sulla base di queste osservazioni, è stato condotto recentemente uno studio clinico multicentrico di Fase I che prevedeva la somministrazione di un vettore adenovirale di seconda generazione (con una delezione completa della regione E1 e una parziale nelle regioni E3 ed E4) in grado di esprimere PEDF in pazienti con la forma essudativa della AMD. Nella maggior parte dei 28 pazienti trattati, in cui era stata eseguita una singola somministrazione di vettore Ad-PEDF nel vitreo, il trattamento è stato ben tollerato, con segni modesti di infiammazione in una minoranza dei casi, ma senza eventi avversi maggiori. Sulla base di questi risultati, uno studio più esteso con la finalità di valutare l'efficacia terapeutica di questo approccio è attualmente in corso.

Terapia genica delle malattie cardiovascolari

Le malattie del cuore e dell'apparato vascolare rappresentano la principale causa di morbilità e mortalità nei Paesi occidentali, nonché una cresente fonte di preoccupazione anche nei Paesi di via di sviluppo. Secondo la *World Health Organization*, queste malattie causano 12 milioni di morti in tutto il mondo ogni anno. In Italia, il 44% di tutti i decessi è causato da una patologia cardiovascolare; in particolare, il 28-29% di questi è sostenuto dalla cardiopatia ischemica e il 10-12% dall'ictus cerebrale (dovuto ad un evento vascolare acuto causato dall'occlusione – nella maggioranza dei casi – o dalla rottura di un vaso cerebrale).

La cardiopatia ischemica (*ischemic heart disease*, IHD) è una condizione in cui l'apporto sanguigno al miocardio è inadeguato, tipicamente a causa di una condizione di aterosclerosi delle arterie coronarie. Se tale condizione si instaura in maniera lenta e progressiva, si configura il quadro della cardiopatia ischemica cronica (o malattia coronarica, *coronary artery disease*, CAD), caratterizzata da dolore di tipo anginoso (*angina pectoris*), solitamente stimolato dallo sforzo fisico o dallo stress emotivo, e risolto dall'assunzione di nitrati. Se invece l'occlusione di un'arteria coronaria è immediato, il paziente sviluppa una sindrome coronarica acuta (*acute coronary syndrome*, ACS). Questa può essere caratterizzata da un infarto del miocardio (*myocardial infarction*, MI) con elevazione del tratto ST all'elettrocardiogramma (STEMI) o da angina instabile e senza elevazione del tratto ST (UA/NSTEMI).

L'aterosclerosi è una vera e propria malattia sistemica che colpisce, oltre al miocardio, le arterie di grande e medio calibro in praticamente tutti i distretti corporei. Quando questo accade a livello delle grandi arterie degli arti inferiori (in particolare, le arterie iliaca, femorale, poplitea e tibiale) e la stenosi è tale da compromettere significativamente l'apporto sanguigno si configura il quadro clinico dell'arteriopatia obliterante degli arti inferiori, o arteriopatia periferica (*peripheral artery disease*, PAD). La prevalenza di questa malattia è molto elevata, colpendo approssimativamente il 12% degli individui sopra i 65 anni di età.

Nonostante gli enormi progressi realizzati negli ultimi anni in termini di prevenzione e diagnosi precoce, le malattie cardiovascolari, e in particolare la cardiopatia ischemica, continuano a rappresentare un problema sociale di primaria importanza, sia sul piano sanitario, sia su quello economico, e necessitano quindi dello sviluppo di strumenti terapeutici innovativi. In questo contesto, la terapia genica si propone attualmente come uno strumento dalle grandi potenzialità. In particolare due sono le aree in cui il trasferimento genico può essere di beneficio, ovvero 1) nel trattamento della cardiopatia ischemica e dell'arteriopatia degli arti inferiori mediante l'induzione della formazione di nuovi vasi sanguigni (angiogenesi terapeutica); 2) nel trattamento dello scompenso cardiaco, con lo scopo di preservare la vitalità del miocardio e migliorarne la funzione contrattile. La Tabella 4.5 riporta una sinossi delle strategie attualmente prese in considerazione, o già progredite fino alla sperimentazione clinica, per la terapia genica delle malattie cardiovascolari, insieme all'elenco dei relativi geni terapeutici che hanno già dimostrato successo nei modelli animali pre-clinici.

Angiogenesi

Una delle strategie più interessanti per il trattamento delle condizioni di ischemia, come nella CAD, nella PAD e nelle altre condizioni in cui un aumento dell'apporto sanguigno può essere di beneficio, quali la guarigione delle ferite difficili o gli interventi di chirurgia plastica e ricostruttiva, è basata sul trasferimento di geni in grado di stimolare la formazione di nuovi vasi sanguigni. La formazione dei vasi sanguigni in un organismo è un processo complesso, che

Tabella 4.5. Principali geni utilizzabili per la terapia genica delle malattie cardiovascolari e loro meccanismi d'azione

Indicazione	Strategia terapeutica	Geni terapeutici
Induzione di angiogenesi terapeutica	Espressione di fattori di crescita e citochine dotati di attività angiogenetica	VEGF-A e -D FGF-1, -2, -4, -5 PDGF-BB HIF-1α/VP16 HGF
Terapia dello scompenso cardiaco	Normalizzazione del ciclo del calcio	Trasferimento di SERCA2a; inibizione del fosfolambano (PLB)
	Modulazione dei recettori β-adrenergici	Inibizione di β-ARK; trasferimento di adenilato ciclasi-6 (AC6) o β2-AR
	Inibizione dell'apoptosi	Bcl-2
	Stimolazione di vie che portano a ipertrofia compensatoria	VEGF-B, IGF-1, AKT, PI-3K

segue tipicamente due vie diverse, di cui una (la vasculogenesi) è prevalente durante lo sviluppo embrionale mentre l'altra (l'angiogenesi) opera anche nell'adulto. Quest'ultima consiste nella formazione di nuovi capillari a partire da un vaso pre-esistente, attraverso un meccanismo di gemmazione (*sprouting*) delle cellule endoteliali (Fig. 4.15). Il processo è innescato dall'attivazione metabolica delle cellule endoteliali dei vasi esistenti, e dalla loro proliferazione e migrazione per formare dei collaterali; le cellule endoteliali si dispongono inizialmente in strutture tubulari (capillari) e successivamente si dotano di cellule murali (periciti e cellule muscolari lisce) che consentono la maturazione funzionale del vaso e la progessiva formazione di una rete vascolare formata anche da vasi di calibro più grosso (arteriole e venule). Il principale induttore dell'angiogenesi è l'ipossia, attraverso l'induzione dell'espressione di una serie di citochine pro-angiogenetiche. Il principale regolatore cellulare dell'omeostasi dell'ossigeno è il fattore trascrizionale HIF-1 (*hypoxia inducible factor*–1), che è in grado di rilevare una riduzione nella pressione parziale di ossigeno e conseguentemente attivare la trascrizione di una serie di molecole, tra cui diversi fattori con attività angiogenetica.

Le più potenti citochine con proprietà angiogenetiche sono costituite dai membri della famiglia del VEGF (*vascular endothelial growth factor*). Nell'uomo, questa famiglia comprende 5 diversi fattori (VEGF-A, B, C, D, e PlGF – *placental growth factor*), alcuni dei quali sono prodotti in diverse isoforme che si originano per *splicing* alternativo del medesimo gene; in particolare, il gene VEGF-A

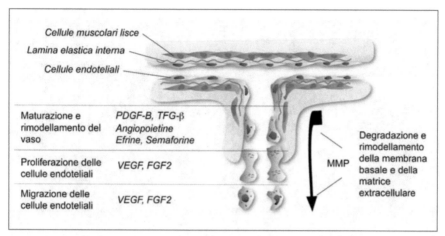

Fig. 4.15. Angiogenesi. La formazione di nuovi vasi sanguigni negli organismi adulti avviene per gemmazione dalla vascolatura pre-esistente. Le cellule endoteliali di questa si attivano, proliferano e migrano per formare un ramo collaterale sotto il controllo di fattori angiogenetici quali VEGF-A e FGF-2. Segue quindi la maturazione del capillare neoformato, controllata da altri fattori solubili, tra cui PDGF e TGF-β, i quali reclutano le cellule murali (cellule muscolari lisce e periciti) e ne stimolano la proliferazione, mentre altri fattori delle famiglie delle angiopoietine, efrine e semaforine sono indispensabili per la maturazione dei vasi e il loro allungamento spaziale. Tutti questi processi sono accompagnati da estensivo rimodellamento della matrice extracellulare da parte delle metalloproteasi della matrice (*MMP*)

genera almeno 7 polipeptidi diversi, di cui quelli composti da 189, 165 e 121 amminoacidi sono i più rappresentati nei tessuti. L'azione di questi fattori di crescita è mediata da tre recettori specifici (VEGFR-1/Flt-1, VEGFR-2/KDR/Flk-1 e VEGFR-3), che interagiscono in maniera differenziale con i diversi membri della famiglia del VEGF. Più specificamente, VEGF-A si lega a VEGFR-1 e VEGFR-2; VEGF-B e PlGF si legano selettivamente a VEGFR-1, mentre VEGF-C e VEGF-D, invece, hanno come bersaglio il recettore VEGFR-3; questi ultimi due fattori inducono prevalentemente una risposta di tipo linfoangiogenetico, ovvero portano alla formazione di vasi linfatici e non ematici (Fig. 4.16).

Nelle fasi successive all'attivazione e alla proliferazione delle cellule endoteliali, altri fattori sono richiesti per l'organizzazione strutturale del vaso e l'acquisizione di competenza funzionale; tra questi, sembra particolarmente importante l'azione delle angiopoietine, e in particolare dell'angiopoietina-1 (Ang-1), la cui interazione con il rispettivo recettore Tie-2 sulla superficie dell'endotelio riduce la permeabilità dei vasi neoformati, verosimilmente stimolando le interazioni tra gli elementi endoteliali e i componenti della matrice extracellulare circostante.

Non va dimenticato che molte altre molecole, pur non esercitando un effetto specifico sull'endotelio, sono capaci di sostenere una risposta angiogenetica *in vivo*. Tra queste, particolare interesse è attualmente rivolto ad alcuni membri della famiglia del *Fibroblast Growth Factor* (FGF). Interagendo con una serie di

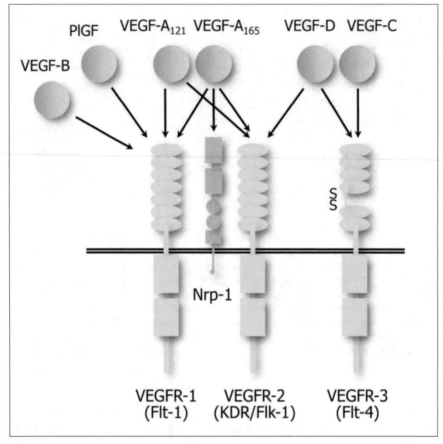

Fig. 4.16. Membri della famiglia del VEGF e loro recettori. I cinque membri della famiglia del VEGF (VEGF-A, -B, -C, -D e PlGF) mostrano specificità diversa per i tre recettori canonici (VEGFR-1, -2, e -3). Il co-recettore neuropilina-1 (Nrp-1) eterodimerizza con VEGFR-1 e VEGFR-2 e contribuisce alla trasduzione del segnale da parte dell'isoforma da 165 aa di VEGF-A, ma non di quella da 121 aa

recettori ubiquitari, questi fattori sono in grado di stimolare da un lato la proliferazione dell'endotelio e dell'altro la secrezione di proteasi, essenziali per la degradazione della matrice extracellulare e la migrazione cellulare nelle prime fasi dell'angiogenesi. Esistono almeno 23 forme di FGF strutturalmente analoghe, il cui specifico ruolo nel processo di angiogenesi e la cui rilevanza in diverse condizioni fisiologiche e patologiche non sono ancora del tutto chiariti; di queste, quelle maggiormente prese in esame dal punto di vista delle proprietà angiogenetiche sono FGF-1, -2, -4 e -5.

Terapia genica per l'induzione di angiogenesi terapeutica

Nonostante la complessità dei meccanismi di angiogenesi, che richiedono l'azione coordinata nel tempo e nello spazio di un gran numero di fattori di crescita e citochine, l'idea di indurre angiogenesi nei pazienti con CAD o PAD (definita, quindi, "angiogenesi terapeutica") è molto attraente per una serie di motivi. Primo, esistono alcuni fattori, quali in particolare HIF-1 o VEGF, che sembrano agire come geni regolatori *master* in grado di attivare l'intero processo angiogenetico, inclusa la cascata di citochine richieste per la successiva maturazione dei vasi. Secondo, il trasferimento di questi geni nei tessuti ischemici in svariati modelli di piccoli animali (topo, ratto) o animali di grossa taglia (maiale, cane) ha mostrato grande successo nella risolvere la condizione di ischemia. Terzo, non soltanto i distretti periferici (nella PAD) - in cui il gene terapeutico può essere espresso dopo inoculazione intramuscolare in corrispondenza delle regioni anatomiche che debbono essere rivascolarizzate -, ma anche il cuore (nella CAD) sono facilmente raggiungibili grazie alle moderne tecniche della cardiologia interventistica. Il parenchima cardiaco, infatti, può essere raggiunto: inoculando il gene terapeutico nelle arterie coronarie tramite cateterismo arterioso; direttamente nel muscolo cardiaco dall'esterno per via transtoracica o durante gli interventi di posizionamento di bypass coronarico; nel miocardio per via transendocardica, mediante l'utilizzo di cateteri posizionati nel ventricolo sinistro. Alternativamente, è anche possibile inserire il costrutto terapeutico per via venosa nel seno coronario, e, aumentando la pressione venosa, stimolare il trasferimento genico nel miocardio per via retrograda. Quarto e ultimo punto, al contrario della terapia genica delle malattie ereditarie monogeniche o dei tumori, nel caso dell'angiogenesi terapeutica anche il raggiungimento di un successo relativamente limitato in termini di formazione di nuovi vasi sanguigni può avere un impatto significativo sul paziente dal punto di vista clinico.

Le principali sperimentazioni di terapia genica per l'induzione di angiogenesi terapeutica finora condotte sono riassunte nella Tabella 4.6. Le prime risalgono alla metà degli anni '90, quando furono condotti una serie di studi, prima in pazienti con ischemia periferica e poi in pazienti con CAD, basati sull'inoculazione di plasmidi codificanti diversi fattori angiogenetici. Il razionale dell'utilizzo di DNA plasmidico è basato sulla proprietà delle cellule muscolari scheletriche e cardiache di internalizzare piccole quantità di DNA presente nell'ambiente extracellulare, anche se non veicolato con metodi chimici, fisici o vettori virali. Più di una ventina di sperimentazioni hanno utilizzato, quale gene terapeutico, la forma da 165 amminoacidi di VEGF-A (VEGF-A$_{165}$), iniettando il plasmide che lo codificava nel muscolo scheletrico, nel caso dei pazienti con CAD, o nel miocardio per via trans-toracica, attraverso una minitoracotomia anteriore, o per via trans-endocardica, utilizzando un catetere posizionato nel ventricolo sinistro e in grado di valutare la capacità contrattile e l'attività elettrica delle diverse regioni della parete del ventricolo (il plasmide era iniettato nelle regioni del miocardio ancora elettricamente attive ma meccanicamente silenti, uno stato indicativo di una sofferenza ischemica).

Tabella 4.6. Principali sperimentazioni cliniche di terapia genica per l'induzione di angiogenesi terapeutica. *CAD, coronary artery disease* – cardiopatia ischemica; *PAD, peripheral artery disease* – arteriopatia obliterante degli arti inferiori; *PTA, percutaneous transluminal angioplasty* – angioplastica transluminale percutanea; *CABG, coronary artery bypass grafting* – bypass aorto-coronarico; *PCI, percutaneous coronary intervention* - angioplastica coronarica

Vettore	Gene	Malattia	Via di somministrazione	Nome (anno) della sperimentazione
DNA nudo	VEGF-A 165 aa	PAD	Intramuscolare	(1998)
		CAD	Intramiocardica attraverso una minicoracotomia	(1998-2005)
			Trans-endocardica utilizzando un catetere intraventricolare	(2002) Euroinject 1 (2005)
	FGF-1 (NV1FGF)	PAD	Intramuscolare	2002
	HGF	PAD	Intramuscolare	2004
	Del-1	PAD	Intramuscolare	2004
DNA plasmidico/ liposomi	VEGF-A 165 aa	PAD	Intra-arteriosa dopo PTA	2002
		CAD	Intra-arteriosa dopo PCI	KAT (2003)
Vettori adenovirali	FGF-4	CAD	Intracoronarica	AGENT (2002, 2003)
	VEGF-A 121 aa	PAD	Intramuscolare	RAVE (2003)
		CAD	Intramiocardica durante CABG o attraverso minicoracotomia	REVASC (1999, 2002)
	VEGF-A 165 aa	PAD	Intra-arteriosa dopo PTA	(2002)
		CAD	Intra-arteriosa dopo PCI	KAT (2003)
	HIF1α/VP16	PAD	Intramuscolare	(2003)

Nonostante alcune di queste sperimentazioni abbiano riportato effetti positivi, i loro risultati complessivi sono stati deludenti in termini di efficacia. I miglioramenti riportati da alcuni pazienti, misurati mediante parametri soggettivi quali la riduzione degli episodi di angina o l'aumento del tempo di sforzo senza dolore, sono stati prevalentemente attribuiti ad un effetto placebo. Gli effetti positivi di tipo funzionale (quali l'aumento della perfusione valutato mediante

SPECT - *Single Photon Emission Tomography* -, coronarografia o mappatura elet-
tro-meccanica) osservati in altri casi erano stati comunque riportati nel corso di
sperimentazioni non controllate, eseguite "in aperto"; questi risultati non sono
stati peraltro confermati dalla maggior parte degli studi eseguiti successivamente in maniera randomizzata e in doppio cieco.

Altri studi hanno impiegato plasmidi codificanti il fattore FGF-1 fuso ad un
segnale di secrezione derivato da una proteina eterologa (fattore NV1FGF) in
pazienti con ischemia critica degli arti inferiori a rischio di amputazione. I risultati della sperimentazione di fase I utilizzando questo fattore sono stati incoraggianti, in quanto è risultato apparentemente ridotto il rischio di amputazione,
anche se non sono stati riscontrati obiettivi miglioramenti nella guarigione delle
lesioni ischemiche. Sfortunatamente, un'ulteriore valutazione di questo approccio in un vasto studio di Fase III che ha coinvolto molti centri negli Stati Uniti e
in Europa ha avuto esito negativo. Infine, due ulteriori studi clinici si sono basati sull'iniezione di plasmidi in pazienti con ischemia degli arti inferiori. In un
caso il gene terapeutico era costituito dal fattore di crescita degli epatociti (*hepa-
tocyte growth factor*, HGF), una citochina che possiede attività angiogenetica e
pro-rigenerativa, e nell'altro dalla proteina Del-1 (*developmentally regulated
endothelial locus 1*), uno specifico ligando dell'integrina $\alpha v \beta 3$.

Nel loro complesso, questi studi hanno indicato che l'effetto terapeutico che
si ottiene iniettando plasmidi nel cuore o nel muscolo scheletrico è relativamente modesto: la capacità di internalizzazione del DNA nudo dei miociti
scheletrici o cardiaci è limitata, nonostante vengano utilizzate grandi quantità
di DNA, e l'espressione del gene terapeutico solitamente si esaurisce dopo qualche settimana.

Alla luce di queste limitazioni, è sembrato inizialmente molto più promet-
te l'utilizzo di vettori virali per la veicolazione dei geni pro-angiogenetici. In particolare, diverse sperimentazioni cliniche hanno fatto uso di vettori basati su adenovirus che esprimevano FGF-4 nel cuore (studi AGENT), oppure la forma da
121 amminoacidi di VEGF-A (VEGF-A$_{121}$) nell'arteriopatia periferica (studio
RAVE) o nel cuore (studi REVASC), o VEGF-A$_{165}$ in pazienti con PAD o CAD
dopo angioplastica (studio KAT), oppure, infine, una forma costitutivamente
attiva di HIF-1 (il gene di fusione HIF-1α/VP16).

I risultati di questi studi indicano chiaramente che nonostante più di 10 anni
di sperimentazioni, la terapia genica per l'induzione di angiogenesi terapeutica è
ancora in fasce. La meta-analisi di almeno 7 coorti di pazienti tra quelli trattati
verso la fine anni '90 e seguiti per almeno 2 anni dopo il trattamento ha mostrato un miglioramento della perfusione sia a livello miocardico che degli arti.
Tuttavia, i risultati di questi studi iniziali sono stati fortemente criticati dalla
comunità scientifica in quanto essi essenzialmente mancavano di gruppi di controllo. Al contrario, i risultati degli studi randomizzati in doppio cieco hanno
dato risultati molto più scoraggianti. Risulta oggi evidente che uno dei principali problemi risieda nello sviluppo di procedure di trasferimento genico sicure,
efficaci e persistenti nel tempo. Da questo punto di vista, il trasferimento di geni
utilizzando DNA plasmidico è di fatto semplice e sicuro, ma è estremamente

inefficace e poco persistente. L'utilizzo di vettori adenovirali di prima generazione (deleti nei geni E1 ed E3) è invece molto efficace ma gravato dalla problematica dell'induzione di una risposta infiammatoria e immunitaria, e quindi poco sicuro e poco persistente nel tempo. L'unica modalità di trasferimento genico che attualmente appare adatta a soddisfare i requisiti della terapia genica cardiovascolare è quella basata sui vettori AAV. Come sottolineato nella sezione dedicata a questi vettori, essi mostrano una serie di caratteristiche ottimali per il trasferimento genico nel cuore e nel muscolo scheletrico, quali il tropismo spiccato per questi tessuti, la mancata induzione di infiammazione o di risposta immune, e la persistente espressione del trasgene. A questo proposito, è importante osservare che l'induzione di angiogenesi terapeutica nell'uomo rappresenta un traguardo molto più ambizioso di quanto non lo sia nell'animale da esperimento. Nei modelli animali, infatti, l'ischemia è indotta in maniera acuta (ad esempio, mediante legatura dell'arteria femorale o dell'arteria coronaria discendente anteriore) o subacuta (mediante l'applicazione di un costrittore ameroide intorno ad un'arteria coronaria, tale da progressivamente ostacolare il flusso sanguigno nell'arco di poche settimane). Nell'uomo, al contrario, l'ischemia si instaura in maniera cronica nell'arco di mesi o, solitamente, di anni, e questo evento di solito è concomitante ad una condizione di iporesponsività del tessuto ischemico allo stimolo angiogenetico. È quindi presumibile che la somministrazione di un fattore angiogenetico nell'uomo, per essere efficace, debba avvenire ad alti livelli e per periodi prolungati di tempo. Queste considerazioni spiegano anche il relativo insuccesso della somministrazione di plasmidi o vettori adenovirali nelle sperimentazioni cliniche finora condotte, al contrario dell'eclatante successo che essi mostrano quando inoculati nei diversi modelli animali di ischemia.

Scompenso cardiaco

Con il termine "scompenso cardiaco" (*heart failure*, HF) ci si riferisce ad una condizione patologica caratterizzata da un'alterazione della funzionalità cardiaca tale da non consentire al cuore di pompare sangue in quantità sufficiente a soddisfare le richieste metaboliche dell'organismo, variamente associata ad alterazioni neuroendocrine. Clinicamente, lo scompenso cardiaco è tipicamente caratterizzato da dispnea, intolleranza allo sforzo ed edema polmonare e/o periferico. In particolare, si parla di disfunzione sistolica ventricolare sinistra quando la frazione di eiezione del ventricolo sinistro (un parametro, misurato tramite ecocardiografia, che misura la quantità di sangue pompata fuori dal ventricolo sinistro ad ogni contrazione, normalmente intorno al 50-70%) è inferiore al 40%.

Studi condotti negli Stati Uniti e in Europa hanno riscontrato che, sotto i 65 anni, la prevalenza dello scompenso cardiaco è di 1:1000 soggetti; dopo i 65 anni, la prevalenza sale a ben 40:1000 per gli uomini e 30:1000 per le donne. La prevalenza di disfunzione sistolica del ventricolo sinistro asintomatica nella popolazione generale è del 3%.

La causa più comune di scompenso cardiaco (65-70% dei pazienti) è la malattia coronarica. L'insufficiente apporto di sangue al tessuto cardiaco dovuto all'aterosclerosi delle arterie coronarie e gli episodi di necrosi per infarto di parte del parenchima del cuore determinano una perdita di tessuto contrattile; a causa dell'incapacità dei cardiomiociti del cuore adulto di replicarsi, questo viene sostituito da un tessuto fibroso cicatriziale, determinando quindi una progressiva diminuzione della funzionalità cardiaca. Altre cause comuni sono l'ipertensione e le tachiaritmie, quali la fibrillazione atriale. Le valvulopatie e le malattie primitive del muscolo cardiaco (cardiomiopatie) ciascuna incidono per circa il 10% dei casi; di queste ultime, almeno il 30% dei casi è trasmesso geneticamente. Complessivamente, la prevalenza di individui affetti da scompenso cardiaco nella popolazione generale è tra il 2 e il 3%; questi numeri, già di per sè impressionanti, si alzano in maniera drammatica intorno ai 75 anni di età: tra i 70 e gli 80 anni, la prevalenza dello scompenso è tra il 10 e il 20% degli individui.

Nonostante negli ultimi dieci anni, principalmente grazie all'introduzione dei farmaci inibitori dell'ACE (*angiotensin converting enzyme*), degli antagonisti dei recettori β-adrenergici (β-bloccanti), degli antagonisti del recettore dell'angiotensina II (sartanici), in aggiunta agli antagonisti dell'aldosterone e ai diuretici, si sia assistito ad un importante miglioramento delle condizioni cliniche dei pazienti, la prognosi dello scompenso cardiaco rimane infausta: fino al 16% dei pazienti è ricoverato di nuovo in ospedale per scompenso cardiaco nei 6 mesi successivi al primo ricovero, e quasi il 50% dei pazienti muore entro cinque anni dall'esordio.

La possibilità di identificare nuove strategie terapeutiche per lo scompenso cardiaco dipende strettamente dalla comprensione dei correlati molecolari della contrazione cardiaca in condizioni normali e patologiche.

L'attività contrattile del miocardio dipende dalle oscillazioni della concentrazione intracellulare dello ione calcio (Ca^{2+}; Fig. 4.17). L'accoppiamento eccitazione/contrazione (*excitation-contraction coupling, ECC*), ovvero il meccanismo intracellulare attraverso il quale il segnale elettrico si converte in azione meccanica contrattile, inizia con la depolarizzazione della membrana plasmatica (sarcolemma) del cardiomiociti, che induce l'apertura dei canali di membrana dipendenti dal voltaggio di tipo L, con conseguente ingresso di una modesta quantità di Ca^{2+} nel citoplasma, la quale a sua volta condiziona il rilascio massivo di Ca^{2+} dai depositi del reticolo sarcoplasmatico attraverso i canali ionici tetramerici formati dai recettori per la rianodina (isoforma RyR2); l'ingresso del Ca^{2+} nel citoplasma innesca l'accoppiamento biochimico tra actina e miosina mediato dal legame del Ca^{2+} alla troponina C, e quindi la contrazione muscolare. Nella fase di rilassamento, RyR2 è inibito dalla proteina FKBP12.6 (*FK506 binding protein12.6* o calstabina2), che previene l'aberrante attivazione del canale, e il Ca^{2+} rilasciato viene nuovamente recuperato all'interno del reticolo sarcoplasmatico grazie all'azione di una specifica pompa, l'ATPasi di membrana SERCA, e in parte eliminato nell'ambiente extracellulare attraverso lo scambio Na^+/Ca^{2+} mediato dallo scambiatore NCX (*Na+/Ca2+ exchanger*). Nel miocardio, la principale proteina SERCA è l'isoforma SERCA2a (mentre SERCA1 è prevalentemente espressa nel muscolo scheletrico).

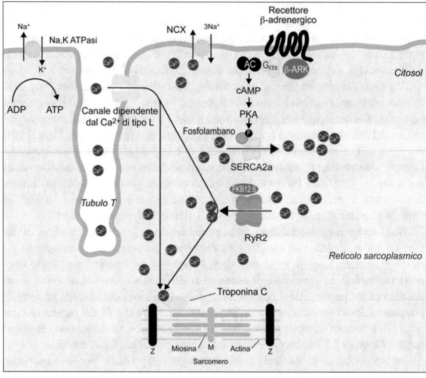

Fig. 4.17. Meccanismi molecolari che controllano la contrattilità cardiaca. Una descrizione dettagliata è riportata nel testo. *RyR2*, recettore-2 della rianodina; *AC*, adenilato-ciclasi; *β-ARK*, chinasi del recettore β-adrenergico; *NCX*, scambiatore Na$^+$/Ca^{2+}; *PKA*, protein-chinasi A

L'attività della pompa SERCA2a è normalmente controllata dall'associazione con la proteina fosfolambano (PLB): nella sua forma non fosforilata, PLB inibisce SERCA2a, mentre la fosforilazione di PLB annulla tale inibizione. La principale chinasi che nei cardiomiociti fosforila PLB (e che quindi attiva la pompa) è la chinasi dipendente dall'AMP ciclico protein-kinasi A (PKA), tipicamente sotto il controllo della stimolazione β-adrenergica (vedi oltre). Oltre a PLB, l'attività di SERCA2a è sotto il controllo della calmodulina-chinasi attivata dal Ca^{2+} (*Ca^{2+}/calmodulin-dependent kinase II*, CaMKII), che aumenta l'attività della pompa in funzione della concentrazione del Ca^{2+} intracellulare.

Oltre alle vie di regolazione finora descritte, intrinseche al cardiomiocita, l'attività contrattile è sotto il controllo estrinseco da parte del sistema adrenergico, del sistema colinergico e di catecolamine circolanti. In particolare, il sistema adrenergico, attivato dall'adrenalina e noradrenalina, ha la capacità di aumentare in maniera significativa la forza contrattile, il rilassamento e la frequenza cardiaca. In condizioni normali, il sarcolemma dei cardiomiociti presenta due tipi di recettori adrenergici (β-AR, *beta-adrenergic receptor*): β1 (la maggioranza, circa il 75-80%) e β2, associati a una proteina G eterotrimerica (con una subunità G$_{\alpha s}$) di membrana. L'attivazione dei β-AR determina, attraverso la proteina G, l'attivazione dell'adenilato ciclasi (AC) presente sul versante citoplasmatico del complesso recettoriale, che determina la conversione enzimatica dell'ATP ad AMP ciclico (cAMP). L'AMP ciclico prodotto attiva la PKA; questa a sua volta fosforila: 1) i canali del calcio di tipo L, consentendo l'ingresso di una maggior quantità di ioni Ca^{2+} per ciclo di depolarizzazione; 2) RyR2, causando la sua dissociazione dalla proteina inibitoria FKBP12.6; 3) PLB, bloccandone l'attività inibitoria su SERCA2a. Tutti questi eventi amplificano l'efficacia con cui il rilascio e il ricupero del Ca^{2+} avvengono in ogni ciclo cardiaco, e fanno parte di un meccanismo conservato evolutivamente attraverso il quale il sistema simpatico determina un rapido adattamento della gittata cardiaca in risposta all'attività muscolare o allo stress improvviso (risposta *fight-or-flight*, attacco-fuga).

Una serie di dati sperimentali accumulati negli ultimi anni indica che, nei cardiomiociti di un cuore scompensato, è presente un difetto del sistema di ECC. In particolare, si assiste a una riduzione della concentrazione di Ca^{2+} sistolico, un aumento della concentrazione di Ca^{2+} diastolico, e un allungamento della durata del transiente del Ca^{2+}. Queste alterazioni sono verosimilmente associate ad una ridotta funzione della pompa SERCA2a, di cui risultano ridotti sia i livelli di mRNA e di proteina, sia l'attività enzimatica. Inoltre, in fase di scompenso cardiaco, risulta aumentato il rapporto PLB/SERCA2a e diminuita la frazione fosforilata di PLB, in seguito alla desensitizzazione della via di segnalazione che parte dai recettori β-adrenergici (vedi oltre). Oltre ai cambiamenti nei livelli di espressione e funzione di SERCA2a e PLB, risultano alterati i recettori RyR2, che mediano il rilascio del Ca^{2+} dal reticolo sarcoplasmico; in particolare, questi recettori risultano iperfosforilati, e quindi non associati alla proteina FKBP12.6, contribuendo all'elevata concentrazione di Ca^{2+} che si osserva in diastole nei cuori scompensati.

Una delle caratteristiche peculiari delle scompenso cardiaco è l'attivazione del sistema simpatico. La stimolazione adrenergica ha inizialmente un ruolo adattativo, cercando di compensare all'inefficienza del sistema di ECC con un'accentuata stimolazione. Tuttavia, con il passare del tempo, la prolungata stimolazione adrenergica porta ad una progressiva desensitizzazione dei recettori: risultano ridotti i livelli del recettore β1 ed aumentati quelli della chinasi β-ARK (o *G-protein couplet receptor kinase-2*, GRK2), che fosforila i β-AR riducendone l'attività e determinandone la degradadazione; sia i recettori β1-AR che β2-AR sono inoltre parzialmente disaccoppiati dai componenti del complesso di segnalazione a valle, ovvero le proteine G$_{\alpha s}$ e AC. In maniera concomitante, vengono esaurite le scorte di noradrenalina a livello dei terminali nervosi cardiaci, rendendo la funzione cardiaca insensibile agli stimoli isotropi fisiologici, in particolare all'esercizio fisico. A livello intracellulare risultano iperfosforilati i canali del Ca^{2+} di tipo L, lo scambiatore NCX e la pompa sarcoplasmica RyR2. Il risultato netto è la fuoriuscita del Ca^{2+} dai depositi sarcoplasmici attraverso i canali RyR2, un evento che spiega la ridotta efficacia del sistema di ECC e il difetto di contrattilità sistolica.

Queste osservazioni rendono ragione del marcato effetto terapeutico esercitato dal trattamento dei pazienti con scompenso cardiaco con i farmaci β-bloccanti, in grado di inibire l'attivazione maladattativa che parte dai βAR e ripristinare quindi la normale omeostasi del ciclo del Ca^{2+}.

Terapia genica dello scompenso cardiaco

I complessi meccanismi patogenetici alla base dello scompenso cardiaco suggeriscono una serie di possibili approcci terapeutici che fanno uso della terapia genica. Questi approcci sono classificabili in due categorie, l'una mirata ad ottenere un corretto ECC ripristinando il ciclo del Ca^{2+}, l'altra avente come obiettivo il ripristino di una corretta stimolazione β-adrenergica.

1. **Ripristino del ciclo del Ca^{2+}.** Diverse evidenze sperimentali sia nel ratto iperteso scompensato sia in animali di grossa taglia mostrano che la sovra-espressione del gene SERCA2a dopo trasferimento genico con vettori adenovirali o AAV porta ad un significativo miglioramento della funzione sistolica e diastolica. Sulla base degli incoraggianti risultati ottenuti in questi modelli animali, sono iniziate due sperimentazioni cliniche di Fase I nell'uomo, basate sul trasferimento genico di SERCA2a con un vettore AAV6 in un caso e AAV1 nell'altro. Questi rappresentano i primi due approcci di terapia genica per lo scompenso cardiaco che hanno raggiunto la fase di sperimentazione sull'uomo. I risultati iniziali in 9 pazienti hanno dimostrato la sicurezza di questo approccio e miglioramenti, ancorché marginali, nella funzione cardiaca dei pazienti trattati, incoraggiando quindi l'esecuzione di ulteriori studi di Fase II.

   Altre strategie hanno mostrato capacità di ripristinare un normale ciclo del Ca^{2+} nei modelli animali. In particolare, questo è stato ottenuto inibendo l'attività di PLB, mediante trasferimento di ribozimi o siRNA in grado di degradare l'mRNA del gene o di forme mutanti della proteina con attività dominante negativa. Alternativamente, sempre allo scopo di ripristinare un corretto ciclo del Ca^{2+} nei cardiomiociti scompensati, risultano molto interessanti anche le proprietà di due proteine che legano gli ioni Ca^{2+}, la parvalbumina e la proteina S100A1, la cui espressione nel cuore scompensato offre la possibilità di ripristinare i normali livelli del Ca^{2+}, facilitando il rientro dello ione nel reticolo sarcoplasmico e diminuendone la sua fuoriuscita inapprorpriata attraverso i canali RyR2 durante la fase di rilassamento.

2. **Modulazione dei recettori β-adrenergici.** Una modalità alternativa di utilizzare il trasferimento genico per la terapia dello scompenso cardiaco è quella di modulare la risposta β-adrenergica, in particolare con lo scopo di contrastare la sensibilizzazione dei recettori propria della situazione di scompenso. A questo proposito, tuttavia, è bene ricordare che questa strada va perseguita con molta cautela, da momento che la sovraespressione del β1-AR o dell'associata proteina $G_{\alpha s}$ in topi transgenici ha un effetto deleterio sulla funzione cardiaca e che la prolungata attivazione del sistema β-adrenergico porta ad

un accumulo intracellulare di cAMP, una molecola notoriamente cardiotossica e aritmogenica. Nonostante questi *caveat*, almeno due vie aventi come bersaglio il la risposta β-adrenergica sembrano attualmente perseguibili. La prima è basata sulla sovra-espressione di un mutante della chinasi β-ARK, in grado di competere con la chinasi endogena e quindi di alleviare l'inibizione che essa impartisce sui β-AR. La seconda strategia è invece basata sul trasferimento genico di un'isoforma dell'adenilato ciclasi (AC6), in grado di aumentare i livelli di cAMP in seguito a stimolazione del β-AR, ma non quelli prodotti in condizioni basali. Una sperimentazione clinica di Fase I basata sull'infusione intracoronarica di un vettore adenovirale esprimente AC6 è stata recentemente iniziata.

3. **Altri possibili geni terapeutici.** Ancorché non siano ancora vicine alla sperimentazione clinica, una serie di altri geni possono essere presi in considerazione per la terapia genica dello scompenso cardiaco, in quanto il trasferimento dei rispettivi cDNA nel cuore ha mostrato efficacia in diversi modelli animali di malattia. Tra questi, vanno ricordati alcuni membri della famiglia del VEGF, e in particolare VEGF-B, che è stato recentemente dimostrato legarsi selettivamente al recettore VEGFR-1 espresso sui cardiomiociti, attraverso il quale media una risposta antiapoptotica e attiva una via di ipetrofia compensatoria; Bcl2, che contrasta l'apoptosi dei cardiomiociti che contribuisce all'evoluzione negativa dello scompenso cardiaco; il fattore di crescita IGF-1 (*insulin-like growth factor-1*) e le chinasi AKT e PI3K, che vengono attivate in seguito all'attivazione di IFG-1 con il proprio recettore, in grado anch'essi di mediare una risposta ipertrofica compensatoria.

Terapia genica dell'infezione da HIV/AIDS

La pandemia dovuta all'infezione da HIV continua ad espandersi globalmente con un tasso di 7500 nuove infezioni ogni giorno. Il *Joint United Nations Program on HIV/AIDS* (UNAIDS) stima che più di 30 milioni di persone al mondo vivano attualmente con l'HIV/AIDS e che 25 milioni di persone siano già morte a causa della malattia. Soltanto nel 2007, si stima che ci siano stati 2,7 milioni di nuove infezioni e 2 milioni persone siano morte di AIDS (UNAIDS/WHO, 2008 Global Report).

La trasmissione eterosessuale rimane la modalità dominante di trasmissione (~85% dei casi) dell'infezione da HIV in tutto il mondo. L'Africa Sub-Sahariana costituisce l'epicentro della pandemia: in questa regione geografica, 2 milioni di nuove infezioni avvengono ogni anno. Nonostante la pandemia sia giunta in Asia in tempi relativamente più recenti, questo continente sta diventando il secondo epicentro dell'epidemia, con circa mezzo milione di nuove infezioni annue. Al di fuori dell'Africa sub-sahariana, circa un terzo delle infezioni da HIV sono contratte mediante l'uso di siringhe infette, prevalentemente nell'Europa dell'Est e nell'Asia Centrale e Sud-Orientale.

Storia naturale dell'infezione da HIV-1 e terapia antiretrovirale

Dopo l'ingresso nell'organismo conseguente al contatto con fluidi biologici infetti, il virus viene portato negli organi linfoidi secondari, dove inizia l'infezione delle cellule CD4$^+$ (linfociti T e monociti/macrofagi). Inizia quindi una fase di rapida replicazione del virus, durante la quale i livelli di carica virale aumentano in maniera rapidissima. Questa fase dell'infezione primaria può passare del tutto inosservata; tuttavia, il 30-70% degli individui infetti sviluppa una sindrome clinica acuta, caratterizzata da febbre, letargia, astenia, linfoadenomegalia, eruzioni cutanee maculopapulari e, in alcuni casi, manifestazioni neurologiche di variabile entità; in molti casi queste condizioni sono misconosciute e non diagnosticate. La rapida replicazione virale stimola una robusta risposta immunitaria, con la generazione di linfociti T citotossici (CTL), in grado di riconoscere e distruggere le cellule infettate dal virus, e di anticorpi neutralizzanti. Questa risposta immunitaria ha come esito il contenimento dell'infezione virale e la limitazione del carico virale nei pazienti. A differenza di altre malattie virali, tuttavia, il virus non viene eradicato dall'organismo, in quanto persiste in alcuni tipi cellulari in cui il genoma virale non viene trascritto. Si tratta prevalentemente dei linfociti T CD4$^+$ con fenotipo memoria (CD45$^+$RO$^+$), che non proliferano e sono metabolicamente inattivi: in queste cellule si instaura quindi il fenomeno della "latenza" virale, in cui il genoma virale persiste, integrato, ma non viene espresso; dal momento che la cellula non presenta antigeni virali, essa non viene riconosciuta dai CTL. Inizia così un lungo periodo di tempo in cui il virus si replica nelle cellule metabolicamente attive ma rimane latente in quelle inattive, e il sistema immunitario, pur contenendo l'entità della replicazione virale, non è in grado di eradicare definitivamente l'infezione, in parte per il fenomeno della latenza virale e in parte per la capacità continua del virus di mutare e generare quindi mutanti che non sono più sensibili agli anticorpi neutralizzanti. Questa situazione può durare diversi anni, in cui il paziente è asintomatico o paucisintomatico, ma presenta significativi livelli di viremia plasmatica ed è quindi infettivo. Questa fase asintomatica della malattia, tuttavia, alla fine si esaurisce per la compromissione progressiva delle funzioni del sistema immunitario, principalmente a causa del progressivo calo delle cellule CD4$^+$. Il progressivo declino della funzione immunitaria definisce alla fine una condizione di immunodeficienza, che caratterizza la diagnosi di sindrome da immunodeficienza acquisita (AIDS) vera e propria. Questa è caratterizzata dalla presenza di infezioni intercorrenti tipicamente da parte di microorganismi molto diffusi e non patogeni negli individui immunocompetenti e dalla comparsa di tumori maligni. In assenza di terapia, il tempo medio tra l'infezione e la morte in condizioni di immunodeficienza è di circa 9,5 anni.

L'introduzione della moderna terapia antiretrovirale, definita HAART (*highly active antiretroviral therapy*) ha drammaticamente cambiato il naturale decorso della malattia. Questa terapia si basa sulla somministrazione combinata di farmaci multipli, tipicamente due contro la trascrittasi inversa e uno contro la proteasi del virus, al fine di minimizzare la probabilità che emergano mutanti virali che rendano il virus insensibile al trattamento. Di fatto, la HAART si è rivelata estremamente efficace nel ripristinare o mantenere le funzioni del sistema immunitario, nel ridurre il rischio di infezioni opportunistiche e nel diminuire la mortalità complessiva dei pazienti con infezione da HIV-1.

Dopo più di dieci anni dalla sua introduzione, tuttavia, l'entusiasmo iniziale per la HAART è ora smorzato, lasciando spazio ad una serie di preoccupazioni, in particolare legate agli effetti collaterali della terapia, all'emergenza di varianti di HIV resistenti ai farmaci e, soprattutto, all'incapacità della HAART di eradicare l'infezione, risultando del tutto inefficace contro il virus integrato ma non espresso nei linfociti memoria che non si replicano attivamente.

La terapia genica può contribuire al trattamento dell'infezione da HIV-1 con almeno tre modalità diverse, ovvero 1) rendendo le cellule bersaglio resistenti all'infezione o alla replicazione del virus ("immunizzazione intracellulare"); 2) inducendo la morte selettiva delle cellule infettate; 3) inducendo l'attivazione del sistema immunitario a riconoscere e distruggere le cellule infettate (Tabella 4.7).

Tabella 4.7. Strategie per la terapia genica dell'infezione da HIV-1

"Immunizzazione intracellulare" avendo come bersaglio le proteine virali	Anticorpi intracellulari *Decoy* a RNA o DNA Mutanti transdominanti negativi
"Immunizzazione intracellulare" avendo come bersaglio l'RNA virale	RNA o DNA antisenso Ribozimi siRNA
"Immunizzazione intracellulare" avendo come bersaglio fattori cellulari essenziali per l'infezione o la replicazione di HIV	Espressione di fattori cellulari che limitano la replicazione di HIV (ad esempio, TRIM-5α di scimmia) Inibizione di fattori cellulari essenziali per l'infezione da HIV (ad esempio, CCR5)
Attivazione selettiva di geni suicidi o geni antivirali in seguito all'infezione da HIV	Ad esempio, LTR-TK, LTR-IFN
Attivazione del sistema immunitario dell'ospite	Vaccinazione contro proteine di HIV Modificazione genetica delle cellule CD8+

Terapia genica dell'infezione da HIV-1 mediante "immunizzazione intracellulare"

Già alla fine degli anni '80, D. Baltimore (premio Nobel per la Medicina per la scoperta dell'enzima trascrittasi inversa nel 1975) aveva introdotto il concetto di "immunizzazione intracellulare" quale strategia per inibire l'infezione o la replicazione di HIV-1 a livello cellulare. Esso consiste nel rendere le cellule HIV-1 normalmente infettate da resistenti all'infezione, mediante il trasferimento di DNA o RNA in grado di interferire con la replicazione del virus; questi acidi nucleici potenzialmente comprendono sia DNA codificanti proteine, sia RNA con funzione regolatoria (Tabella 4.7). In linea di principio, una cellula resistente all'infezione da HIV-1, una volta reinfusa in un paziente infettato, dovrebbe possedere un vantaggio selettivo rispetto alle cellule non resistenti: l'infezione stessa, quindi, dovrebbe esercitare una pressione in grado di espandere selettivamente *in vivo* la popolazione di cellule geneticamente modificate.

Le cellule cui la terapia genica desidera conferire resistenza all'infezione sono prevalentemente i linfociti T CD4$^+$. Questo obiettivo può essere raggiunto trasferendo i geni terapeutici direttamente nei linfociti T CD4$^+$ o nelle cellule staminali ematopoietiche CD34$^+$, da cui derivano i linfociti. Il vantaggio di eseguire il trasferimento genico nelle cellule staminali ematopoietiche è quello di ottenere una trasduzione più estesa e permanente di tutte le cellule del sistema ematopoietico, inclusi, oltre ai linfociti T, anche altri tipi cellulari bersaglio dell'infezione quali i macrofagi e le cellule APC. Va tuttavia osservato che la pressione selettiva esercitata dall'infezione sulle cellule resistenti, in grado potenzialmente di amplificare il loro numero nel tempo, si applica ai linfociti T CD4$^+$ ma non alle cellule CD34$^+$, in quanto queste ultime non sono bersaglio di HIV-1.

I principali studi clinici finora condotti o in corso di allestimento sono riassunti nella Tabella 4.8. Il gene terapeutico probabilmente più studiato è stato quello che codifica una forma dominante negativa della proteina Rev, il mutante RevM10, una variante mutata della proteina Rev che da un lato multimerizza con Rev *wild type* del virus ma dall'altro ne inibisce la funzione di trasporto nucleo-citoplasmatico degli RNA virali (vedi sezione Biologia molecolare e ciclo replicativo dei retrovirus). Già negli anni '90, dopo trasferimento del gene RevM10 nei linfociti o nelle cellule ematopoietiche staminali di pazienti HIV-positivi, seguito dalla reinfusione delle cellule trattate, si è di fatto assistito ad una loro incoraggiante espansione; tuttavia, il numero di cellule resistenti all'infezione è rimasto troppo basso per generare un beneficio terapeutico. A riprova dell'importanza di Rev nel ciclo di replicazione virale, risultati analoghi a quelli di RevM10 sono stati ottenuti anche utilizzando, quale gene terapeutico, un *decoy* corrispondente alla sequenza RRE, il bersaglio di Rev sul genoma virale, inserito mediante un vettore gammaretrovirale nelle cellule CD34$^+$ del midollo osseo di 4 bambini infettati da HIV-1, seguito dalla reinfusione di queste cellule nei pazienti. In tempi più recenti, visti i problemi riscontrati dalla HAART e la relativa resistenza o non aderenza a questa terapia da parte di un numero crescente di pazienti, l'utilizzo di RevM10 è di fatto ripreso nel contesto di una nuova sperimentazione che utilizza stavolta un vettore lentivirale per trasdurre cellule staminali ematopoietiche dopo mieloablazione parziale.

Tabella 4.8. Principali sperimentazioni cliniche di terapia genica aventi lo scopo di rendere le cellule CD4+ resistenti all'infezione da HIV-1

Gene terapeutico	Vettore	Cellule bersaglio
RevM10 (mutante dominante negativo di Rev)	Transfezione plasmidica con microparticelle d'oro	Linfociti T CD4+
	Retrovirus	Linfociti T CD4+
		Cellule CD34+ del midollo osseo
		Cellule CD34+ allogeniche del sangue periferico dopo mobilizzazione
RevM10 e/o RevM10 più RNA antisenso contro TAR	Retrovirus	Linfociti T CD4+ da gemelli identici HIV-negativi
Decoy di RRE	Retrovirus	Cellule CD34+ del midollo osseo
RNA antisenso contro TAR e *tat/rev* (HGTV43)	Retrovirus	Cellule CD34+ del midollo osseo
Lungo RNA antisenso contro *env*, trascritto a partire dal LTR di HIV-1 (VRX496)	Lentivirus	Linfociti T CD4+
Ribozima *hairpin* contro la regione leader U5	Retrovirus	Linfociti T CD4+
Ribozima *hammerhead* contro *tat* e *rev*	Retrovirus	Cellule CD34+ del midollo osseo
		Cellule CD34+ del midollo osseo dopo mieloablazione
Ribozima *hammerhead* contro la regione di inizio della traduzione di *tat* (Rz2, OZ1)	Retrovirus	Linfociti T CD4+ da gemelli identici HIV-negativi
		Cellule CD34+ del sangue periferico dopo mobilizzazione
Peptide derivato da Gp41 in grado di bloccare la fusione (M87o)	Retrovirus	Linfociti T CD4+
Decoy ad RNA di TAR, siRNA contro Tat e Rev, ribozima contro CCR5	Lentivirus	Cellule CD34+ del midollo osseo

Una categoria di molecole che sono state estesamente utilizzate negli ultimi anni per inibire la replicazione di HIV-1 sono i ribozimi. Questi possono
operare a diversi livelli del ciclo replicativo di HIV-1, agendo sull'RNA genomico virale appena entrato nella cellula, o durante la trascrizione, o prima
della traduzione dell'RNA, o prima dell'assemblaggio dell'RNA nelle particelle virali. Uno dei problemi che rendono difficile la scelta di un ribozima contro gli RNA di HIV-1 è legato alla grande variabilità della sequenza nucleotidica tra i diversi isolati del virus e l'alto tasso di mutazioni, selezionate dalla
terapia antiretrovirale. È quindi indispensabile scegliere quale bersaglio dei
ribozimi, regioni che sono essenziali per la replicazione virale, e quindi molto
conservate tra le diverse varianti. Negli ultimi anni sono state descritte una
varietà di ribozimi con queste caratteristiche, ribozimi che si sono rivelati in
grado di inibire efficacemente la replicazione di HIV-1 nelle cellule in coltura.
A partire dagli inizi degli anni '90, sono state condotte diverse sperimentazioni mediante trasferimento, nei linfociti o nelle cellule staminali ematopoietiche, di geni codificanti ribozimi utilizzando vettori gammaretrovirali, di
nuovo con risultati relativamente modesti, soprattutto considerando che i
pazienti trattati erano comunque sottoposti a HAART. Uno studio di fase II,
che ha coinvolto 70 pazienti negli Stati Uniti e in Australia, ha recentemente
contemplato l'interruzione della HAART al fine di consentire il ripristino
della pressione selettiva esercitata dal virus e quindi la concomitante espansione dei linfociti resistenti. I risultati di questo studio, recentemente pubblicati,
hanno rivelato un effetto, peraltro ancora non eclatante, sulla riduzione della
carica virale e sull'aumento delle cellule CD4$^+$ nei pazienti trattati.

Un'altra classe di molecole in grado di inibire la replicazione di HIV-1 è
rappresentanta da RNA antisenso, capaci di ibridare con gli mRNA virali e di
bloccarne la funzione. La prima sperimentazione clinica che fa ha fatto uso di
un vettore lentivirale per la terapia genica dell'infezione da HIV-1 è iniziata
nel 2003 ed è consistita appunto nell'utilizzo di un vettore HIV che esprimeva un lungo RNA antisenso (~900 nucleotidi) complementare alla regione del
gene *env*. Il vettore è stato utilizzato per trasdurre linfociti T CD4$^+$ del sangue
periferico in 5 pazienti che non rispondevano più alla terapia antiretrovirale.
Due ulteriori sperimentazioni sono attualmente in corso per estendere la valutazione di questo approccio terapeutico in un numero più elevato di pazienti.

Infine, ancora nel campo degli RNA non codificanti, la scoperta del meccanismo di interferenza a RNA ha quasi immediatamente stimolato il suo utilizzo per combattere diverse malattie virali, tra cui quella da HIV-1. Come nel
caso dei ribozimi, l'emergenza di mutanti resistenti agli siRNA può essere evi-
tata mediante l'espressione simultanea di diversi siRNA, ciascuno contro un
bersaglio diverso. Ad esempio, è stato dimostrato che, in cellule T in coltura in
cui la replicazione virale sia stata inibita da un solo shRNA, il virus è in grado
di sviluppare mutanti resistenti in soli 25 giorni; se tuttavia gli shRNA utilizzati sono 4, ciascuno dei quali contro un bersaglio diverso, l'infezione viene
controllata per molti mesi. Una possibilità ancora più efficace per evitare l'insorgenza di mutanti resistenti è quella di utilizzare, quale bersaglio, un mRNA

che codifichi una proteina cellulare essenziale per la replicazione del virus: è attualmente in corso di esecuzione una sperimentazione clinica basata sull'utilizzo di un vettore lentivirale in grado di trasferire geni multipli contro HIV-1, tra cui un siRNA contro i trascritti che codificano Tat e Rev, un ribozima contro il co-recettore del virus CCR5 e una sequenza di RNA con la regione TAR (il sito di legame per la proteina Tat di HIV-1) in forma multimerica, tale da funzionare da *decoy*.

Terapia genica dell'infezione da HIV-1 mediante induzione della morte selettiva delle cellule infettate

Una strategia alternativa all'induzione di resistenza nelle cellule T è quella di modificarle geneticamente per indurne la morte per apoptosi in seguito all'infezione con HIV-1, o per stimolare da esse il rilascio di fattori potenzialmente utili. Questo obiettivo può essere raggiunto modificando le cellule T ex vivo mediante costrutti che esprimono il gene di interesse (ad esempio, HSV-TK o il gene per l'interferone) sotto il controllo del LTR virale. Nelle cellule non infettate, il promotore contenuto nell'LTR è trascrizionalmente silente; dopo infezione, la proteina virale Tat, espressa dal virus, transattiva il LTR e determina quindi la trascrizione del gene di interesse. Questo approccio, perseguito nei primi anni dopo la scoperta di HIV-1, è stato oggi abbandonato, in quanto richiede la trasduzione della totalità, o comunque di un numero rilevante di cellule del paziente; inoltre, nel caso si utilizzi un gene che induce morte cellulare, le cellule ingegnerizzate, anziché avere un vantaggio selettivo, vengono al contrario eliminate dall'infezione stessa.

Terapia genica per l'immunoterapia dell'infezione da HIV-1

Un'ulteriore strategia per la terapia dell'infezione da HIV-1 è quella di utilizzare la terapia genica per aumentare la risposta immunitaria antivirale. Questo obiettivo può essere perseguito in due maniere, ovvero mediante immunoterapia attiva (vaccinazione) o mediante immunoterapia adottiva, modificando la risposta immune dei linfociti T citotossici (CTL) CD8+ diretti contro antigeni virali.

Nel caso dell'immunoterapia attiva, lo sviluppo di un vaccino contro HIV si sta rivelando un obiettivo estremamente difficile da raggiungere, in quanto richiede che una serie di formidabili ostacoli di tipo biologico vengano superarati. Questi comprendono la variabilità estrema del genoma di HIV da paziente a paziente - una variabilità che può raggiungere il 35% degli amminoacidi del gene *env* -, lo stabilirsi molto precoce di una popolazione di cellule latentemente infettate, la capacità del virus di evolvere varianti infettive che sfuggono all'attività neutralizzante degli anticorpi e a quella citotossica dei linfociti CD8+, l'impossibilità concreta di utilizzare ceppi attenuati per la vaccinazione, e, infine, la mancanza di un modello animale semplice in cui i potenziali vaccini possano essere saggiati, in quanto il virus si replica soltanto nell'uomo.

Dal punto di vista sperimentale, le strategie per ottenere un vaccino contro HIV-1, in maniera non dissimile a quelle perseguite per altri virus, possono essere divise in approcci di tipo tradizionale o innovativo. Gli approcci tradizionali comprendono l'utilizzo di virus attenuati, virus inattivati o proteine virali purificate o ricombinanti. Nel caso di HIV-1, l'utilizzo di virus replicativi attenuati, nonostante si sia rivelato efficace nel prevenire l'infezione da SIV nelle scimmie, difficilmente può essere preso in considerazione nell'uomo per ragioni di sicurezza. Al contrario, virus inattivati o subunità proteiche non sembrano in grado di stimolare una sufficiente immunità neutralizzante ad ampio spettro e risultano limitati, per loro natura, nella capacità di attivare il braccio cellulare della risposta immune. Gli approcci vaccinali innovativi, invece, comprendono l'utilizzo della vaccinazione genetica a DNA utilizzando plasmidi o veicolando i geni virali di HIV-1 nel contesto di altri virus o vettori virali - tra cui, in particolare, sono utlizzati adenovirus o poxvirus - o di batteri quali *Salmonella* o *Listeria*.

A livello clinico, l'utilizzo della proteina Env gp120 quale immunogeno ha dato risultati sconfortanti. Un approccio più recente si è basato sulla somministrazione di un vettore adenovirale basato su adenovirus del sierotipo 5 (Ad5) che esprimeva le proteine di HIV-1 Gag, Pol e Nef, con lo scopo primario di stimolare una risposta immunitaria di tipo cellulare (induzione di CTL). Uno studio di efficacia di fase IIb recentemente compiuto in collaborazione tra una casa farmaceutica e il National Institute of Health (NIH) degli Stati Uniti (studio STEP) su 6,000 individui è stato interrotto prima della conclusione nel 2007 in quanto non soltanto il vaccino era incapace di proteggere dall'infezione, ma, al contrario, era persino aumentato il tasso di infezione negli individui che possedevano anticorpi neutralizzanti contro Ad5, pre-esistenti alla vaccinazione.

L'immunoterapia adottiva, invece, consiste nell'espansione e attivazione *ex vivo* di CTL diretti contro antigeni virali, seguita dalla loro re-immissione nei pazienti con lo scopo di riconoscere e uccidere le cellule infettate dal virus. Nei pazienti con HIV-1, possono essere isolati numerosi cloni di CTL che naturalmente riconoscono varie proteine del virus e che, dopo amplificazione *ex vivo*, possono essere reinfusi. La sperimentazione clinica, tuttavia, non ha dimostrato un significativo effetto terapeutico a lungo termine, probabilmente a causa della difficoltà di ottenere un numero sufficientemente elevato di CTL che mostrino alta affinità per uno specifico antigene.

Molto interessante è quindi la possibilità di modificare i linfociti CD8$^+$ in laboratorio per indirizzarli specificamente contro gli antigeni espressi dalle cellule infettate da HIV-1. A questo scopo, è stato ottenuto un *T-body* (vedi sezione sui geni terapeutici e Figura 2.2b) costituito dalla porzione extracellulare del CD4 fusa alla catena ζ del CD3 (CD4ζ); dal momento che la molecola CD4 riconosce la proteina gp120 di HIV-1 presente sulla membrana delle cellule infettate, essa indirizza l'attività dei CTL contro queste cellule. Questo approccio è stato provato in alcune sperimentazioni cliniche, che hanno mostrato che le cellule che esprimono CD4ζ persistono per lunghi periodi di tempo nei pazienti e mostrano una, ancorché modesta, attività antivirale *in vivo*. Sulla base di questi incoraggianti risultati, ulteriori sperimentazioni cliniche di Fase II sono attualmente in corso.

Letture consigliate

Sperimentazioni cliniche di terapia genica: considerazioni generali

Alexander BL, Ali RR, Alton EW et al (2007) Progress and prospects: gene therapy clinical trials (part 1). Gene Ther 14:1439–1447

Alton E, Ferrari S, Griesenbach U (2007) Progress and prospects: gene therapy clinical trials (part 2). Gene Ther 14:1555–1563

Edelstein ML, Abedi MR, Wixon J (2007) Gene therapy clinical trials worldwide to 2007: an update. J Gene Med 9:833–842

Fischer A, Cavazzana-Calvo M (2008) Gene therapy of inherited diseases. Lancet 371:2044-2047

Porteus MH, Connelly JP, Pruett SM (2006) A look to future directions in gene therapy research for monogenic diseases. PLoS Genet 2:e133

Schenk-Braat EA, van Mierlo MM, Wagemaker G et al (2007) An inventory of shedding data from clinical gene therapy trials. J Gene Med 9:910–921

Terapia genica delle cellule staminali ematopoietiche

Alexander IE, Cunningham SC, Logan GJ et al (2008) Potential of AAV vectors in the treatment of metabolic disease. Gene Ther 15:831-839

Ambudkar SV, Kimchi-Sarfaty C, Sauna ZE, Gottesman MM (2003) P-glycoprotein: from genomics to mechanism. Oncogene 22:7468–7485

Baum C, von Kalle C, Staal FJ et al (2004) Chance or necessity? Insertional mutagenesis in gene therapy and its consequences. Mol Ther 9:5-13

Beck M (2007) New therapeutic options for lysosomal storage disorders: enzyme replacement, small molecules and gene therapy. Hum Genet 121:1-22

Cavazzana-Calvo M, Lagresle C, Hacein-Bey-Abina S, Fischer A (2005) Gene therapy for severe combined immunodeficiency. Annu Rev Med 56:585–602

Cavazzana-Calvo M, Fischer A (2007) Gene therapy for severe combined immunodeficiency: are we there yet? J Clin Invest 117:1456–1465

Greenberger JS (2008) Gene therapy approaches for stem cell protection. Gene Ther 15:100–108

Hawley RG, Sobieski DA (2002) Of mice and men: the tale of two therapies. Stem Cells 20:275–278

Hossle JP, Seger RA, Steinhoff D (2002) Gene therapy of hematopoietic stem cells: strategies for improvement. News Physiol Sci 17:87–92

Licht T, Herrmann F, Gottesman MM et al (1997) In vivo drug-selectable genes: a new concept in gene therapy. Stem Cells 15:104–111

Nienhuis AW (2008) Development of gene therapy for blood disorders. Blood 111:4431–4444

Sands MS, Davidson BL (2006) Gene therapy for lysosomal storage diseases. Mol Ther 13:839–849

Tey SK, Brenner MK (2007) The continuing contribution of gene marking to cell and gene therapy. Mol Ther 15:666–676

Thrasher AJ, Gaspar HB, Baum C et al (2006) Gene therapy: X-SCID transgene leukaemogenicity. Nature 443:E5–6; discussion E6–7

Terapia genica della fibrosi cistica

Anson DS, Smith GJ, Parsons DW (2006) Gene therapy for cystic fibrosis airway disease: is clinical success imminent? Curr Gene Ther 6:161–179

Flotte TR, Ng P, Dylla DE et al (2007) Viral vector-mediated and cell-based therapies for treatment of cystic fibrosis. Mol Ther 15:229–241

Griesenbach U, Alton EW (2009) Gene transfer to the lung: lessons learned from more than 2 decades of CF gene therapy. Adv Drug Deliv Rev 61:128–139

O'Sullivan BP, Freedman SD (2009) Cystic fibrosis. Lancet 373:1891–1904

Riordan JR (2008) CFTR function and prospects for therapy. Annu Rev Biochem 77:701–726

Terapia genica delle distrofie muscolari

Athanasopoulos T, Graham IR, Foster H et al (2004) Recombinant adeno-associated viral (rAAV) vectors as therapeutic tools for Duchenne muscular dystrophy (DMD). Gene Ther 11[Suppl 1]:S109–121

Chakkalakal JV, Thompson J, Parks RJ et al (2005) Molecular, cellular, and pharmacological therapies for Duchenne/Becker muscular dystrophies. FASEB J 19:880–891

Foster K, Foster H, Dickson JG (2006) Gene therapy progress and prospects: Duchenne muscular dystrophy. Gene Ther 13:1677–1685

Gregorevic P, Blankinship MJ, Allen JM et al (2004) Systemic delivery of genes to striated muscles using adeno-associated viral vectors. Nat Med 10:828–834

Lu QL, Rabinowitz A, Chen YC et al (2005) Systemic delivery of antisense oligoribonucleotide restores dystrophin expression in body-wide skeletal muscles. Proc Natl Acad Sci U S A 102:198–203

van Deutekom JC, Janson AA, Ginjaar IB et al (2007) Local dystrophin restoration with antisense oligonucleotide PRO051. N Engl J Med 357:2677–2686

Wang Z, Zhu T, Qiao C et al (2005) Adeno-associated virus serotype 8 efficiently delivers genes to muscle and heart. Nat Biotechnol 23:321–328

Terapia genica dell'emofilia

Bolton-Maggs PH, Pasi KJ (2003) Haemophilias A and B. Lancet 361:1801–1809

Foster K, Foster H, Dickson JG (2006) Gene therapy progress and prospects: Duchenne muscular dystrophy. Gene Ther 13:1677–1685

Graw J, Brackmann HH, Oldenburg J et al (2005) Haemophilia A: from mutation analysis to new therapies. Nat Rev Genet 6:488–501

Hasbrouck NC, High KA (2008) AAV-mediated gene transfer for the treatment of hemophilia B: problems and prospects. Gene Ther 15:870–875

Mingozzi F, High KA (2007) Immune responses to AAV in clinical trials. Curr Gene Ther 7:316–324

Murphy SL, High KA (2008) Gene therapy for haemophilia. Br J Haematol 140:479–487

Terapia genica dei tumori

Aghi M, Hochberg F, Breakefield XO (2000) Prodrug activation enzymes in cancer gene therapy. J Gene Med 2:148–164

Anderson RJ, Schneider J (2007) Plasmid DNA and viral vector-based vaccines for the treatment of cancer. Vaccine 25[Suppl 2]:B24–34

Cattaneo R, Miest T, Shashkova EV et al (2008) Reprogrammed viruses as cancer therapeutics: targeted, armed and shielded. Nat Rev Micro 6:529–540

Hermiston TW, Kirn DH (2005) Genetically based therapeutics for cancer: similarities and contrasts with traditional drug discovery and development. Mol Ther 11:496–507

June CH (2007) Principles of adoptive T cell cancer therapy. J Clin Invest 117:1204–1212

Larin SS, Georgiev GP, Kiselev SL (2004) Gene transfer approaches in cancer immunotherapy. Gene Ther 11[Suppl 1]:S18–25

Liu TC, Kirn D (2008) Gene therapy progress and prospects cancer: oncolytic viruses. Gene Ther 15:877–884

McNeish IA, Bell SJ, Lemoine NR (2004) Gene therapy progress and prospects: cancer gene therapy using tumour suppressor genes. Gene Ther 11:497–503

Offringa R (2006) Cancer. Cancer immunotherapy is more than a numbers game. Science 314:68–69

Palmer DH, Young LS, Mautner V (2006) Cancer gene-therapy: clinical trials. Trends Biotechnol 24:76–82

Rice J, Ottensmeier CH, Stevenson FK (2008) DNA vaccines: precision tools for activating effective immunity against cancer. Nat Rev Cancer 8:108–120

Rossig C, Brenner MK (2004) Genetic modification of T lymphocytes for adoptive immunotherapy. Mol Ther 10:5–18

Terando AM, Faries MB, Morton DL (2007) Vaccine therapy for melanoma: current status and future directions. Vaccine 25(Suppl 2):B4-16

Terapia genica delle malattie neurodegenerative

Azzouz M (2006) Gene therapy for ALS: progress and prospects. Biochim Biophys Acta 1762:1122–1127

Baker D, Hankey DJ (2003) Gene therapy in autoimmune, demyelinating disease of the central nervous system. Gene Ther 10:844–853

Bradbury J (2005) Hope for AD with NGF gene-therapy trial. Lancet Neurol 4:335

Burton EA, Glorioso JC, Fink DJ (2003) Gene therapy progress and prospects: Parkinson's disease. Gene Ther 10:1721–1727

Choudry RB, Cudkowicz ME (2005) Clinical trials in amyotrophic lateral sclerosis: the tenuous past and the promising future. J Clin Pharmacol 45:1334–1344

Fiandaca M, Forsayeth J, Bankiewicz K (2008) Current status of gene therapy trials for Parkinson's disease. Exp Neurol 209:51–57

Kaspar BK, Llado J, Sherkat N et al (2003) Retrograde viral delivery of IGF-1 prolongs survival in a mouse ALS model. Science 301:839–842

Kennington E (2009) Gene therapy delivers an alternative approach to Alzheimer's disease. Nat Rev Drug Discov 8:275

Palfi S (2008) Towards gene therapy for Parkinson's disease. Lancet Neurol 7:375–376

Sheridan C (2007) Positive clinical data in Parkinson's and ischemia buoy gene therapy. Nat Biotechnol 25:823–824

Tuszynski MH (2002) Growth-factor gene therapy for neurodegenerative disorders. Lancet Neurol 1:51–57

Zacchigna S, Giacca M (2009) Chapter 20: Gene therapy perspectives for nerve repair. Int Rev Neurobiol 87:381–392

Terapia genica delle malattie dell'occhio

Bainbridge JW, Tan MH, Ali RR (2006) Gene therapy progress and prospects: the eye. Gene Ther 13:1191–1197

Bainbridge JW, Ali RR (2008) Success in sight: the eyes have it! Ocular gene therapy trials for LCA look promising. Gene Ther 15:1191–1192

Bennett J, Maguire AM (2000) Gene therapy for ocular disease. Mol Ther 1:501–505

Buch PK, Bainbridge JW, Ali RR (2008) AAV-mediated gene therapy for retinal disorders: from mouse to man. Gene Ther 15:849–857

Kaiser J (2008) Gene therapy. Two teams report progress in reversing loss of sight. Science 320:606–607

Smith AJ, Bainbridge JW, Ali RR (2009) Prospects for retinal gene replacement therapy. Trends Genet 25:156–165

Terapia genica delle malattie cardiovascolari

Bhargava B, Karthikeyan G, Abizaid AS et al (2003) New approaches to preventing restenosis. BMJ 327:274–279

Carmeliet P (2005) Angiogenesis in life, disease and medicine. Nature 438:932–936

Crook MF, Akyurek LM (2003) Gene transfer strategies to inhibit neointima formation. Trends Cardiovasc Med 13:102–106

Giacca M (2007) Virus-mediated gene transfer to induce therapeutic angiogenesis: where do we stand? Int J Nanomed 2:527–540

Rissanen TT, Yla-Herttuala S (2007) Current status of cardiovascular gene therapy. Mol Ther 15:1233–1247

Yla-Herttuala S, Markkanen JE, Rissanen TT (2004) Gene therapy for ischemic cardiovascular diseases: some lessons learned from the first clinical trials. Trends Cardiovasc Med 14:295–300

Vincent KA, Jiang C, Boltje I et al (2007) Gene therapy progress and prospects: therapeutic angiogenesis for ischemic cardiovascular disease. Gene Ther 14:781-789

Vinge LE, Raake PW, Koch WJ (2008) Gene therapy in heart failure. Circ Res 102:1458-1470

Terapia genica dell'infezione da HIV/AIDS

Baltimore D (1988) Gene therapy. Intracellular immunization. Nature 335:395–396

Dropulic B, June CH (2006) Gene-based immunotherapy for human immunodeficiency virus infection and acquired immunodeficiency syndrome. Hum Gene Ther 17:577–588

Giacca M (2008) Gene therapy to induce cellular resistance to HIV-1 infection: lessons from clinical trials. Adv Pharmacol 56:297–325

Haasnoot J, Westerhout EM, Berkhout B (2007) RNA interference against viruses: strike and counterstrike. Nat Biotechnol 25:1435–1443

Rossi JJ (2006) RNAi as a treatment for HIV-1 infection. Biotechniques [Suppl]:25–29

Rossi JJ, June CH, Kohn DB (2007) Genetic therapies against HIV. Nat Biotechnol 25:1444–1454

Strayer DS, Akkina R, Bunnell BA et al (2005) Current status of gene therapy strategies to treat HIV/AIDS. Mol Ther 11:823–842

Wolkowicz R, Nolan GP (2005) Gene therapy progress and prospects: novel gene therapy approaches for AIDS. Gene Ther 12:467–476

CAPITOLO 5

Problematiche etiche e sociali della terapia genica

Sin dai primi passi della terapia genica alla fine degli anni '80, la comunità scientifica e l'opinione pubblica immediatamente cominciarono a percepire le problematiche etiche e sociali connesse con questa disciplina. Da un lato le tecnologie della terapia genica sono ancora largamente sperimentali, e pongono quindi un importante problema di sicurezza. Dall'altro lato, molte delle applicazioni della terapia genica hanno come obiettivo specifico quello di modificare stabilmente le caratteristiche genetiche di un individuo, stimolando quindi il dibattito se sia lecito o meno perseguire queste modifiche sul feto prima della nascita o direttamente sull'embrione. Infine, mentre l'utilizzo della terapia genica appare largamente condivisibile quando lo scopo sia quello di consentire la sopravvivenza o di migliorare le condizioni di salute di un individuo, appare oggi evidente che le medesime tecnologie possono anche essere utilizzate per il miglioramento cosmetico o delle prestazioni individuali, ad esempio quelle sportive.

Questo capitolo presenterà i principali temi di discussione nel dibattito etico che accompagna lo sviluppo della terapia genica.

Sicurezza delle sperimentazioni cliniche

Come è già stato discusso nel contesto della descrizione delle principali applicazioni cliniche della terapia genica, esistono alcune condizioni in cui la procedura di trasferimento genico può risultare pericolosa per il paziente.

Innanzitutto, esiste una tossicità legata agli acidi nucleici, che si può estrinsecare quale tossicità a livello delle cellule trattate (ad esempio, gli siRNA possono causare una serie di effetti indesiderati sulla vitalità o sulle funzioni cellulari) o a livello sistemico (ad esempio, gli oligonucleotidi sintetici, somministrati ad alte dosi per via sistemica, possono interferire con il sistema della coagulazione o determinare trombocitopenia).

Una fonte ben più rilevante di possibile tossicità è quella legata ai sistemi di trasferimento genico. I sistemi non virali, quali i polimeri cationici o i dendrimeri, quando somministrati per via sistemica possono alterare il sistema della coagulazione o la cascata del complemento o, se i complessi polimero/DNA sono particolarmente grandi, risultare nefrotossici. D'altra parte, i vettori virali sono oggetto di grande attenzione per la possibile induzione di molteplici forme di tossicità legate alle proprietà biologiche dei virus da cui derivano. Queste comprendono l'induzione di infiammazione e risposta immunitaria (per quanto riguarda soprattutto i vettori adenovirali), trasformazione neoplastica (vettori gammaretrovirali), possibile formazione di particelle ricombinanti con virus *wild type* (vettori lentivirali) o induzione di neurotossicità (vettori erpetici).

Infine, possono risultare potenzialmente pericolose le procedure utilizzate per il trasferimento genico. Ad esempio, il trapianto di cellule staminali ematopoietiche trasdotte *in vivo* richiede il trattamento dei pazienti con farmaci mielotossici, quali il busulfano, in quanto la mieloablazione parziale facilita l'attecchimento e l'espansione delle cellule trasdotte.

Nonostante queste molteplici preoccupazioni per la sicurezza dei pazienti, le sperimentazioni cliniche di terapia genica condotte finora (più di 1600 sperimentazioni, diverse migliaia di pazienti reclutati) hanno in generale dimostrato che la maggior parte degli approcci è sicura. Nella maggior parte dei casi, quindi, desta più preoccupazione l'efficacia della terapia genica, certamente non ancora ottimale, piuttosto che la sua sicurezza. Fanno tuttavia eccezione a questa conclusione alcuni episodi eclatanti che si sono verificati in alcune sperimentazioni cliniche che hanno utilizzato vettori virali, sperimentazioni i cui problemi hanno anche avuto grande rilievo presso i mezzi di comunicazione.

Nel 1999, a Filadelfia è morto un paziente con una malattia genetica, dovuta al deficit dell'enzima ornitina transcarbamilasi (OTC), in seguito al trattamento con una dose elevata di un vettore adenovirale di seconda generazione (deleto dei geni E1 ed E4); si trattava di uno studio clinico che prevedeva la somministrazione di dosi progressivamente crescenti di questo vettore attraverso l'arteria epatica (vedi sezione sulla Terapia genica delle malattie del fegato). La morte è stata ascritta all'induzione, non prevedibile, di una forte risposta infiammatoria al capside virale. In relazione a questo episodio, è stata fortemente criticata la scelta di includere il paziente in questione nello studio, in quanto si trattava di un giovane adulto, che presentava una forma della malattia relativamente controllata con trattamenti convenzionali. È stata altresì messa in discussione la scelta a monte di avviare una sperimentazione con vettori adenovirali per il trattamento di una malattia ereditaria, dal momento che questi vettori non si integrano nel genoma delle cellule infettate e instaurano una trasduzione temporanea. Le cellule trasdotte da questi vettori, infatti, vengono eliminate dal sistema immunitario dell'ospite nel giro di una decina di giorni, e la risposta immunitaria generata previene ogni possibile ulteriore somministrazione del medesimo vettore. L'importante effetto infiammatorio suscitato dall'inoculazione di vettori adenovirali di prima o seconda generazione è stato osservato anche in altre sperimentazioni cliniche che hanno fatto uso di questi vettori, in particolare in quelle che si proponevano il trattamento della fibrosi cistica mediante inalazione del vettore somministrato come aerosol. Questi episodi hanno portato oggi al forte ridimensionamento del numero di sperimentazioni cliniche che fanno uso di adenovirus; quelle ancora in atto utilizzando preparazioni virali a titolo ridotto e per applicazioni in cui l'effetto terapeutico desiderato necessita di un trattamento di durata limitata (ad esempio, l'espressione di una proteina a scopo vaccinale).

Un'altra serie di eventi avversi gravi legati alla terapia genica è stata osservata in un paio di sperimentazioni cliniche eseguite prima a Parigi e poi in Inghilterra per la terapia genica della SCID-X1. Questa malattia è una grave sindrome da immunodeficienza ereditaria dovuta al difetto nella catena comune γ (*gamma chain*, γc), una proteina indispensabile alla formazione dei recettori per molte interleuchine la cui mancanza porta invariabilmente a morte per infezione i bambini affetti. La terapia genica delle cellule staminali ematopoietiche di questi pazienti mediante trasduzione con un vettore gammaretrovirale esprimente la catena γ corretta ha portato diversi di questi pazienti a guarigione completa, un risultato salutato nell'anno 2000 come uno storico successo nella storia della terapia genica (vedi sezione sulla Terapia genica delle cellule staminali ematopoietiche). Tuttavia, alcuni anni dopo il trattamento, almeno 5 pazienti, prima a Parigi e poi a Londra, hanno sviluppato una leucemia a cellule T. In questi pazienti, il clone neoplastico è risultato contenere il provirus utilizzato per la terapia genica inseritosi nel genoma all'interno o in stretta contiguità con l'oncogene LMO2, in maniera tale da causarne l'attivazione trascrizionale.

Questi risultati hanno portato drammaticamente alla ribalta il problema della mutagenesi inserzionale dovuta ai vettori gammaretrovirali e, con ogni probabilità, anche lentivirali: l'inserzione di questi vettori nel genoma della cellula che infettano avviene in prossimità dei geni espressi (proprio del promotore, nel caso dei gammaretrovirus), un evento che può portare all'attivazione trascrizionale di questi geni. Se il gene in questione è un oncogene, la sua inappropriata espressione può concorrere al mantenimento dello stato proliferativo della cellula e, alla fine, alla sua trasformazione neoplastica. Studi molecolari compiuti in seguito a questi episodi su un vasto numero di linee cellulari o cellule primarie trasdotte con vettori retrovirali hanno di fatto indicato che un vasto numero di geni si attiva in seguito alla trasduzione, sottolineando quindi il potenziale mutagenico e oncogenico dei vettori basati sui retrovirus.

Nel valutare questi pur gravi eventi avversi, è tuttavia opportuno esercitare cautela prima di esprimere una valutazione negativa sull'opportunità di proseguire la sperimentazione con i vettori gammaretrovirali. In primo luogo, i casi di tumorigenesi indotta dalla terapia genica vanno considerati in un'ottica di bilancio rischio/beneficio: per i bambini trattati, non esisteva alcuna opzione terapeutica, al di fuori del trapianto di midollo allogenico; inoltre, la maggior parte di essi gode tuttora di un ottimo stato di salute e ha potuto intraprendere una vita sociale normale, mentre prima del trattamento qualsiasi contatto con l'ambiente poteva risultare in un'infezione fatale. Infine, dal punto di vista scientifico, questi risultati, ancorché drammatici a livello individuale, indicano tuttavia che l'approccio di terapia genica perseguito è potenzialmente vincente, anche se esso deve essere perfezionato. Miglioramenti significativi possono essere ottenuti da un lato con lo sviluppo di vettori in cui il potenziale di onco-genesi inserzionale sia ridotto (ad esempio, i vettori con configurazione SIN, vedi Capitolo sulle Metodologie di trasferimento genico) e dall'altro modulan-do l'espressione della catena γ mediante l'utilizzo di promotori fisiologici.

Nel loro complesso, questi episodi di grave tossicità legata alla terapia geni-ca vanno considerati quasi inevitabili nello sviluppo di una disciplina ancora molto giovane e con un potenziale così innovativo. Nella storia della medicina, altre procedure che oggi sono correntemente praticate con grande successo terapeutico e accettabile tossicità (tra queste, basti citare il trapianto di midol-lo osseo e la chemioterapia antineoplastica) sono state all'inizio gravate da un elevato tasso di mortalità. Soltanto la messa a punto delle tecnologie, l'accura-ta selezione dei pazienti e la precisa identificazione dei dosaggi ottimali per-mettono oggi di utilizzare queste terapie con sicurezza. Questo sembra anche essere l'inevitabile iter che la terapia genica deve perseguire.

Terapia genica delle cellule germinali

Qualunque modificazione genica permanente delle cellule somatiche di un paziente è destinata a estinguersi con la morte dell'individuo; al contrario, se la modificazione avviene nelle cellule germinali (ovvero i progenitori degli sper-matozoi e degli oociti), essa verrà passata alle generazioni successive, renden-dola di fatto perenne. Nel corso degli ultimi anni, si è acceso quindi un acceso dibattito sulla liceità etica di un siffatto intervento.

Argomentazioni differenti supportano o contrastano la terapia genica delle cellule germinali. A favore sta il fatto che esiste per il medico l'obbligo morale di fornire il miglior trattamento disponibile per curare una certa malattia. Supponiamo che con la terapia genica delle cellule somatiche un paziente affet-to da una malattia disabilitante e letale possa condurre ora una esistenza nor-male (o quasi). Costui avrà la possibilità e quindi il diritto di riprodursi, tra-smettendo il gene mutato e costringendo la progenie a un nuovo intervento di terapia genica somatica (e così via nelle successive generazioni). L'inserimento del gene terapeutico nelle cellule germinali curerebbe anche la progenie in modo definitivo.

Contro lo sviluppo delle terapia genica per le cellule germinali sta la constata-zione che i geni mutati sono naturalmente contro-selezionati, mentre grazie alla terapia genica sarebbero mantenuti artificialmente nella popolazione, ancorché compensati dal gene terapeutico aggiunto con la terapia genica. Più inquietante è la considerazione che un confine tra carattere patologico quale il nanismo e un carattere normale ma sfavorevole, quale la bassa statura, non è spesso definito. Quindi, interventi volti a eliminare un carattere patologico potrebbero essere poi estesi al fine di migliorare normali caratteristiche somatiche della popolazione. Senza invocare scenari improbabili, è chiaro che un intervento sistematico sui caratteri della popolazione (altezza, forza, intelligenza, memoria) altererebbe in modo grave la normale variabilità che è alla base dell'evoluzione ma non potrebbe più essere facilmente regolamentato, una volta entrato nella pratica medica. Infine, un ulteriore argomento di tipo pragmatico contro la possibilità di eseguire interventi di terapia genica delle cellule germinali è legato all'attualmente primitiva capacità tecnica di modificare in maniera mirata il genoma, limitandosi la terapia genica, nella maggior parte dei casi, al semplice inserimento di geni aggiuntivi in posizione casuale nel genoma.

Alla luce di tutte queste considerazioni, esiste oggi un generale consenso, anche sancito dalla legislazione nella maggior parte dei Paesi, a limitare la terapia genica al trattamento delle cellule somatiche.

Terapia genica in utero

Una possibilità terapeutica di particolare rilevanza etica è la cosiddetta terapia genica fetale, o terapia genica *in utero*, che si propone di utilizzare la terapia genica prima della nascita, prevalentemente per la cura delle malattie ereditarie. Questo tipo di trattamento, che peraltro non è stato ancora mai eseguito nell'uomo, potrebbe rappresentare un'opzione potenzialmente perseguibile dalle madri al cui feto sia stata diagnosticata una grave malattia ereditaria e che non desiderino optare per una terminazione terapeutica della gravidanza.

Quando paragonata alla terapia genica post-natale, i potenziali effetti benefici del trattamento precoce *in utero* sono molteplici. Infatti, la correzione di un difetto genetico durante lo sviluppo consente 1) di evitare le manifestazioni precoci di un difetto genetico, che possono influire sullo sviluppo (malformazioni) o sulle funzioni del cervello (ritardo mentale), e quindi essere non più recuperabili alla nascita; 2) di ottenere la correzione permanente di tutte, o almeno della maggior parte, delle cellule che costituiscono un organo, dal momento che il gene terapeutico può essere trasferito nei progenitori delle cellule dell'organo, ancora in corso di divisione e differenziamento); 3) di evitare il problema della risposta immunitaria al trasgene, in quanto l'organismo svilupperà tolleranza alla proteina terapeutica, essendo questa espressa prima dello sviluppo del sistema immunitario.

L'avanzamento delle tecnologie mediche di diagnostica e terapia precoce del nascituro consente oggi di iniettare, sotto controllo ecografico e con relativa sicurezza, acidi nucleici con potenzialità terapeutiche direttamente nel feto durante la vita intrauterina. Negli ultimi anni, è stata fornita prova della fattibilità di un approccio di terapia genica *in utero* in diversi modelli di malattia in piccoli animali - tra cui quelli della malattia di Crigler Najjiar (ratto Gunn, che porta un difetto della UPD-glucuroniltrasferasi), di una forma di amaurosi congenita di Leber (topo *knock-out* per il gene RPE65), della malattia di Pompe (topo *knock out* per il gene dell' α-glucosidasi) e dell'emofilia B (topo *knock out* per il gene del fattore IX della coagulazione) – o in feti di grandi animali, in particolare la pecora, al fine di sviluppare la tecnologia. Dal momento che questo approccio richiede la trasduzione stabile delle cellule, nella maggior parte dei casi sono stati utilizzati vettori gammaretrovirali o, più recentemente, lentivirali.

La terapia genica *in utero* non appare peraltro scevra da rischi. Questi includono la possibilità di causare anomalie nello sviluppo o di indurre l'insorgenza di neoplasie, soprattutto quando vengano utilizzati vettori retrovirali, in grado di portare all'attivazione di oncogeni cellulari grazie all'induzione di eventi di mutagenesi inserzionale. Inoltre, il trasferimento di geni al feto comporta la probabilità elevata di interessare anche le cellule germinali, portando quindi a una modificazione genetica potenzialmente trasmissibile. Quest'ultimo rischio, tuttavia, non deve essere sovrastimato, in quanto non sembra superiore a quello dell'adulto quando si somministri un vettore per via sistemica, dal momento che, nell'età gestazionale in cui è tecnicamente possibile iniettare il feto, le cellule germinali sono già completamente compartimentalizzate nei loro organi definitivi (testicolo e ovaio).

Terapia genica dell'embrione

Ancora più controversa risulta, dal punto di vista etico, la possibilità di utilizzare le tecnologie della terapia genica per la manipolazione genetica degli embrioni. Queste procedure, di fatto, più che nell'ambito della terapia genica vera e propria rientrano nella sfera della generazione di organismi geneticamente modificati, una prassi di comune utilizzo negli animali nei laboratori di ricerca o nelle piante a scopo alimentare, ma estremamente controversa per quanto riguarda la possibile applicazione all'uomo. Per molte specie animali, è possibile modificare in forma stabile l'informazione genetica mediante iniezione di DNA nel pronucleo dell'uovo fecondato (transgenesi) o mediante trasferimento genico nelle cellule embrionali staminali (cellule ES). Le cellule ES sono delle linee stabili di cellule totipotenti generate, originariamente nel topo all'inizio degli anni '80, a partire dalla blastocisti. Queste cellule possono essere manipolate *in vitro*, ad esempio mediante l'inserimento di un trasgene, e poi inoculate in una nuova blastocisti, che viene impiantata nell'utero di un topo femmina. Lo sviluppo della blastocisti porta alla generazione di un organismo chimerico, in cui parte degli organi sono generati a partire dalle cellule ES modificate; se queste contribuiscono alla formazione degli organi germinali, la modificazione viene trasmessa in maniera permanente alla progenie. L'utilizzo delle cellule ES è di fatto alla base delle tecnologie ampiamente utilizzate per la generazione di topi geneticamente modificati, utilizzati per la ricerca biomedica. Alla fine degli anni '90 è stato formalmente dimostrato che cellule ES possono essere generate anche da blastocisti umane, e non vi è motivo di pensare che queste non possano essere capaci di contribuire alla formazione di un individuo completo in maniera analoga a quelle murine.

Il dibattito sulla liceità della ricerca sulle cellule ES è stato negli ultimi anni rinfocolato dall'osservazione che queste cellule possono essere ottenute anche mediante clonazione somatica (ovvero trasferendo il nucleo di una cellula somatica differenziata all'interno di un oocita privato di nucleo, la tecnologia che originariamente ha portato alla produzione della pecora Dolly alla fine degli anni '90) o, molto recentemente, semplicemente trasferendo 4 geni all'interno di fibroblasti differenziati (i geni *c-myc*, *oct4*, *klf4* e *sox2*), una procedura che genera delle cellule funzionalmente analoghe alle cellule ES, definite cellule iPS (*induced pluripotent stem*).

Sia cellule ES derivate dalla blastocisti, sia quelle generate mediante clonazione con trasferimento nucleare, sia le cellule iPS possono essere potenzialmente utilizzate per il trasferimento di geni terapeutici, ad esempio in grado di correggere un difetto ereditario. Inoltre, queste cellule possono essere coltivate ed espanse in coltura, e quindi offrono il vantaggio di poter essere selezionale *in vitro*. Questa proprietà è di grande interesse per poter selezionare, dopo trasferimento genico, cloni individuali di cellule in cui sia avvenuto, ad esempio, un evento di ricombinazione omologa tale da aver corretto un difetto ereditario, o in cui un vettore retrovirale si sia integrato in una determinata regione del genoma.

Tutte queste procedure sono molto interessanti per l'avanzamento delle nostre conoscenze nell'ambito dello sviluppo e del differenziamento, e per la generazione di animali geneticamente modificati utili alla ricerca biomedica. Quando però si considera la loro possibile applicazione all'uomo, esse suscitano un vibrante dibattito che investe temi morali, sociologici, politici e religiosi. Senza entrare in questi temi, e semplicemente valutando il rapporto rischio/beneficio in chiave strettamente medica, non si riesce in questa fase a intravedere l'utilità delle manipolazioni genetiche delle cellule embrionali dal punto di vista terapeutico, specialmente considerando il carattere ancora altamente sperimentale della terapia genica e l'incertezza sulla sua sicurezza a lungo termine. Nell'ambito della manipolazione degli embrioni per prevenire le malattie ereditarie, infatti, risulta molto più semplice ed efficace la diagnosi preimpianto, ovvero l'insieme delle procedure che prevedono la fecondazione *in vitro*, lo sviluppo dell'embrione fino allo stadio di poche cellule, il prelievo e l'analisi di singole cellule per determinare se l'eventuale mutazione ereditaria sia presente e, in caso negativo, l'impianto dell'embrione.

Trasferimento genico per applicazioni cosmetiche e per il doping genetico

La terapia genica nasce con il presupposto di far regredire, ridurre l'impatto o curare definitivamente le malattie dell'uomo. Tuttavia, le medesime tecnologie di trasferimento genico possono essere utilizzate anche per migliorare l'aspetto o le prestazioni umane, avendo come obiettivo quello, ad esempio, di aumentare la massa muscolare, la resistenza allo sforzo, la memoria, l'apprendimento, di controllare il peso corporeo, di aumentare l'altezza o la crescita dei capelli. La nostra società occidentale di fatto conferisce un grande valore all'aspetto ed alle prestazioni dell'individuo, e accetta comunemente una serie di procedure mediche o para-mediche a questo scopo. Ad esempio, l'utilizzo della tossina di tipo A del *Clostridium botulinum* per l'appianamento delle rughe facciali rappresenta la più comune procedura estetica negli Stati Uniti e in Europa; diversi farmaci o la procedura di trapianto di follicoli piliferi sono estesamente utilizzati per contrastare la perdita di capelli; infine, un numero sempre più rilevante di persone si rivolge al chirurgo plastico per migliorare l'aspetto fisico o ridurre la quantità di grasso corporeo. Perché, quindi, non utilizzare anche la terapia genica a scopo cosmetico? La Tabella 5.1 riporta una serie di geni che possono essere utilizzati per migliorare l'aspetto esteriore o le prestazioni fisiche ed intellettive.

Per quanto riguarda il peso corporeo, il bilancio tra i fattori che aumentano l'appetito e quelli che lo inibiscono è essenziale per controllare l'assunzione di cibo. La leptina, prodotta dal tessuto adiposo e dall'ipotalamo, è un ormone che giova un ruolo fondamentale in questo controllo, inibendo l'eccessiva assunzione di cibo e aumentando la termogenesi, e contrastando l'effetto dell'ormone grelina, prodotto dallo stomaco e dall'ipotalamo, che stimola l'appetito. Uno dei mediatori dell'effetto della leptina è il pre-ormone della melanocortina, denominato pro-opiomelanocortina (POMC). Negli animali, il trasferimento del gene della leptina o della POMC mediante l'inoculazione di vettori AAV nel liquido cefalorachidiano di fatto inibisce l'accumulo di grasso e l'assunzione di cibo.

Per quanto riguarda la possibilità di stimolare la crescita dei capelli, o prevenirne la caduta, utilizzando la terapia genica, è noto che la crescita del pelo nei roditori è controllata dal gene *sonic hedgehog* (Shh), un morfogeno essenziale nello sviluppo. Nei topi, la somministrazione di questo gene inibisce la perdita di pelo conseguente alla chemioterapia.

Anche le capacità intellettuali possono essere oggetto di potenziali applicazioni di terapia genica: ad esempio, nel ratto, la somministrazione intracerebrale, utilizzando un vettore HSV-1, di un gene che codifica un recettore chimerico per gli estrogeni e glucocorticoidi si è rivelata capace di inibire gli effetti negativi che i glucocorticoidi, secreti delle ghiandole surrenali in condizioni di stress, esercitano sulla memoria e sull'apprendimento.

Una trattazione più estesa merita l'utilizzo della terapia genica per migliorare le prestazioni sportive, una pratica collettivamente nota come doping genetico (*gene doping*). La *World Anti-Doping Agency* (WADA), l'organismo internazionale con sede a Montreal, Canada, che coordina le attività di antidoping nello sport, definisce il doping genetico e cellulare come "l'utilizzo a fini non terapeutici di geni, cellule ed elementi genetici per aumentale la prestazione degli atleti". A partire dal 2003, la WADA ha incluso il trasferimento genico e cellulare nella lista delle sostanze e pratiche vietate nello sport.

Uno dei geni che vengono considerati a fini di doping genetico è quello che codifica l'eritropoietina (EPO), una glicoproteina acida normalmente prodotta dal rene che promuove il differenziamento eritrocitario e stimola la produzione di emoglobina. La somministrazione di EPO ricombinante a un atleta aumenta il suo ematocrito, e, incrementando di conseguenza l'apporto di sangue ai tessuti, migliora in maniera illegale le prestazioni sportive, specialmente negli sport di resistenza (tipicamente, il ciclismo o lo sci di fondo). Un esempio eclatante del vantaggio generato dalla stimolazione indotta da EPO può essere ritrovato nel vincitore di due medaglie d'oro nello sci di fondo alle Olimpiadi del 1964, il finlandese Eero Mäntyranta, il cui genoma presentava una mutazione nel recettore dell'EPO tale da renderlo iper-responsivo al ligando, con un conseguente "fisiologico" aumento nel numero di globuli rossi nel sangue.

Un altro gene potenzialmente considerabile a scopo di doping genetico è quello dell'IGF-1 (*insulin-like growth factor-1*), un fattore di crescita che, una volta espresso dal muscolo, determina un'importante ipertrofia delle fibre muscolari e il conseguente aumento della forza sviluppata. Gli effetti di IGF-1 sono ben esemplificati dal topo transgenico per questo fattore, che presenta un'impressionante ipertrofia muscolare tale da essere stato denominato "topo Schwarzenegger", un nome ispirato da quello di Arnold Schwarzenegger, già famoso attore e culturista e ora Governatore della California. Molti degli effetti positivi di IGF-1 sulla funzione e il trofismo muscolare sono esercitati anche dall'ormone della crescita (*growth hormone*, GH), che può quindi anche essere usato con i medesimi scopi.

Altri possibili trattamenti di doping genetico possono avere come bersaglio la miostatina, una proteina normalmente espressa dal muscolo, che funziona come inibitore dell'ipertrofia muscolare; animali naturalmente deficienti di questa proteina (come i bovini della razza Belgian blue) di fatto sviluppano un'impressionante massa muscolare. Negli atleti, l'espressione della miostatina potrebbe essere inibita con siRNA specifici per l'mRNA della proteina, o anticorpi in grado di inibirla, o mediante l'espressione di una proteina troncata che lega il recettore senza attivarlo, ed è in grado quindi di competere con la proteina prodotta endogenamente.

Infine, un'ulteriore gruppo di geni noti per la proprietà di aumentare in maniera significativa le prestazioni muscolari è quello dei *peroxisome-proliferator-activated receptor* (PPAR), e in particolare PPAR-δ. Questo gene ha un ruolo importante nella risposta adattativi del muscolo agli stimoli ambientali, controllando la composizione del tipo di miofibre e, in particolare, stimolando la formazione di fibre muscolari di tipo I/IIa, con prevalente metabolismo ossidativo, a contrazione lenta e resistenti allo sforzo. Questo è esattamente il tipo di fibra muscolare ideale negli atleti che si sottopongono a sforzi di durata; non sorprendentemente, il topo transgenico per PPAR-δ è estremamente resistente allo sforzo, pur in assenza di un aumento significativo della massa muscolare, ed è stato quindi soprannominato "topo maratoneta".

Oltre all'illegalità sportiva, il rischio delle pratiche di doping genetico è altissimo dal punto di vista sanitario, specialmente per l'enorme aumento della probabilità di danni cardiovascolari che queste procedure comportano; a questo rischio si aggiunge, nel caso della terapia genica, quello dell'incognita dell'effetto che il trasferimento di questi geni possa avere in tempi lunghi, specialmente

Tabella 5.1. Possibili applicazioni di terapia genica per il miglioramento delle prestazioni fisiche, mentali o dell'aspetto estetico. Gli esempi sono tutti desunti da sperimentazioni che hanno mostrato efficacia in modelli animali

Finalità	Gene	Via di somministrazione	Meccanismo di azione
Miglioramento delle prestazioni muscolari	Eritropoietina (EPO)	Intramuscolare, sottocutanea, cellule ingegnerizzate	Aumento dell'ematocrito
	IGF-1	Intramuscolare	Induzione di ipertrofia muscolare, aumento della forza muscolare
	Inibitori della miostatina (siRNA, mutanti dominanti negativi)	Intramuscolare, sistemica	Aumento della massa muscolare
	VEGF	Intramuscolare, intramiocardico	Aumento della vascolarizzazione
	Ormone della crescita (GH)	Intramuscolare, sottocutaneo	Aumento del trofismo muscolare
	PPAR-δ	Intramuscolare	Aumento della resistenza muscolare allo sforzo prolungato
Miglioramento delle prestazioni intellettive	Recettore chimerico degli estrogeni o dei glucocorticoidi	Intracranico, Intracerebroventricolare	Miglioramento della memoria spaziale, aumento delle prestazioni
	Forma costitutivamente attiva della protein-chinasi C (PKC)	Intracranico, Intracerebroventricolare	Aumento della capacità di apprendimento

Finalità	Gene	Via di somministrazione	Meccanismo di azione
Miglioramento dell'aspetto estetico	Leptina	Intracerebroventricolare	Diminuzione del peso corporeo
	Proopiomelanocortina (POMC)	Intracranico	Diminuzione del peso corporeo, miglioramento del metabolismo del glucosio e dei lipidi
	Sonic hedgehog (Shh)	Sottocutaneo	Aumento della crescita dei capelli (per esempio del pelo) e inibizione della loro perdita

quando veicolati da vettori che ne garantiscono la prolungata espressione, quali i vettori AAV, che sembrano i più indicati a questo scopo.

Riconoscere che un atleta ha fatto uso di doping genetico non è semplice: gli siRNA hanno vita relativamente breve, e i geni che potrebbero essere potenzialmente utilizzati vengono trascritti e tradotti endogenamente dalle cellule muscolari, generando quindi delle proteine quasi completamente identiche a quelle prodotte dall'organismo (salvo, in linea teorica, le loro modificazioni post-traduzionali se fisiologicamente sintetizzate da tessuti diversi da quello muscolare, come nel caso dell'EPO). È per questo motivo che la WADA, in collaborazione con diversi istituti di ricerca internazionali sta cercando di sviluppare tecnologie che possano riconoscere la presenza di doping genetico studiando le modificazioni nel profilo proteico indotte dall'iperespressione delle proteine utilizzate per il doping, o cercando tracce di DNA esogeno nel sangue o nelle urine.

Il confine tra l'utilizzo terapeutico e quello non terapeutico della terapia genica non è sempre definibile in maniera precisa. Molti dei geni considerati a fini cosmetici o sportivi hanno in realtà una precisa utilità terapeutica in corso di diverse patologie. Ad esempio, il GH e l'EPO, in qualità di proteine ricombinanti, sono estesamente utilizzati per il trattamento, rispettivamente, dei difetti della crescita e delle gravi anemie, quali quelle che affliggono i pazienti con insufficienza renale cronica, o talassemia, o quelli trattati con chemioterapia antineoplastica. Oppure gli inibitori della miostatina, sotto forma di siRNA o di propeptidi che legano il recettore e ne bloccano la funzione, potrebbero trovare la loro applicazione nel trattamento delle distrofie muscolari. Infine, il trasferimento del gene *Sonic hedgehog* (Shh) nelle cellule dei follicoli piliferi è stato proposto per il trattamento della perdita dei capelli che consegue alla chemioterapia, un'applicazione che appare eticamente legittima.

Non sempre è facile, quindi, stabilire quale sia il limite tra le applicazioni terapeutiche della terapia genica e quelle inappropriate dal punto di vista etico. Considerando il rapido avanzamento nella nostra conoscenza dei geni che controllano sia le caratteristiche fisiche degli individui sia quelle intellettive e il temperamento, è molto probabile che queste problematiche siano destinate ad ulteriormente accentuarsi nel prossimo futuro. In questo senso, un settore che crea grande apprensione è quello dello studio dei meccanismi molecolari dell'invecchiamento: una volta questi saranno chiariti, lo sviluppo di trattamenti, farmacologici o di terapia genica, finalizzati al prolungamento della sopravvivenza degli individui, sarà inevitabile.

Letture consigliate

Caplan AL (2008) If it's broken, shouldn't it be fixed? Informed consent and initial clinical trials of gene therapy. Hum Gene Ther 19:5–6

Chan S, Harris J (2006) Cognitive regeneration or enhancement: the ethical issues. Regen Med 1:361–366

Chan S, Harris J (2006) The ethics of gene therapy. Curr Opin Mol Ther 8:377–383

Coutelle C, Themis M, Waddington SN et al (2005) Gene therapy progress and prospects: fetal gene therapy – first proofs of concept – some adverse effects. Gene Ther 12:1601–1607

Deakin CT, Alexander IE, Kerridge I (2009) Accepting risk in clinical research: is the gene therapy field becoming too risk-averse? Mol Ther 17:1842–1848

Harris J, Chan S (2008) Enhancement is good for you!: understanding the ethics of genetic enhancement. Gene Ther 15:338–339

Kahn J (2008) Informed consent in human gene transfer clinical trials. Hum Gene Ther 19:7–8

Kiuru M, Crystal RG (2008) Progress and prospects: gene therapy for performance and appearance enhancement. Gene Ther 15:329–337

Spink J, Geddes D (2004) Gene therapy progress and prospects: bringing gene therapy into medical practice: the evolution of international ethics and the regulatory environment. Gene Ther 11:1611–1616

Wells DJ (2008) Gene doping: the hype and the reality. Br J Pharmacol 154:623–631

Indice analitico

Printed in the United States
By Bookmasters